シリーズ日米医学交流 No.16

看護留学への パスポート
専門職の道

公益財団法人 日米医学医療交流財団／編

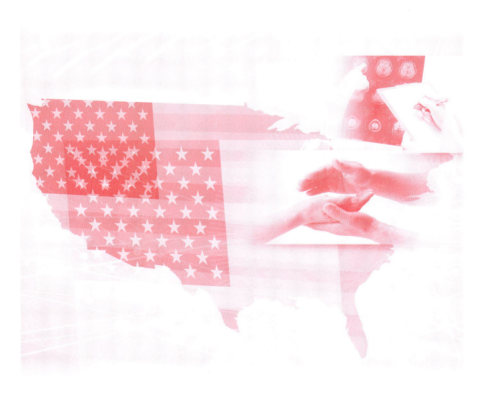

はる書房

巻頭言

伴　信太郎

公益財団法人 日米医学医療交流財団理事長

　日米医学医療交流財団（Japan-North America Medical Exchange Foundation: JANAMEF）は1988年に創設されましたが，財団の活動の柱の一つである『パスポート』シリーズの出版は，創立10周年を記念して，医療関係者の海外留学促進の一助として発刊が開始されました．留学準備や体験について書かれた単発の類書は珍しくありませんが，この『パスポート』シリーズの特長は，第6巻の『小児医療にみる医学留学へのパスポート』からは，領域の異なる留学体験や留学後の活躍について毎年特集をしていることです．最近では，外科（2010），女性医師のための医学留学（2011），麻酔科（2012），MPH（Master of Public Health）（2013），放射線科（2014），心臓外科（2015）と刊行してきました．シリーズ16巻目となる今回のテーマは『看護留学へのパスポート』です．

　今世界の医学・医療は大きな転換期を迎えていますが，その中に看護職の仕事の多様化があると思います．在宅看護，様々な領域の特定看護師など他の保健・医療・福祉・介護関係諸職種と連携した職場の多様化です．また病院では，看護部長が副院長職に就くことも珍しくなくなりました．医療現場は，医師をトップとしたヒエラルキーではもはや有機的な機能は発揮できず，多職種が連携した多中心的なシステムとして展開されることが求められています．そのような環境の変化に応えるように，今回の『看護留学へのパスポート』では様々なスペシャリスト・ナースの体験が綴られており，大変刺

激的な内容になっていると思います．

　一方で，私が興味深いと感じたのが，多くの執筆者が帰国することなく在米で仕事を続けておられるということです．日本の看護界に，留学経験者を受け入れる環境がまだ整っていないのかもしれません．思えば，30 年前の医師がそうでした．自分の意志で海外に出て腕を磨いてきた医師たちは，少なくとも大学に職を求めることは極めて困難でした．しかし，今や海外で研鑽を積んできた人が大学でも求められる時代になりました．多様な人材獲得は組織の活性化に必要であると考える指導者が増えてきているのだと思います．隔世の感があります．看護の世界でも今後はそのようになっていくのでしょうか？

　海外留学の意義は，専門領域以外の面でも多くのことが挙げられます．例えば，海外で生活することによって国際人としての第一歩を踏み出すことができるようになりますし，外から日本を見つめ直してみると，日本の良さもいろいろ見えてきます．逆に，海外に出て様々な国々の人たちと混じり合ってみると，混じり合うことの少ない日本の医療関係者のキャリアパスの多様性のなさも痛感させられます．

『パスポート』シリーズの刊行をとおして，海外留学を少しでも考えている人にいろいろなヒントを，これからも提供したいと考えています．
本書が，看護留学の起爆剤となり，多くの人たちの人生を輝かせることにつながることを祈念しています．

　　2017 年 1 月 5 日　　新年の名古屋にて

Contents

巻頭言 001

伴信太郎（公益財団法人 日米医学医療交流財団理事長）

解説
留学と, 看護専門職への道 007

川本利恵子（公益社団法人 日本看護協会常任理事）

CHPN..Certified Hospice and Palliative Nurse

chapter 01 ホスピスナースとして生きる 015

ラプレツィオーサ伸子
（アービントン - ジェファーソン・ヘルス　ホームケア・アンド・ホスピス）

OCN...Oncology Certified Nurse

chapter 02 運命と思ったポートランドとの出会い 033

コーン京子（セント・ビンセント・メディカルセンター）
コラム◆留学費用について…49

AOCNS...Advanced Oncology Clinical Nurse Specialist

chapter 03 がん看護へのパッションと夢マップ 051

石井素子（ロスアンゼルス・キャンサー・ネットワーク）

RN...Registered Nurse

chapter 04 看護師であることで見えてくるもの 067

濱中尚美（クライストチャーチ病院心臓胸部血管外科）

NP...Nurse Practitioner

chapter 05 RN 経験なしで, ナースプラクティショナーになる 081
濱嶋夕子（スタンフォード大学がんセンター消化器がんクリニック）

chapter 06 理系男子が精神看護に進むまで 097
新津晃右（ネブラスカ医科大学博士課程）
コラム◆統計にみるアメリカの精神看護…108
精神科 RN と精神科 NP…118

chapter 07 日本で, アメリカで究める急性期の 121 創傷・ストーマケア
ジャーダン鈴木麻希（トーランス記念医療センター）
コラム◆創傷管理のスペシャリストとは？…137

chapter 08 創傷ケアスペシャリストとして歩み始めた私 141
丹波靖子（ウンド・ヒーリング・ソリューションズ）

chapter 09 大好きな言葉, Courage "勇気" を送ります 157
澤野啓子（BJC Medical Group 脳神経内科）

chapter 10 糖尿病ナースプラクティショナーのやりがい 169
松本絵理（モントレーペニンシュラ病院）

chapter 11 欲しかった Geriatric Nurse Practitioner の資格 185
古屋麻奈美（ユナイテッドヘルス・グループ医療部門オプタム社）

chapter 12 ナースプラクティショナーとしての 207 自覚と意識が高まったとき
岡村夏子（サンフラワー・コンシェルジュ・メディカルサービス）

chapter 13 日本人男性ナースプラクティショナーの 219
先駆けとして
中村誠一（聖ルカクリニック　アラ・モアナ）

chapter 14 一歩踏みだした先にあるもの 235
鈴木美穂（がん研究会有明病院）

chapter 15 アメリカで学んだ看護の大きな可能性 249
木村千尋（ジェネシス・フィジシャンサービス）

CNM...Certified Nurse Midwife

chapter 16 アメリカでも助産師 261
宍戸あき

chapter 17 アメリカの助産師とともに 277
産科医療を変えたい
今井あゆみ（カイザー・パマネント・レッドウッド・シティー）
コラム◆助産師（CNM）による医師教育…291

CRNA...Certified Registered Nurse Anesthetist

chapter 18 看護麻酔師の, その次のキャリア 293
ドノヒュー香織（アネスシージア・アソシエイツ・ノースウェストスタッフ看護麻酔師）

chapter 19 看護師の最高のゴール 307
杉本陽子（メトロウェスト・アネステージア・ケア）

chapter 20 アメリカの医療現場で出会った新しい自分 323
岩田恵里子

CHSE...Certified Healthcare Simulation Educator

chapter 21 学ぶことの楽しさを教えてくれた 337
シミュレーション教育

ノウィキー・マリ（ハワイ大学ジョン・A・バーンズ医学部 SimTiki シミュレーションセンター）

Faculty of Nursing

chapter 22 研究そして教育でのチャレンジは続く 355

和泉成子（オレゴン健康科学大学看護学部／医学部）

chapter 23 ものごとのとらえ方，考え方を 369
留学から学ぶ

綿貫成明（国立看護大学校看護学部看護学科老年看護学）

chapter 24 「私らしさ」とはなにか 385

原田奈穂子（東北大学大学院医学系研究科保健学専攻地域ケアシステム看護学分野）

chapter 25 アメリカで緩和医療を教えるようになって 401

馬屋原真佐子（ラッシュ大学看護学部／医学部）

■ 資料
資料 1　2017 年度 JANAMEF 研修・研究，調査・研究助成募集要項 ‥‥‥ 415
資料 2　2016 年度 JANAMEF 助成者リスト ‥‥‥‥‥‥‥‥‥‥‥‥‥ 423
資料 3　2017 年度環太平洋アジアファンド助成募集要項 ‥‥‥‥‥‥‥‥ 424
資料 4　助成団体への連絡および，留学情報の問い合わせ先 ‥‥‥‥‥‥ 428

解説

川本利恵子
公益社団法人日本看護協会常任理事

留学と,看護専門職への道

1 日本の医療,看護をめぐる状況

1）これからの日本の看護に求められていること

現在の日本の看護体制および看護教育体制の基盤は，第二次世界大戦後の
GHQ（連合国軍総司令部）の占領下におかれたときにはじまりました．戦
後大きく社会制度が変わり，教育制度も女性の地位も変化し，女性が多く就
業していた看護にも大きな変革をもたらしました．

日本の看護職と協同した米国看護指導者らは，現在の看護行政，看護教育，
看護管理の原型を形作り，さらに職能団体を組織化することにより看護の基
盤強化を図りました．この狙いは，米国と同じく看護の専門職化を目指すも
のでした．

その後，医療技術の高度化による医療水準の高度化，保健医療福祉サービ
スの人々への提供の拡充とともに，看護職の機能もますます拡大されました．
そこで，職業人としての看護職の役割と機能に著明な変化が出現し始めたの
です．

職能団体として組織された日本看護協会（以下，日看協）の歴史は古く，
変化してきた看護職の役割と機能を見据えつつ，「看護職が教育と研鑽に根
ざした専門性に基づき看護の質の向上を図るとともに，安心して働き続けら

れる環境づくりを推進し，あわせて人々のニーズに応える看護領域の開発・展開を図ることにより，人々の健康な生活の実現に寄与することを目的とする」と掲げています．

この目的に基づいた活動理念は，看護職の力を変革に向けて結集すること，自律的に行動し協働すること，専門性を探究し新たな価値を創造することです．日看協の事業は，理念に基づいた三つの使命「教育と研鑽に根ざした専門性に基づき看護の質の向上を図る（看護の質の向上）」，「看護職が生涯を通して安心して働き続けられる環境づくりを推進する（看護職が働き続けられる環境づくり）」，「人々のニーズに応える看護領域の開発・展開を図る（看護領域の開発・展開）」に基づく事業となっています．

具体的な事業として，定款4条に教育事業や，学会事業，看護業務や制度に関する事業，労働環境に関する事業，国際交流に関する事業などの七つの主な事業を定めますが，看護の質向上のための事業として，専門看護師・認定看護師・認定看護管理者の認定を行なっています．

ところで，日看協は，2025年の少子・超高齢・多死社会における保健・医療・福祉体制の再構築は，看護職が立ち向かっていくべき大きな課題として捉え，変革の時となるこれからの10年の看護，そして看護職はどうあるべきかについて，「いのち・暮らし・尊厳をまもり支える看護」として，看護の将来ビジョンをまとめ，2015年に公表し，看護の提供体制を変える必要性について提言しています．

2）日本の看護は専門職か，日本におけるキャリアデザイン

日本では，長く続いた封建制度によって女性の地位が低く，戦前においてまだ看護などの職業に就く女性は貧しいという背景がありました．病院経営者である医師の影響力が強く，看護職が自律して行動することはあまりありませんでした．

しかし，グローバル化，情報処理の進歩，さらに，急激な少子超高齢社会などが，社会に変化をもたらしました．その結果，女性の社会的地位も向上し，大学進学率も高くなり，職業選択の一つとして，看護職を選択する女性も増加しました．

看護系大学は，1952（昭和27）年に初めて設置され，1993（平成5）年までの40年間にわずかに10大学でした．その後，毎年増加し，現在は250校以上となりました．看護系の大学院も増加し，修士課程，博士課程を有する大学も増加傾向にあります．

このように，大学院も多くなり，研究者も多く輩出されるようになり，専門分野としての看護学が構築されつつあります．

一方で，特に一生の仕事として看護職を選ぶ者にとっても，その仕事はやりがいのある自律性の高い職業でなくてはなりません．しかし，看護職は専門職かという条件において，「職務活動において自律性を有すること」という点がいまだ未達成であるといわれています．

このように，専門職として重要な課題がいまだに続いている状態でありますが，この点において，看護職が専門職化の道をより強く進んでいく必然性があるのではないでしょうか．そこで，専門職のあるべき姿を広く国外に求め，看護職のあり方を追求する人も多く，それが海外留学への動機というケースもありました．

その結果，海外での看護専門職のキャリアデザインが国内で紹介され，日本における看護職としてのキャリアデザインの可能性が拡大してきたといえます．

2　看護，その専門職への道

1）国内で専門看護師，認定看護師になる

国家試験に合格した看護職の多くは，様々な成長と健康段階にある対象に対して，まず看護が提供できる基本的な看護実践能力を育成する看護基礎教育を受けています．つまり，ジェネラリストとして活躍できるよう教育を受けています．

これまで医療の中心は病院施設でありましたが，予防や社会復帰，あるいは医療施設外での在宅医療も注目されはじめました．これらの変化は，看護職の働き方と働く場も多様化させるので，質の高い看護が求められるようになりました．そのため，看護職にジェネラリストとしての役割だけでなく，

ジェネラリストを基盤にした看護の専門分化を目指すことになったのです．

　看護の専門分化に対応するため，特定の看護分野での専門的知識や熟練した技術をもつ看護実践者であるスペシャリストの教育と資格取得制度に関する動きとなり，1994 年より専門看護師制度が開始されました．
「専門看護師」とは，特定の専門看護分野において卓越した看護実践能力を持ち，より困難で複雑な健康問題を抱えた人や地域などに対して，質の高い看護を提供するための知識や技術を備えた看護師の呼称です．専門看護師は日本看護協会専門看護師認定試験に合格することが条件です．

　このように日看協は大学院修士課程修了，経験 5 年の専門看護師（がん，精神など）制度を創設しましたが，日本看護系大学協議会が教育課程の審査と認可を行ない，修士課程の教育が行なわれています．
「認定看護師」は，日看協の認定看護師認定審査に合格し，ある特定の看護分野において，熟練した看護技術と知識を有することを認められた看護師の呼称です．1995 年から認定看護師制度が発足し，日看協が教育施設および教育課程の審査と認可を行なっています．

　近年は，これまで育成された専門看護師や認定看護師の活躍により，他の医療職や国民の皆様からも認知され，その活躍を高く評価されるまでになりました．

　この他に，厚生労働省が 2006 年より国都道府県合同で「専門分野（がん・糖尿病）における質の高い看護師育成事業」を開始しました．さらに，診療報酬に関連する研修や，学会・団体などが看護師などの有資格者に資格を付与するコースなど，様々な資格が認定されるようになりました．これらの資格制度には，多くの看護職が挑んでおり，看護職の向上心に感心する一方で，資格による専門分化に対する要望の強さを感じます．

2）留学動機の変化

　これまでの留学は，大きく海外で活躍したいための資格の追求，看護の役割拡大のための新たなモデルを探求するため，日本にはない新たなキャリアを目指すためなどでした．しかしながら，日本においても，看護の専門分化が始まり，専門看護師，認定看護師認定制度が開始され，その制度が定着し

つつあり，また社会的認知がされるようになると，留学の動機も少し変化してきました．

　本来の看護のあるべき姿をより探求するため，あるいは看護学の構築を目指した留学が増加してきたのです．新たな看護の制度を日本に定着させるために，短期の臨床留学や研修が急増しました．さらに看護理論や看護の方法などの研究を目的にした短期あるいは長期の臨床留学や研究留学も行なわれるようになり，留学の目的も徐々に変化してきました．このように，留学の動機も近年多様化してきているのです．

3　留学の実態

1）教育，資格制度の違い，米国の専門看護師とは

　日本とそれ以外の国において，教育制度と資格制度は異なっています．その違いを理解するためには，その国の歴史と背景を理解する必要があります．たとえば（他国といえばすぐに）米国や，英国，オーストラリアなどが思い浮かぶかもしれませんが，ここでは，現在の日本の看護体制および看護教育体制の基盤となった米国について紹介します．

　米国では，看護の氷河期を経ることで，看護の専門職としての役割が見直されはじめました．1970年代から大学院修士課程出身の専門看護を行なう，いわゆるクリニカルナーススペシャリスト（Clinical Nurse Specialist）として専門看護師の育成と認定が始まりました．さらに，処方権などの裁量権をもつナースプラクテイショナー（Nurse Practitioner: NP）も養成され始めました．

　専門看護師は主に，全米最大の看護師及び医療組織や施設の認証や認定プログラム提供機関である米国看護協会（American Nurses Association: ANA）の附属機関のANCC（American Nurses Credentialing Center）によって認定され，NPは各州による認定も開始され，徐々にその存在は認められました．現在は多くのNPが活躍しています．日本では，NPの育成は五つの大学院修士課程で養成を開始されていますが，米国のような裁量権は法律上いまだ認められていません．

本書で紹介される日本からの留学生もこれらの資格を取得し，現在も米国で活躍をしています．その活動の詳しい内容を理解し，日本と米国での実践内容の違いを理解していただきたいと思います．

2）ビザ，経済的な問題，留学後（帰国後）のキャリア選択

　米国留学する場合，以前はビザがなかなか取れず苦労した話が多くありました．その後徐々に規制が緩やかになり，留学のチャンスは広がりました．留学後，米国の資格を取得すると，そのまま米国に就労することも可能であり，看護職としてのキャリアを積む人も増えました．さらに，家庭を持ち，永住する方も少なくありませんでした．

　しかしながら，米国で起こった不景気と多発テロなどにより，グリーンカードも取得困難となり，現在は非常に就労することは困難です．そのため，留学後帰国する方も増え，米国での経験をもとに日本の看護への貴重な提言や臨床現場での活躍や，教育に携わる方も見られるようになりました．

4　米国から見た日本の看護の課題

　米国は，日本の医療制度（中でも国民皆保険制度）を参考にしながら，これまで医療制度の改革に取り組んできましたが，いまだ課題がある状況です．州ごとに医療制度が異なる米国の状況を理解することはなかなか難しいものがあります．

　本書の中で寄稿している原田奈穂子氏も，「米国と日本の看護職の在り方は医療制度も違い，言語も文化も異なるため比較することに無理があると考える」と述べておられますが，その通りではないでしょうか．しかしながら，現在の日本の看護体制および看護教育体制の基盤は，米国の看護指導者によって構築されてきたため，今後の看護職のあり方を考えていくうえで参考になる点もまだまだ多々あります．留学者の経験談に耳を傾けることは重要なことにちがいありません．

　日本では医師不足による社会問題に端を発し，チーム医療による問題の解決が検討され，これまで医師の仕事とされていた医行為の一部まで看護師が

行なうことを期待されるようになりました.

　中心課題は，看護職がどこまで裁量権を発揮するかでしたが，医行為の整理の過程で，看護師が行なうことができる医行為（特定行為）が定められ，内容が徐々に変容してきました．特定研修を受け，包括指示を受けた看護職が判断しながら，特定行為を行なうことができる特定行為研修制度という仕組みが発足しました.

　現在，日本は少子超高齢社会に伴い，在宅医療での看護職の役割発揮を期待されていますが，今後も議論が続くのではないでしょうか．議論の過程で，裁量権，裁量拡大の可能性が高い日本版 NP も注目され始めています.

　このように，これからも日本の看護教育制度や看護制度を検討してゆく際は，多くの留学生の方の経験知が役立つと考えます.

【引用・参考文献】
1）手島恵編．看護管理学，南江堂，2013.
2）大森文子著．看護の歴史，日本看護協会出版会，2003.
3）公益社団法人日本看護協会編．日本看護協会史・第 8 巻（平成 18 年—平成 23 年度），日本看護協会，2014.
　4）公益社団法人日本看護協会 HP．　Retrieved from http://www.nurse.or.jp/（accessed 2017-01-04）

かわもと・りえこ

山口県生まれ．山口大学医学部附属看護学校卒業後，中京大学文学部，中京大学大学院文学研究科心理学専攻修士課程修了，山口大学大学院医学研究科博士課程修了．文学修士，医学博士．

1975年〜名古屋大学医学部附属病院看護師として就職する．その後，1981年〜山口大学医療技術短期大学部助手，講師を経て，米国 Sutter Davis 病院救命救急センターにて研修（1988年1月〜7月まで），ハワイ大学看護管理学教育セミナーを修了（1989年）する．1989年〜産業医科大学医療技術短期大学講師，助教授，教授を経て，1996年〜産業医科大学産業保健学部第1看護学教授，2007年〜九州大学大学院医学研究院保健学部門看護学分野教授を経て，2013年から公益社団法人日本看護協会常任理事となり現在に至る．九州大学名誉教授（2013年）．

日本看護協会では，日本看護協会看護師職能委員会Ⅰ病院領域委員長，「看護師のクリニカルラダー（日本看護協会版）」，DiNQL（労働と看護の質データベース事業），看護業務基準（2016年改訂版），看護基礎教育・新人看護職員研修制度等を所掌する．

日本応用心理学会常任理事，日本応用心理学会編集委員長．日本看護研究学会理事，日本看護科学学会評議員，日本看護教育学会評議員などを歴任する．

この他，厚生労働省の厚生科学審議会専門委員，がん対策推進協議会委員，緩和ケア推進検討会委員などを歴任，さらに，文部科学省の課題解決型高度医療人人材養成推進委員会委員としても活躍する．また，「がんプロフェショナル養成基盤推進プラン」「女性医療人きらめきプロジェクト」「看護実践能力ブロッサム開花プロジェクト」のプロジェクトメンバーとしてGP事業も展開した．

CHPN…CERTIFIED HOSPICE AND PALLIATIVE NURSE

ラプレツィオーサ伸子

アービントン-ジェファーソン・ヘルス
ホームケア・アンド・ホスピス
MSN, RN, CHPN, CHPPN

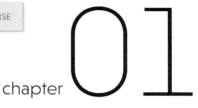

chapter 01

ホスピスナースとして生きる

はじめに

現在，私はアメリカ東海岸，ペンシルベニア州のフィラデルフィア郊外にある病院の，在宅ホスピスナースとして働いている．早いもので，渡米してから20年以上，ホスピスナースになって18年になる．

元々訪問看護をしたくて看護師になった私は，当時は珍しかった訪問看護部のある病院に就職したが，病棟の人手不足もあり，整形外科と神経内科（神経難病専門）に勤務することになった．病棟の仕事は好きだったが，やはり訪問看護をしたいという気持ちは強く，このまま異動を待つよりも何か自分でできることはないかと考えていた頃，ある看護系雑誌の記事をきっかけに，海外留学という選択肢にたどり着いた．訪問看護ステーションが始まる前のことで，在宅ケアの進んでいるアメリカで学び，それを日本に持って帰り，日本の在宅ケアの発展に力を添えたいと思ったのだ．その思いだけが，当時の私の原動力のすべてだった．

ここでは，私がアメリカに留学してから現在に至るまでの軌跡と，自分にとって一生の仕事である，ホスピスナースという職業について話したい．

Lapreziosa, Nobuko

千葉県出身
1988年　東京大学医学部付属看護学校卒業
1989年　北海道立衛生学院保健婦科卒業
同　年　北里大学東病院整形外科勤務
1990年　同　　神経内科勤務
1992年　渡米．Gwynedd-Mercy College（現 Gwynedd-Mercy University），PA 入学
1994年　米国・正看護師（RN）資格，ニューヨーク州，ペンシルベニア州免許取得
同　年　Gwynedd-Mercy College 大学院看護修士課程入学癌専門看護専攻
1996年　同　　課程修了．看護修士号（MSN）取得
同　年　Quaker Health Inc., PA 訪問ナースとして勤務
1998年　Abington Memorial Hospital Homecare and Hospice（現 Abington-Jefferson Health Homecare and Hospice），PA ホスピスチームに勤務(～現在)
2000年　Certified Hospice and Palliative Nurse（ホスピス緩和ケア認定看護師）取得
2012年　Nursing Excellence Award（Abington Memorial Hospital）受賞
2016年　Certified Hospice and Palliative Pediatric Nurse（小児ホスピス緩和ケア認定看護師）取得
現在に至る
e-mail:nonlap@verizon.net

じくじたる思い

　病棟勤務も３年目に入り，訪問看護部への異動がすぐには期待できないとわかると，将来への焦りとともに，どうしても訪問看護がしたいという気持ちが強まっていった．神経難病で長期入院，あるいは生涯入院を余儀なくされた患者に出会い，在宅ケアのシステムが整っていれば，この人たちが自宅療養することも可能であるのに，とじくじたる思いをしたことも，その気持ちに拍車をかけた．

　そんな時，たまたま立ち寄った書店で目にした看護系雑誌の創刊号が，私の人生を変えたといっても過言ではないだろう．その巻頭を飾っていたのが，海外留学を考えているナースを応援するグループを立ち上げた，ある看護師の方の記事だった．その記事を読み，目からぽろぽろと鱗が落ちた私は，早速その方に連絡を取り，そのグループの集まりに参加させてもらった．集まりといっても４〜５人で，看護師寮のゲストルームでのこじんまりしたものだったが，私にとっては刺激に満ちた，突然目の前に道が開けたような，そんな時間だった．

　それまで海外留学など考えたこともなかったが，確かに，今の日本よりも在宅ケアが進んでいる場所で学び，それを持ち帰って生かすほうが，ここで黙って異動を待っているよりもずっと建設的である．しかし，実際の訪問看護を理解するには現地で働くことが一番であり，そのためには免許が必要であり，何よりも語学力が必要である．ならば，まずは大学で看護を英語で勉強し直しながら，免許を取ろう．いつの間にかそう決意していた．

　そして，そこで留学に必要な基本情報（大学の選び方，TOEFL の受け方など）を得ると，帰りには大きな書店で留学関係の本を買い漁った．インターネットが普及するずっと前のことで，本や雑誌が唯一の情報源だった．その頃はまだ，バブルの名残もあって海外留学をする日本人は多かったが，看護系留学の情報は少なく，とりあえず情報収集することから始めたのだ．

届いた資料の中の直筆の手紙

　一度決意すると，まるでずっと前からそうしたかったような気になり，夢中で準備を始めた．3交代勤務の合間を縫い，とりあえずTOEFLの勉強と，NHKのラジオ英語講座を聞き始めた．看護系，医療系の雑誌を読みまくり，少ない情報の中からもアメリカの在宅ケアが将来の日本が進んでいく方向であるような気がし，留学先をアメリカに絞った（語学力の限界により，英語圏内とした）．都内にあった留学情報センターに行き，自分の希望する条件（国，特定地方や地域，大学の規模と学科，授業料，学生寮の有無，ESL（English as a Second Language）の有無など）とともに手数料を支払い，コンピューターで条件に合った大学をはじき出してもらうと，その中からさらに10校ほど選んで資料請求の手紙を出した．今一度言うが，パソコンや携帯電話が普及する以前の時代である．

　そうして集まった資料の中で，ただ1校，パンフレットや書類とともに直筆の手紙が同封されていた大学があった．それは，フィラデルフィア郊外にある小さなカソリック系の大学で，看護学部の質の高さで知られており，志望するトップ3の中に入っていた学校だった．それは，留学生を世話するシスターからの手紙で，大学の環境や留学生の様子，そして，「あなたが私たちとともにここで学ぶ日が来ることを，楽しみにしています」という言葉で締めくくられていた．その手紙が決定打となり，私はGwynedd-Mercy Collegeに留学することに決めたのだ．こうして，約1年の準備期間を経て，暴挙とも怖いもの知らずともいえる，私のアメリカ留学生活が始まった．1992年のことである．

二度あることは……

　1年目のほとんどは，クラスと図書館，そして寮との往復だった．主に，英語との闘いだった．授業はウォークマンで録音し，図書館に行ってからそれを何度も聞き返して，ノートの書き取れなかった部分を埋めていった．そして，2年目のクラスの選択をする時期になり，アドバイザーから，「あなたのクレジットなら学士ではなく看護修士にいけるはず．ただ，そのためにはペンシルベニア州のナース免許が必要だから，まずは免許を取ったほうが

いいわよ」と言われたのだ.

　私は日本の看護学校と保健師学校を卒業していたため，日本の学士は持っていなかったが，合計 4 年間の看護教育がアメリカの看護学士（Bachelor of Sience in Nursing：BSN）の単位に匹敵したのだった. そこで急遽方針を変更，本来留学生は一定以上の単位を各セメスターで取らなければならないのだが，シスターの計らいで，最低限のクラスのみを取りながら，あとは RN 免許取得のために自己学習することを許されたのだ.

　アメリカの Registered Nurse（RN）免許は州によって発行され，当時は年に 2 回テストが行なわれていた. しかし，海外の看護教育を修了した者はまず CGFNS（Commission on Graduates of Foreign Nursing Schools）という看護学と英語能力をあわせたテストにパスしなければならない. 私はすぐにこの CGFNS の 8 月のテストに申し込んだ. そうすれば，2 月の州テストに間に合う. とにかく，この 1 年以内に免許を取り，翌年度から看護修士課程を始めることが目標だった.

　ところが，7 月の下旬に CGFNS から来た通知は受験票ではなく，日本の看護学校からの書類が一つ欠けているため，受験不可というものだった. 何カ月も前に，日本の学校から請求された資料を郵送したという証明を受け取っていた私は，CGFNS に電話をすると，もう一度調べてくれるよう嘆願した. しかし，対応は冷たく，たまたま CGFNS の本部がフィラデルフィアにあったため，私は意を決して直談判に出向いたのだ. 慣れない高速道路を運転し，市街地にある本部へ着くと，半分泣きそうになりながら，下手な英語で再確認してもらえないかとお願いした. が，返事は同じで，「何百とある受験者の中からあなた 1 人のファイルをチェックすることは無理」の一言で，取り付く島もなかった.

　結局 8 月の受験は諦め，母校にもう一度必要な資料を CGFNS に送ってもらうようお願いし，11 月のテストに申し込んだのだ. ぎりぎりで 2 月の州テストに間に合うはずだった. が，悪夢は繰り返し，今度は「単位が足りない」という理由で再度受験不可となった. 8 月の申し込みでは問題なかったのになぜ，と思ったが，CGFNS が単位の英訳を誤解したためであったと，のちに判明した.

しかし，どちらにしてもこれ以上 CGFNS と交渉しても無駄だったので，その頃週に 1 回，RN 免許の勉強を見てもらっていた，引退したナースに相談した．すると，彼女はこんなことを言ったのだ．「たしか，ニューヨーク州では CGFNS はいらないはずよ．ニューヨーク州で免許を取って，それをペンシルベニア州に移せばいいのよ」まさに，地獄に仏を見た気がした．

　こうして，紆余曲折のあと，真冬のニューヨークのハドソン川の桟橋で，凍りついた川を見ながら，2 日間にわたるテストを受け，無事合格することができた．私が受けたのがマークシート式の最後のテストで，以降はすべてコンピューターによるテストとなっている．その後，ニューヨーク州からペンシルベニア州に免許を移す手続きをしたが，二度あることは，とでもいうように，いつまでたってもペンシルベニア州から免許が送られてこないため，不審に思って管理局に電話をしたところ，数回にわたる抗議の末，免許管理局で火事があり，私の物を含む多くの免許を焼失したことが判明した．そのため，再度ニューヨーク州に移転の手続きを申請し，手数料も再び支払う羽目になったのだった．

修士 2 年目の実習を在宅ホスピスで

　1994 年ようやく修士課程に入り，私はがん専門看護の Clinical Nurse Specialist のコースを専攻した．がんはまだまだ増えていく疾患であり，在宅ケアを受ける患者にもその割合は多いだろうと思ったからだ．クラスメートは 30 代から 50 代で，皆，現役のナースだった．彼女たちにとって看護修士（Master of Science in Nursing：MSN）はキャリアアップのためであり，それぞれはっきりとした目的があった．

　修士課程 1 年目は主に授業が中心で，時間に少し余裕があった．そこで，私は CPT（Curricular Practical Training）*を利用し，週に数日，近くのナーシングホーム（日本で言うところの介護老人保健施設）で看護助手として働くことにした．少しでも看護の現場に近づきたかったのだ．そして，そこでの 1 年間で，私の英語力はかなり向上し，また，アメリカの高齢者やアメリカ人ナースたちと知り合うことで，大学院とはまったく違う，アメリカ人の生きた文化と生活を学ぶことができた．

2年目は実習と修士論文となる研究に明け暮れた．そして，この実習の一つが，現在勤務している在宅ホスピスだったのだ．しかし，その時はまさか将来そこで働くことになるとは，夢にも思っていなかった．

＊留学生が大学在学中にキャンパス外で週に20時間まで専攻分野で就労できるプログラム。

● 就職氷河期の始まり

H-1A ビザ終了の影響

私が大学院を卒業した年（1996年）は，クリントン政権のヘルスケア改革案の影響で，それまで売り手市場だったナースの就職が一気に凍りつき，以後暫く続くナース就職氷河期が始まった頃だった．リストラは言わずもがな，新卒や外国人ナースの就職は困難を極めた．特に外国人ナースにとって大きな痛手だったのは，それまでナース不足を補うために，外国人ナースの流入を奨励すべくつくられた H-1A というビザが1995年に終了し，以降，外国人ナースが働くためには，グリーンカードを取得する以外に道がなくなったことだった．そして，グリーンカードを取得するには，雇用者がスポンサーになる必要があり，そこまでして外国人ナースを雇おうという医療機関はまずなかったのだ．

MSN を取得したとはいえ，実際に訪問看護の経験もせずに日本に帰ることはできない．私は看護情報誌や新聞の求人欄を隅々までチェックし，片っ端から履歴書を送った．そのほとんどはことごとく無視され，それでもいくつかは面接にこぎつけた．しかし，グリーンカードの話になると，あっさり断られた．刻々と学生ビザの滞在期限は迫っており，もうダメかと諦めかけていた頃，とある在宅ケアの事業所から電話を受けた．面接の案内だった．私は内心小躍りしながらも，あらかじめグリーンカードの旨を伝えた．ぬか喜びをさせられる余裕はなかったのだ．すると相手はそれも踏まえた上で面接をしたいと言ってきたのだった．そして私は，まさに滑り込みセーフで就職を決めた．

ホスピスナースとして生きる……chapter 01　21

グリーンカードをめぐるトラブル

　その事業所は元ナースの母親がオーナー，MBA を持つ一人息子が社長，ほとんど臨床経験のない 20 代のインド人ナースがディレクターで，経験豊富な 50 代のナースが看護主任だった．ナースは私を含め 3 人，ホームヘルスエイドの派遣がこの会社の主な事業だったが，これからは，医療保険が下りる，ナースのケアを必要とするケースを拡大していく方針で，ホームケアの事業所として有限会社から株式会社にしていく過程にあった．そこで私は，ホームケアの基本を色々な意味で学んだ．決して理想的な労働環境ではなかったが，それでも，訪問看護の実際，医療保険のシステム，アメリカ人の様々な生活レベルにおける環境や習慣，つまり，それらをすべて実感として経験することができたのだ．

　ところで，そんな小さな会社がなぜわざわざ外国人の私を雇ったのか，それは後々わかったことであるが，社長は海外に事業を拡大するという野望を持っていたのだった．手始めにインドへ，そして，いずれは日本にも進出したいと考えていたらしく，その糸口に私はうってつけだったらしい．しかし，あまりにも不当な労働環境に私が不満を持っているのを感じた社長は，あとひと月でグリーンカードが取れるという時期にきて，その手続きを一旦凍結した．要するに，社長は私がグリーンカードを取得した途端に，よそへ移るのではないかと疑心暗鬼になり，向こう 5 年間はここで働くという証書にサインしなければ，グリーンカードのスポンサーにはならない，と言い出したのだった．私はそんなことをするつもりはさらさらないが，今後自分の人生に何が起こるかはわからないし，5 年もの間絶対にここにいると約束することはできないと答え，「それならば」というわけで，物別れとなったのである．

　その頃，付き合っていたアメリカ人と婚約していた私は，婚姻によってグリーンカードを取得することにし，ビザが切れる前に大急ぎで結婚することになった．お互いの両親も理解してくれ，なんと，2 人の仕事の合間を縫って，小さな地方裁判所で慌しく結婚したのである．立会人は彼の両親と長兄で，退官間近の裁判官と 6 人だけの結婚式だった（余談であるが，その後グリーンカードをめぐってまたもやひと騒動あり，結局約 1 年後，家族や

友人たちを招待し，無事結婚の報告パーティーを行なうことができた）.

● ホスピスナースとして働く

ホームケアとホスピスの違い

　こうしてグリーンカードも取得し，次の就職を探していた時に，ちょうど募集をしていたのが現在勤務しているホスピスだった．ホームケアのいろはも一通り経験し，在宅看護の究極のゴールはターミナルケアではないかと感じ始めていた頃だった．実習でお世話になった場所でもあり，面接したホームケアの看護部長とホスピスの主任は，私を覚えていてくれ，すんなりと採用された．

　とはいっても，一般のホームケアとホスピスでは，基本的なアプローチから保険の報酬まで違う．最初の1年間はとにかく勉強することばかりで，失敗を繰り返しては，その都度，先輩である同僚たちに教えてもらっていた．まずは症状の緩和，特に疼痛コントロールの基本を叩き込んだ．幸い，そうした勉強会は頻繁に行なわれ，また，わからないことがあると，先輩ナースや上司，またはホスピスの専任医師（メディカルディレクター）にも気軽に質問できた．

　ホスピスはチームアプローチによって成り立っている．ナースはケースマネージャーとして患者を受け持ち，看護計画を立て，チームメンバーのコーディネートを行なう，いわば車輪のハブのような役割をしている．そしてそのチームは，医療ソーシャルワーカー（Medical Social Worker: MSW），メディカルディレクター，チャプレン，ボランティア，ホームヘルスエイドを主に，理学療法士（Physical Therapist: PT），作業療法士（Occupational therapist : OT），言語聴覚士（Speech Language Hearing Therapist : ST），栄養士などから成っている．必要であれば，音楽療法，REIKI やアロマセラピー，ペットセラピーなどを提供するホスピスもある．こうした様々な専門家によって，一人ひとりの患者や家族を，身体的，心理的，精神的（スピリチュアル）といった多角的な面から，より安らかなエンド・オブ・ライフ（人生の終焉）が迎えられるようサポートするのである．

ホスピスナースとして生きる……chapter 01　23

ホスピスケアを受けるのは，末期の疾患を持ち，根治療法が望めない，あるいは治療を望まない人たちで，医師によって余命が 6 カ月以内であろうと診断された者である．また，メディケア[*]はホスピスに適応する診断名を限定しており，主な疾患は，がん，虚血性心疾患，うっ血性心不全，慢性閉塞性肺疾患（Chronic Obstructive Pulmonary Disease：COPD），脳血管疾患，神経難病，認知症，肝疾患，腎疾患，糖尿病，エイズなどである．以前は認められていた「老衰」は 10 年ほど前からはずされ，数年前からは「認知症」もアルツハイマー型とレビー小体型に限定されている．また，疾患名だけでなく，身体機能の状態もホスピスに適しているかどうかの指標になる．

＊アメリカ連邦政府による 65 歳以上あるいは，65 歳以下で身体的もしくは精神的状態によって働けない人を対象とした健康保険．

ホスピス病棟の用途

アメリカのホスピスは，在宅ケアが主流である．独立型のホスピス施設やホスピス病棟を持つ病院もあるが，一般的には在宅で行なわれている．私が勤務するホスピスも在宅が主軸であるが，1999 年に設置した本院のホスピス専用ベッドのあるフロアに加え，2009 年に分院にホスピス病棟を開設した．ワンフロア 19 床で，すべて個室である．病棟といっても病院というよりはちょっとしたホテルのような雰囲気で，家族はもちろん，ペットも 24 時間面会することができ，当然宿泊も可能である．また，病棟の一部は小児ホスピス専用になっており，乳幼児，学童，青少年用にデザインされた 3 部屋とラウンジがある．

ホスピス病棟には三つの用途があり，その目的によって保険の報酬は異なる．一つは在宅での症状緩和が困難な場合，一時的に短期間（2 週間以内）入所し，症状がコントロールされた時点で自宅に戻る，「入所ケア」（General Inpatient Care）で，これは保険で 100％カバーされる．もう一つは「レスパイトケア」（Respite Care）といわれ，介護者（主に家族）が休息を取れるように，患者は認定期間[*]につき連続 5 泊まで入所できる．この場合，ホスピスによっては極わずかな部屋代を日割りでチャージすること

もあるが，それ以外は保険によって支払われる．そして，もう一つは，「ルーティンケア」（Routine Care）といわれるもので，本来は在宅患者のケアレベルを指すのであるが，様々な理由で在宅が無理な人，さらにナーシングホームなどには入所したくない人たちが，自分の居住する場所として病棟に"住み"，そこでケアを受けるのだ．この場合，ケアは保険がカバーするが，部屋代は自己負担である．

　＊ホスピスの保険は 90 日，90 日，その後は 60 日ごとに認定期間が区切られている．各認定期間の終了 2 週間ほど前になると，患者の状態がホスピスケアを受けるのに適しているか，あるいは患者がホスピスケアを継続することを望んでいるかを再アセスメントし，適切であれば再認定してケアを継続する．2 度目の 90 日以降は，メディカルディレクターが往診し，ナースの判断を医師の立場から確認する．

患者は高齢者とは限らない

　在宅ホスピスのナースは，ケースマネージャーとして大体 12 〜 18 人ほどのケースを担当し，1 日 5 人から 6 人訪問する．訪問回数はそれぞれの患者の状態によって決め，落ち着いていれば週 1 回か 2 回，症状が不安定だったり，うまくコントロールされていなければ，毎日訪問する．もちろん 24 時間態勢で，午後 5 時以降や週末，祝日などでもホットラインに電話をすれば，オンコールのナースが対応できるようになっている．そして，ホスピスの患者は全員緊急時用の薬のパッケージが支給されており，オンコールのナースの指示に従って，その中の薬を使い，たいていの症状は緩和できるようになっているのだ．

　ホスピスの患者は，高齢者とは限らない．小児は別として，20 代から 100 歳を超える人まで，様々である．バックグラウンドも生活環境も，皆違う．それが，在宅ケアの難しさであり，面白さでもあるのだ．だから，初めての患者の家のドアをノックする時は，とても緊張する．この扉の向こう側の世界に，ホスピスナースという役割を纏って足を踏み入れる．一体どんな人たちが，私に何を期待して待っているのか．家族によっては，玄関先で「ホスピスという言葉は使わないでほしい」と，釘を刺されることもある．一家総出で話を聞こうとする家族もあれば，家族のいない人や，いても誰も

ホスピスナースとして生きる……chapter 01　25

来ない人もいる．ADL（Activities of Daily Living）はまだ自立している人もいれば，すでに寝たきりの人もいる．余命6カ月以内，というのが大体の基準ではあるが，ホスピスケアを受ける期間は24時間以内の人もいれば，1年以上の人もいるのだ．

● より良い死を迎えるために

いつ，どのように最期が来るのか不安

　ホスピスナースとして私が一番大切にしているのは，コミュニケーションである．もちろん，疾患や症状緩和の知識と技術は基本中の基本であるが，たとえ優れた知識と技術を持っていたとしても，良いコミュニケーションが取れていなければ，それが生かされないこともある．より良いコミュニケーションを取るには，まず，聴くことである．相手の話を聴く，声を聞く．そして，わかりやすい言葉で話す．専門用語やあいまいな言葉は使わずに，ゆっくりと話すのだ．英語を母国語としない私にとって，これはかえって強みになった．

　ホスピスナースは，患者や家族にとって人生で最も辛く悲しい時に，非常に個人的な部分に立ち入るような立場にある．より良いコミュニケーションを取ることによって，患者や家族は心を開き，信頼関係を築くことができる．また，患者や家族とだけでなく，ホスピスのチームメンバーや，受け持ち医師とも緊密なコミュニケーションを取ることによって，症状緩和などもよりスムーズにできるようになる．そして，それが結果的には患者のより良い死に繋がっていくのである．

　私たちが毎回の訪問で行なうのは，アセスメント，薬の確認と服薬指導，ガーゼ交換，様々なチューブなどの管理や末梢挿入中心静脈カテーテル（Peripherally Inserted Central Catheter: PICC）やポートなどの管理，そして，病気や症状についての説明などである．症状がコントロールされていなければ，適宜医師に連絡をして指示を受け，必要であれば薬局に電話をして薬をオーダーする．また，少なくなってきた薬や必要な物品，あるいは医療機器などもナースがオーダーする．そして，最も重要な"死への過程"と

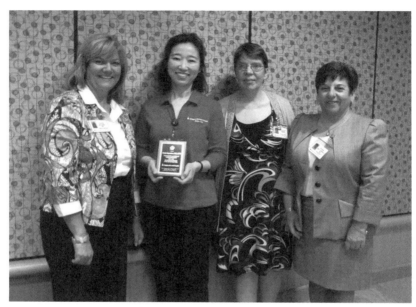

▲Nursing Excellence Award（Abington Memorial Hospital）を受賞したときに当時の上司と
——向かって左から在宅ホスピス主任，筆者，ホスピス看護師長，在宅看護部長

その症状緩和について，タイミングを計りながら適宜指導する．

　ホスピスの患者と家族にとっての一番の不安と疑問は"いつ，どのように最期が来るのか"，ということである．彼らは，私たちホスピスナースがその答えを知っていると思っているのだ．もちろん，ホスピスナースは預言者でもないし，水晶玉を持っているわけでもないことは，皆，百も承知である．それでも，一般的なプロセスと，時間単位なのか，日単位なのか，週単位なのか，それとも月単位なのか，といったおおよその予測でいいから知りたい，と願うものなのである．

　ホスピスの患者が亡くなった場合，家族がすることは一つだけ，ホスピスに電話をすることだ．死亡時訪問の要不要は州や郡によって法律が異なるが，アービントンホスピスでは，ほぼすべてのケースに死亡時訪問を行なう．ナースは死亡を確認し，その時間が正式な死亡時刻となる．ナースは死亡診断書の死亡確認時刻を記入し，確認者としてサインをし，免許番号を記載する．それから，家族，あるいはナースが葬儀社に連絡をする．ナースは受け

持ち医とホスピスチームに電話で死亡の報告をし，その他，薬局や医療機器会社など，必要なところに連絡をする．日本でいうエンゼルケアは，特に行なわない．チューブ類を除去したり，体位や衣服，ベッドを整えることはするが，それ以上はプロである葬儀社に任せる．不要になった薬などは，州の決めた方法に従って破棄するように家族に指導し，モルヒネなどの麻薬類はその場で破棄の確認を行なわなくてはならない．葬儀社は遺体を搬送し，死亡診断書を受け持ち医師のところへ持っていき，最終的に医師が診断書を完成させるのだ．

遺族のフォロー，ビリーブメント

　葬儀後，ビリーブメント（Bereavement）コーディネーター（アービントンホスピスでは，MSW が兼任）が遺族にお悔やみのカードを送り，患者の死後 2 週間くらいに電話で遺族のフォローアップを行なう．日本でいうグリーフケアである．ビリーブメントコーディネーターは，遺族の悲嘆の状態をアセスメントし，リスクの高い人たちにはサポートグループへの参加を促したり，電話でのサポートを頻回に行なう．また，患者が亡くなる以前から，リスクが高そうな家族の場合は，受け持ちのナースがあらかじめビリーブメントコーディネーターに連絡し，速やかなフォローを行なえるようにする．さらに，アービントンホスピスには，「Safe　Harbor」という親や兄弟を亡くした子供たちを対象としたプログラムがあり，素晴しい効果をあげている．

　アービントンホスピスでは，ビリーブメントケアの一環として，年に 2 回，過去半年間に亡くなった患者さんの家族を招待し，メモリアルサービスを行なっている．ビリーブメントコーディネーター，チャプレン，ボランティアが中心になり準備をするが，ナースやソーシャルワーカー，メディカルディレクターも参加し，チーム全体が遺族と一緒に冥福を祈る．セレモニーの後は，久しぶりに再会したナースとハグし，近況を報告し合う遺族の姿があちこちに見られる．そして，それはナースにとっても一つの区切りとなるのだ．常に誰かの死と向き合っているホスピスナースは，それぞれのやり方で自分の感情を浄化させ，心の底にたまらないようにしている．それは，同僚と話

すことだったり，葬儀に出席することだったり，遺族にカードを送ること
だったり，音楽を聴くことだったり，瞑想することだったりと，様々である．
そして，それがうまくできないナースは，燃え尽きてしまうことが多い．

　そのため，ホスピスではスタッフの精神面のサポートとして，定期的にリ
トリート*を行なっている．しかし，なんといっても，理解ある上司の日々
の言葉や，チームメートとの会話，そして，時にはお互いにする無言のハグ
が，染み付きそうになっている悲しみを，緩やかに溶かしてくれるのだ．

　＊日常のストレスのない環境で心と身体をリラックスし，リフレッシュするた
　めのプログラム．

──●小児ホスピスの挑戦

　アービントンホスピスでは，6年ほど前（2010年）から小児ホスピスプ
ログラムをスタートした．フィラデルフィアには大きな小児病院が二つあり，
主にそこからの依頼を受ける．小児専門のホスピスは，アメリカ全国でも非
常に少なく，小児を受け入れる一般のホスピスも限られている．

　ナースの中でもホスピスナースは特別視されることが多いが，そのホスピ
スナースでさえ，小児ホスピスは敬遠する人が多い．一般の人だけでなく，
ナース同士でも自分がホスピスナースだと言うと，ほとんどの人がこう言う．
「一体どうしたらそんな仕事ができるの？　きっと，とても特別な人なんで
しょうね」．そして，そう言われ慣れているホスピスナースが，唯一同じ台
詞を言う相手が，小児ホスピスのナースなのだ．

　現在，アービントンホスピスで小児ケースを受け持っているのは，私ともう
1人，小児ナース（彼女はホスピスチームではなく，母子チームである）
の2人だけである．年間を通し，4〜8人のケースを2人で受け持っている．
小児ホスピスは成人と違い，場合によっては入院することもあるし，緩和目
的ではあるが，積極的な治療を続けることもある．しかし，最終的なゴール
は同じである．

　小児ホスピスは，その必要性と価値はなんとなく理解されてはいるものの，
まだまだ，心理的，社会的，そして，経済的な面からも発展途上といわざる

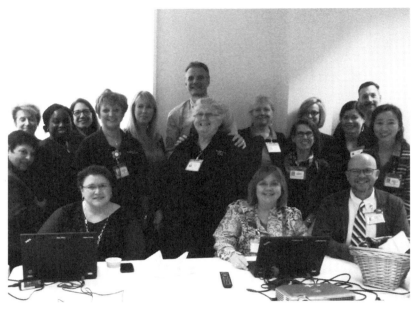

▲ 現在，筆者が所属するホスピスチームのメンバーと――筆者向かって右端

を得ない．子供は未来を担うものである．しかし，残念ながら，限られた時間しか生きられない子供たちがいる．そんな子供たちと家族を，最後に支えるのが小児ホスピスなのだ．目をそらさずに，サポートを必要とする人たちがいるかぎり，プロとして支えていけるホスピスナースが増えていくことを期待している．

ホスピスナースの私にできること

　人間一人ひとりの生き方が違うように，死に方も違う．ホスピスケアは，毎回の訪問が発見であり，挑戦であり，学びである．私がホスピスナースとして出会った人々から学んだことは，そのまま私という人間の大切な部分になっている．ホスピスナースになったことで，自分の人生が何倍にも豊かになったと実感している．そして，私には，そのお返しをするべき時期が来ていると思うのだ．

アメリカで働く日本人ホスピスナースとして，私ができることは何か．それは，初心に戻ればわかる．つまり，ここで学んだことを日本に持って帰る，それがそもそもの始まりだったのだ．実際に帰ることは無理でも，こうして，文章を通して伝えることはできる．その第一歩として始めたのが，ホスピスが死ぬ場所ではなく，その人が最後まで自分らしく生きられるようにサポートするケアであることを，ホスピスで出会った人たちとのエピソードを通して綴った，ブログ*である．

少しでも多くの人たちに，ホスピスケアの意味と価値を知ってもらい，近い将来，多くの日本人が，自分の一番居たい場所で，人生最後の日々を安らかに送ることができる，そんな時代が来ることを願って，これからもどんどん発信していきたいと思う．

＊「ホスピスナースは今日も行く」 gnaks.blog.fc2.com

OCN...ONCOLOGY CERTIFIED NURSE

コーン京子
セント・ビンセント・メディカルセンター
MPH, RN, OCN

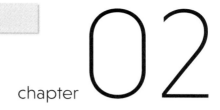

chapter 02

運命と思ったポートランドとの出会い

はじめに　アメリカ西海岸，オレゴン州のポートランドに来てもう10年ほどになります．現在の外来化学療法室で看護師として働きだしたのが約3年前．それ以前は無料診療所でボランティアをしたり，語学学校，看護の国家試験（NCLEX-RN）の予備校，大学院と長い下積みがありました．そんな私の足取りを，ポートランドとの出会いから振り返ってみたいと思います．渡米に対しての葛藤，日米を行ったり来たりなのでもどかしく感じられるかもしれませんが，そのすべてが今につながっています．寄り道分も含めて皆さんの参考になればと思います．

Corn, Kyoko

愛知県出身
1999年　名古屋市立中央看護専門学校卒業
2000年　日本赤十字愛知短期大学地域看護学専攻科修了
　　　　（現・日本赤十字豊田看護大学）
同　年　名古屋市立東市民病院血液内科・内分泌科勤務
　　　　（現・名古屋市立東部医療センター）
2004年　Portland State University, OR Intensive English
　　　　Language Program 入学
　　　　（American Nurse Experience 看護プログラムの
　　　　一環として約1年）
2005年　帰国．派遣看護師（約3カ月）
同　年　国立名古屋医療センター血液内科勤務
2007年　渡米．Everest College, OR English Program 入学
2008年　米国・正看護師（RN）資格，ニューヨーク州およ
　　　　びオレゴン州免許取得
2010年　Portland State University, OR 大学院公衆衛生修
　　　　士課程入学 Health Promotion 専攻
2012年　同　　課程修了．公衆衛生修士号（MPH）取得
2013年　Providence Cancer Center Oncology &
　　　　Hematology Care Clinic, Westside Portland -
　　　　Providence St. Vincent Medical Center, OR 勤務
2014年　Oncology Certified Nurse 取得
現在に至る
e-mail: 2kyocozo@gmail.com

オレゴン州ポートランドとの出会い

　初めてポートランドに来たのは看護学生2年生の夏. クラスメートにアメリカの医療視察に行ってみない？と誘われたのがきっかけでした. 渡米はそれが初めて. なんとなく映画などで英語圏の国々に憧れはあったものの, 中・高ともに英語の成績は万年オール3. 一夜づけで英語のテストに臨む一般的な英語力の学生でした.

　渡米のプログラムは短いもので, 医療施設の見学やアメリカの医療看護に関わる授業と英語のクラス, ショッピングや遊びのアクティビティーも入った駆け足の2週間. 友人と集合場所の成田までわくわくしながら向かいました. 11時間ほどのフライトの後も興奮は冷めやらず, ポートランドに到着. そこで初めて, プログラムコーディネーターのジェフと出会いました. ちょっとやんちゃな感じが残る面白いおじさん, というのが彼の第一印象でした.

　2週間のプログラムは, あっという間に過ぎていきました. 大きな学びの一つは, 意見を持っていること, 英語に限らず話そうとする姿勢が歓迎されることでした. ジェフや色んな人と話したくて, つたない英語で声をかけると笑顔が返ってくること. そして何度も繰り返される「グッドジョブ！」「グッドクエスチョン！」という反応.

　日本ではどちらかというと, こうしたら恥をかいたからもうしない, というようなネガティブ・リインフォースメントが多いように感じるのですが, ポートランドの滞在では, 自分が頑張るとそれに対して良い反応が得られる, というポジティブ・リインフォースメントがたくさんありました.

　他にも良い刺激となったのは他の看護学生たちとの触れ合いでした. このプログラムでは, 看護大学の寮に滞在したのですが, 夏休みでも実家に帰らず残っていた学生と夜に少し話すことができました. そして日本から一緒に来た仲間たちからも刺激をたくさん受けました. 看護専門学校に通っていたのは自分を含め少数で, 半分以上は看護大学生だったように思います. そしてその中に2人, 保健師の学校へ進学した人たちもいました.

学校間の違いや，はっきりと自分の意見を持つ学生たち，保健師の学校という選択肢．日本の常識とはまったく異なる環境で，いかに自分は枠にとらわれた考え方をしていたのかをプログラムや現地の方との出会いから学ぶ傍ら，一緒に参加した他の学生たちからは自分の将来進む道が一本ではないことを学びました．

　反面，惜しいな，と感じたのは看護学生 2 年生の自分には他の 3 年生，4 年生の学生ほどの知識も経験もなかったこと．実習の経験がもっとある彼らは，日本の状況と比較してこれは同じだ，これは違う，これはどうなのか，といった意見を持っていました．日本の現状を知らないと，アメリカに来ても何が違うのかわからないし比較もできないのだと感じました．

●2 度目のポートランド，掛け替えのない体験

ケモへの興味

　看護学校を卒業後，ポートランドで出会った仲間の影響もあって，地元の地域看護学専攻科のある短大へ進学を決めました．その短大では，他大学でいくつか科目履修をすることで学位授与機構を通して大学の学位をとるサポートをしていました．この科目履修はとにかく単位が取れればいい，と適当にこなしていたのですが，後になってもっと真面目に勉強するべきだったと後悔することになります．というのも，アメリカで進学する際に過去の成績がどこまでもついてくるからです．

　地域看護学専攻科を修了後は，総合病院の血液内科・内分泌科混合病棟に勤めました．この病棟は血液内科という専門的な分野と，主に糖尿病という一般的な患者と，そして救急病棟の後方として脳神経，消化器，呼吸器とまんべんなく看護の経験を得ることができました．その中でもやはり血液内科はケモ（化学療法）をして，しばらくして骨髄抑制が見られて，回復してまた次のケモ，という流れが面白くて一番興味がありました．

　血液内科の患者は一度入院すると長く，人間関係が築かれるのもやりがいを感じました．2 年目を過ぎる頃には，末梢血造血幹細胞移植（PBSCT: Peripheral Blood Stem Cell Transplantation）を病棟で始めることになり，

その採取や一連の流れを学ぶことができました．そうして3年をその病棟で過ごしました．

　その頃からそれなりに看護師としての経験も積んで貯金もたまったことだし，と留学を考えるようになりました．看護師としての経験もある今なら，日本とアメリカとの違いがもっとしっかり学べるだろうと思ったからです．英語圏ではオーストラリアやイギリスといった選択肢もありましたが，アメリカは医療が進んでいるというイメージもあり，またプログラムもアメリカのものばかり目に付いたので自然とアメリカ留学の道を模索し始めました．できれば骨髄移植についてアメリカの現状を学んで，帰国後は骨髄移植病棟のある病院で働きたいと考えていました．

　いくつかある看護留学プログラムのうち，二つが目にとまりました．一つはニューヨークで正看護師資格（Registered Nurse: RN）取得を目的としたプログラム，そしてもう一つはポートランドでの看護視察プログラムの長期版でした．自分にRNをとれるほどの英語力もないだろうし，RNとして働くなんて絶対に無理だろうと思ったのと，ポートランドのプログラムと聞いて運命を感じたのもあって長期看護視察プログラムに申し込みました．3月末に退職して数カ月は準備期間にしようと派遣看護師などをし，2003年の6月に渡米しました．

ジェフとの再会

　2度目のポートランドは寮ではなく，ホームステイを選びました．看護学生の時は費用の関係で諦めましたが，今回はホームステイで英語漬けという希望を叶えることができました．ホストファザーは医師，ホストマザーはナースプラクティショナー（Nurse Practitioner: NP）という最高の環境でした．ホームステイでは日常会話や医療単語の勉強だけでなく，アメリカの文化をたくさん学ぶことができました．このホストファミリーはもう家族同様で，今でも祝日や誕生日に一緒にお祝いをしたりしています．

　現在はもうなくなってしまったこの長期プログラムでは，Portland State University（PSU）の英語学校（English as a Second Language: ESL）で英語のクラスを受けながら，プログラム参加者だけの看護のクラスと医療視

運命と思ったポートランドとの出会い……chapter 02　　37

察が週に1回ありました．同じポートランドでのプログラムだったので，再びプログラムコーディネーターのジェフとの再会となりました．相変わらず茶目っ気のある面白いおじさん．この留学では看護視察の手配など，本当に色々なことをしてもらいました．

　1年間の滞在の予定で，9カ月のESLを終えて，最後の3カ月はシャドーイングといって医療施設へひとりで実習に行くことにしました．ジェフには骨髄移植病棟が見たいと兼ねてより伝えてあり，Oregon Health and Science University（OHSU）のがん病棟でシャドーイングをする夢を叶えることができました．シャドーイングは1施設大体1週間程度で，いくつかの施設を回るのですが，OHSUのこの病棟は他の施設や病院と比べてずっと忙しい病棟だと感じたのを覚えています．病室はすべて個室，施設が日本に比べて豪華，という点をのぞけば，日本の病棟にかなり近いものを感じました．看護自体はそれほど目新しい発見はなかったと振り返ってみても思います．一つ残念だったのは，実際の骨髄移植病棟は学生は受け入れない，という方針で看護の実際を見ることができなかったことです．

　このプログラムを終える頃には，看護師として働いてみないと見たいものは学べないのかもしれない，とアメリカでRNになることを考え始めていました．思ったよりも英語がなんとかなるということもこの1年で感じたためもあります．このプログラムの良かった点は，留学そのものの体験ができたこと，英語もそれなりに伸ばすことができたこと，看護も垣間見ることができたこと，などだったと思います．その後アメリカに戻って来なかったとしても，この体験は日本の看護にも，自分の人生にとっても掛け替えのないものだったと思っています．

3度目は就労ビザの獲得を目指す

20代後半の選択

　帰国後は運良くまた血液内科で働くことができました．この病院では骨髄移植もしていたので，より血液内科の看護について知識と経験を深めることができました．最初に勤めた病院よりも，血液腫瘍の治療の幅が広く，ここ

で経験した治療レジメンは今でもアメリカでよく目にするものです.

　再渡米も視野に入れていた私は，カルテも医師が英語で書いた部分を読みこんで医療単語の勉強にしました. 休日には NCLEX-RN（National Council Licensure Examination-Registered Nurse）の問題集を解いたりもしていましたが，仕事との両立はなかなか難しく，思うように勉強が進まない日々でした.

　この病棟では2年半ほど働きました. その頃には20代後半で，年齢的にも世間的にも結婚を意識させられる時期でした. その病棟での看護はやりがいもものすごくありましたし，良い仲間に恵まれ，このまま日本で看護師を続けるのも選択肢だと思いました. ただ，どうしてもまた留学してアメリカの看護を学びたい，という気持ちが捨てきれずにいました. 最終的には，やらなくて後悔するよりやって後悔するほうが悔いは少ないのではないだろうか，と再度の留学を選択しました. それが 2007 年のことでした.

　向かった先は馴染みのあるポートランド. 再び同じホストファミリーの家に戻り，破格の条件で住まわせてもらうことになりました. 語学学校を通して学生ビザで渡米し，本腰を入れて準備をするために Kaplan の NCLEX-RN 準備コースに移ることにしました. 現在はこのコースは学生ビザに必要な I-20 を出してくれなくなりましたが，語学学校よりも破格に安い授業料だったのでかなり助かりました. NCLEX-RN も CGFNS（Commission on Gradates of Foreign Nursing Schools）も看護師の経験があったので，実習経験のみで受けた日本の国家試験よりは有利だったと思います.

　NCLEX-RN が終わって次の課題となったのは，ビザの問題. 特定の医療従事者が就労ビザをもらって働くのには，CGFNS の Visa Screen（VS）にパスしないといけません. アメリカの看護大学などに行っていれば卒業後1年間 OPT（Optional Practical Training）といってビザなしで働けるのですが，それは私の選択肢にはなかったからです. 再び語学学校に行き，そこで IELTS（International English Language Testing System）の勉強をしながら医療現場に触れるためにも無料診療所で看護師としてボランティアも始めました.

　VS で一番ネックになっていたのは Speaking でした. 総合点自体は VS

の必須条件を満たしていたにもかかわらず，Speaking の合格点が別に設定
されており，それに満たないために悔しい思いをしながら再受験を繰り返し
ました．その後，語学学校の個人レッスンで徹底的に IELTS の面接の練習
をし，その会話を録音，書き出すことにより自分の英語を矯正することを繰
り返し，VS にパス，そこからは仕事探しに苦労する日々となりました．

不合格から一転合格となった大学院

　就職活動はオンラインでの申し込みが主で，職歴を入力する際に日本の経
験が州の項目の段階で入れられません．新人のように見られてしまうために
そこで足切りされてしまうことが度々でした．また，就労できるビザがな
かったために，ビザの質問項目のあるオンラインの募集ではそこでもまた足
切りをされていたと思います．

　悶々とする毎日でした．オレゴンに限らず日本人の多いシアトルやハワイ，
サンフランシスコ，ニューヨークの仕事にも応募しました．その傍らでジェ
フのプログラムで通訳やアシスタントをし，彼の勧めもあって PSU の西芝
雅美教授が教えている日本語・英語通訳のクラスを受ける機会を得ました．
この出会いがなければおそらく帰国に至っていたと思います．

　西芝教授は PSU の大学院で行政学（Master of Public Administration：
MPA）を教える傍ら通訳のクラスを教えていました．この MPA は公衆衛生
学（Public Health）の学科と同じ傘下で，仕事が見つからず帰国を考えて
いた私に大学院進学を勧めてくれたのが西芝教授でした．

　公衆衛生学の修士号（Master of Public Health: MPH）のことは考えた
こともなかったのですが，公衆衛生学の中でも特に健康行動学に興味を惹か
れました．看護師をしていて患者の行動変容を促すのがいかに難しいかを体
験してきた自分には，この分野は今後の看護につながるという確信がありま
した．とにかく大学院に応募してみて，受かったらそのとき考えよう，と準
備を始めました．

　この大学院の応募に必要なのは高校以降の成績と志望動機のエッセイ，留
学生には TOEFL か IELTS，そしてこの学部では GRE（Graduate Record
Examination）を必要としていました．この GRE はエッセイと言語能力・

数学能力試験に分かれています．大学院進学に必要な試験ですが，数学能力試験の問題はむしろ日本の中学生レベル．その代わりに，言語能力試験が英語を母国語としない私には大きな壁となりました．数学のテストはほぼ満点なのに対し，言語テストは悲惨な点数でした．合計点は必須要項を満たしていましたが，原則的には両方の試験がある一定レベルを超えているのが望ましい，と募集要項にはありました．原因はそれだけではなかったと思うのですが，大学院から不合格の通知が届きました．これで帰国が決まったな，と思った瞬間でした．

　ところがこの通知のことを皆に話すと「なんで不合格なのか聞きに行った？」と言うのです．特に西芝教授と彼女のもとで働くスタッフに，MPHの学部長の連絡先はこれだから，とにかく連絡して話をしてきなさい，と勧められたのです．日本だったら不合格通知が来たらそれでお終いだと思うのですが，この考えを覆す反応でした．

　自分が落ちた理由を聞きに行くなんて嫌だなぁと思いましたが，やってなくすものは何もない，と学部長にメールをしました．思いの外すぐに，「では会いましょう」と返事が来ました．話に行くと，感じの良い方で私の応募資料を目の前に「なんで君，落とされたんだろうねぇ．僕は良い候補者だと思うんだけど．目を通した教授の意見が分かれたんだろうね」とその場で大学院に受け入れよう，と言ってくれたのです．アメリカでは言った者勝ちなのだ，と改めて実感する経験でした．

━━━━━━━━●化学療法室での仕事

結婚そして就職

　大学院では西芝教授のアシスタントとして働くことで学費を払い，彼女の運営するプログラムのスタッフとして働いていた時に夫との出会いがあり，結婚からビザの問題がなくなりました．それでも大学院修了後，就職活動にはてこずりました．

　2012年の当時から2016年現在の今でもポートランドは看護師の就職難が続いています．病院は経験者を募集しているところがほとんどで，採用基

準に満たない人は応募の時点で振り落とされます．全部で50件以上の仕事に応募したと思います．医療通訳の仕事もして，通訳の際にコネを作れないかと努力もしました．結局オンラインでの応募では埒があかず，現在働く血液内科，腫瘍科のクリニックのスーパーバイザーの連絡先をなんとか入手し直接連絡してみたのです．これが功を奏しました．実際に話すことで自分の経験を伝えることができたからです．

　大学院の受験やクラスを通して，自分の良さを強くアピールすることの大事さを学んだので，とにかく募集している仕事につながる経験はすべてアピールしました．日本でのケモや骨髄移植の経験はもちろん，一時帰国の際に派遣として働いた時の経験や外来化学療法の経験，無料診療所でボランティアをしていたときに使っていた電子カルテがクリニックで使われているものと同じシステムだったのも良いアピールになりました．面接は全部で3回ありましたが，無事に化学療法室での仕事を得ることができました．

苦手の克服

　日本とアメリカでは医療システムがかなり異なるので，外来の化学療法室といっても想像がしにくいかもしれません．私の勤務先はクリニックと呼ばれていますが，総合病院の中に入っており，血液内科，腫瘍科の医師のオフィスに隣接していて日本の外来のイメージと近いように思います．

　化学療法室には，日本の献血ルームのような大きくリクライニングできる椅子が30個と，個室が3部屋，うち2部屋にベッドが入っています．治療の内容にもよりますが，多くの患者が医師かNPの診察のあとに化学療法室に来て，医師，NPとの密なコミュニケーションをとりながら看護師がケモを投与します．その日に診察のない患者に関しては看護師がアセスメントをし，治療ができるかどうかを判断します．

　現在は輸血も業務に含まれ，日本で輸血投与をしていた経験が役に立ちました．腫瘍科も含まれているので，血液内科の治療以外にも大腸がん，肛門がんや胃がんなどの消化器，乳がんや卵巣がん，肺がん，すべての抗がん剤療法の知識が必要で，あっという間に勉強ノートが埋まりました．

・英語での看護記録

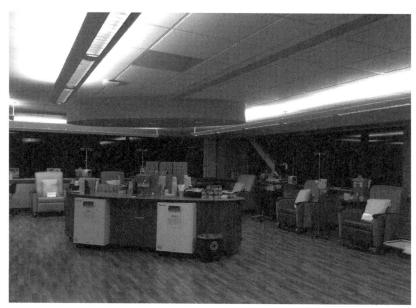
▲化学療法室の様子

　ケモ自体は慣れていたので一つひとつの違いを学ぶことはそれほど難しくはありませんでした．むしろ最初にあたった壁は看護記録でした．日本でも看護記録は普通の文章とは異なるように，英語でも記録のスタイルが日常で使われる書き方とは違いました．とにかく他の人の記録を参考に見よう見真似で最初の頃はかなり記録に時間がかかりました．また，患者教育には30分ほどかけて治療中の注意や副作用の説明などを英語で行なうので，最初は苦手意識がありました．しかし，わかりやすく説明するのに難しい英語は必要ないので，何度もこなすうちに慣れました．

　1日に大体7人くらいの患者が割り振られ，そのうち3～5人ほどがケモ，他はPICC（Peripherally Inserted Central Catheter: 末梢挿入中心静脈カテーテル）ラインのドレッシングチェンジやポートからの採血，G-CSFの投与，輸血か補液のみと軽い患者との組み合わせになります．
・トリアージ
　仕事に慣れた頃にきた最初の難関は電話でのトリアージでした．アメリ

では受診したことのある医師のオフィスに電話相談ができるシステムができており，電話相談に応えるのが看護師の役割の一部だったりします．パソコンを前にコールセンターのスタッフのごとく，電子カルテの情報を読み取りながら患者の状態を電話でアセスメントしていきます．やはり一番の壁は英語でした．対面して話すのとは違い，電話はボディーランゲージが使えず，「何を言っているのか分からない」と言われたこともありました．

　言葉の問題の上に，アセスメント能力の不足も何度も実感しました．電話で患者と話した後，医師か NP のところへ相談に行くのですが，彼らから聞かれた情報を収集できていないことがあり，患者に電話をかけ直すこともしばしば．また，自分の判断に自信が持てない私は，ベテラン看護師が医師や NP に相談することなく下す判断をわざわざ相談に行くので時間がかかってしまいます．

　これらの点に関しては，とにかく経験を積むことでアセスメント力をつけました．何度もやっていると，過去に経験した事例をもとに聞かなければならない質問が浮かんできます．電話で応対した患者が実際にクリニックに来てその様子を見，話を聞いていくうちに，電話ではパズルのピースが数個だけだったものが一つの大きな絵になるので記憶に残ります．あとは他のスタッフのトリアージの記録を読むこと．看護師の中には他のスタッフの記録をよく読まずにケアにあたる人がいます．私は自分の受け持つ患者の記録は必ず電話での記録も含めて読むようにしているので，他の事例から症状を学びそれを参考に患者に質問するようにしています．

　自信に関しては，今もまだ自分の判断を不安に感じることが度々あり，その点ではまだ苦手意識を克服できずにいます．それでも医師によっては確認を好む人もいれば，私たちを全面的に信頼し任せる人もいるので，相手の医師によってこれくらいは判断しても大丈夫だろう，と対応をするようになりました．先輩からは，もし何かあれば患者は必ず受診するかまた電話をしてくるから大丈夫，とアドバイスをもらいました．また，自分で判断して電話を終えた後，他の患者のことで NP に相談に行く時にちらっと「この対応で良かったよね？」と確認することもあります．

　多少時間がかかっても安全な対応をすることが第一なので，医師に確認す

るのを恐れてはいけないとも今は思っています．トリアージは医師の負担軽減，医療費の削減のためにあると思いますが，多少医師の時間をとっても，患者のため医療的にも納得のいく答えを出すのに質問を惜しんではいけないという考え方に変わりました．

その一方，トリアージは経口化学療法の治療とその副作用や，がん患者に多い深部静脈血栓や肺塞栓の初期対応，在宅ホスピスとのやりとり，乳がん患者の経口ホルモン剤のマネージメントなど，患者が帰宅してからのケアに深く関わるのでベッドサイドでは学べないこともたくさん経験できます．トリアージをするようになって，日々接する患者へのケアに対する知識と深みが得られたように思います．

がん看護の認定

がん看護に携わる看護師は OCN といって，がん看護の認定を就職して数年以内に取得することが採用の条件になっていることが多いようです．次に挑んだのがこの資格．私の職場では就職から 2 年以内に取得する条件になっていました．この認定は日本の認定看護師とは違って特定の教育課程を修了する必要はなく，過去 3 年間に 1 年以上看護師として働いていること，過去 2.5 年以内に合計 1000 時間以上の小児がんを除くがん看護の経験があることが受験資格で，あとは試験に合格すれば取得できます．

仕事と家事・育児に追われてなかなか勉強できず，通勤途中のバスと電車の時間を問題集を解く時間にあてたりしました．同僚からは毎日読む医師たちのカルテや，日々接する患者の症状などをしっかりアセスメントしていれば大丈夫，とアドバイスをもらいました．実際にはそれ以外の範囲も問題にいくつか出るのでそれもカバーしなければならず，試験までストレスのたまる日々でした．

試験はコンピューター方式で，終了のボタンを押すとすぐに合格判定が表示されます．結果は無事合格．慣れない仕事と子育てと落ちたら同僚に合わす顔がない，という過去数カ月置かれてきたストレスから解放されてモニターの前で半泣きになりながら何度も合格の表示を確認しました．

家族と過ごす時間

　現在は今の職場で3年余りがすぎ，仕事にもだいぶ慣れてきました．その間，妊娠，出産，育児も経験していますが，クリニックということもあって，子供のいる私にはとても働きやすい環境だと思います．以前は隔週で週5日と週4日の9時間勤務でしたが，出産をきっかけに週4日の8時間勤務に減らしました．クリニックは最初の患者枠が朝7:20で，18:30には最後の患者が終わるようになっています．夜勤はなく，週末も祝日も休みです．

　子供は，週3日は病院併設の託児所に，1日は義母が，そして私の休みの日は私と過ごすようにしています．夕食はどちらか先に家へ帰ったほうが作ることになっていて，大抵先に帰宅する夫がご飯をつくり待っていてくれるので助かります．アメリカ人男性も日本と同様，全員炊事ができるわけではないので私はラッキーだと思います．

　妊娠中は化学療法を扱うことで胎児への影響が出る懸念もあり，ケモを一切受け持たずに働くことや，トリアージだけを担当することもできます．それは授乳中においても同様です．また，点滴を詰めるのはすべてミキサーと呼ばれる人が行ない，化学療法への曝露リスクが高いミキシングはしなくて済みます．

　私が日本で働いていた頃はまだ抗がん剤を扱う時にガウンやゴーグル，二重手袋をすることは義務付けられていませんでしたが，今の職場では妊娠・授乳中にかかわらず全員が着用を義務付けられています．また，すべての抗がん剤を陰圧のフードの中で詰めることになっています．

　日本と違い産休は有給休暇をあててそれを使い切ると無給となり，私の職場では合計4カ月までとれます．子供は予定日の1週間後に生まれたのですが，予定日の5日後まで普通に働いていました．アメリカは先進国の中でも産休などの福利厚生が特に遅れている国なので，その点は日本を羨ましく思うことが多々あります．

　反面，男性の育児参加は日本よりも少しだけ理解があり，夫は私の産休後に3カ月の育児休暇をとってくれ，子育てと家事の両立の大変さをわかっ

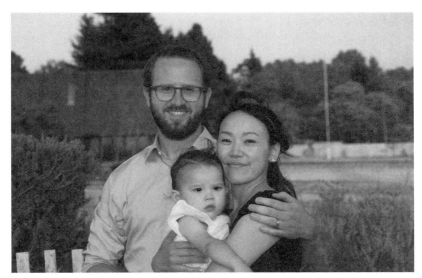
▲同僚のガーデンパーティにて

てくれたようです．産休後は仕事の合間に搾乳して母乳育児を続けることができました．同僚もよく理解してくれて「胸は張ってきてない？」と忙しい時も時間がとれるよう協力してくれ，それほど大変とは感じなかったのが救いです．仲間にはとても恵まれ感謝しています．

　有給は私の病院の場合は働いた時間数に応じて蓄積されていきます．決まった夏休みや冬休みといったものはなく，十分な有給と他のスタッフの休みに重ならないかぎりいつでも長期休暇がとれます．私も今度，3週間家族で日本に行く予定です．ポートランドは自転車に優しい街としても知られていて，休日は家族3人で自転車のイベントに参加したり，友人宅でバーベキューなどをしてリラックスした日々を過ごしています．

＊　　　　＊　　　　＊

　かなりの紆余曲折を得て今の化学療法室での仕事にたどり着きましたが，日本での病棟，派遣の経験や，渡米後の語学学校，診療所でのボランティア，MPHや通訳の経験もすべてが今の自分に何らかの形で役に立っていると思

います.

　日本での経験や留学の準備段階，思うように英語が伸びない時も，目標と照らし合わせて焦りを感じることが多かった日々でしたが，今思うと無駄なことは一つもなかったと胸を張って言うことができます．私の経験をそっくりそのまま将来留学を考えている方の状況に活かせることはないと思いますが，何らかの形で役に立てれば幸いです.

留学費用について

　留学する際に気になることの一つが費用．これは留学の種類によってかなり変わってきます．ただの語学留学なのか，その場合は語学学校なのか大学付属の ESL（English as a Second Language）なのか，学部生としてクラスをとるのか，それとも大学院なのかで雲泥の差が出てきます．ここではポートランドでの例を書いてみます．

　語学留学の場合は，Portland State University（PSU）の ESL の場合 1 学期約 55万円．それに加えて生活費，教材費等が 45 万円ほどと大学のサイト[*]では想定しており，1 学期に約 100 万円かかることになります．それに対し，プライベートの語学学校は学校にもよりますが月額約 7 ～ 10 万円の学費になります．

　大抵の大学が州内在住と州外からの学生で別の学費を設定しています．また，留学生はそれをさらに上回る別枠の学費が設定されていることもあります．私の行ったPSU の大学院では 1 学期に約 50 万円の学費に教科書代が 3 万円ほどと諸費用，それに生活費が加わってきます．学部生の場合は 1 単位にかかる学費は大学院よりは少し安いのですが，1 学期に必要な単位数が大学院よりも多いので 60 万円余りとなります．学部生，院生の場合は留学生のキャンパス内での仕事が許可されているので，それを足しにすることもできます．また，各大学で留学生向けの奨学金を設けていることもあります．

　ちなみに私は最初の長期留学では 300 万円，2 度目の留学には 200 万円以上を準備して渡米しました．まだ学費がそれほど高くなかった頃の話になります．ここ数年アメリカの学費は年々値上がりをしているので，各大学のウェブサイトで最新の情報を確認するようにしましょう．

　ホームステイをする場合は運営団体により異なるので，各団体に問い合わせするとよいでしょう．生活費は住む場所によってかなり異なります．

　看護留学のプログラムはたくさんありますが，魅力的な謳い文句とは裏腹に取りたい資格もとれず，提示されていたよりもはるかに高い費用がかかるものもあるので注意が必要です．

（コーン京子）

＊ Portland State University の ESL 学費リンク：
　https://www.pdx.edu/esl/tuition-fees

AOCNS...ADVANCED ONCOLOGY CLINICAL NURSE SPESIALIST

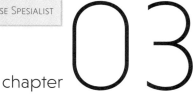

chapter 03

石井素子
ロスアンゼルス・キャンサー・ネットワーク
MSN, RN, AOCNS

がん看護への
パッションと夢マップ

はじめに　ちょうど10年前にアメリカに留学をした．『アメリカ・カナダ医学・看護留学へのパスポート vol.2』を読んでいた自分を懐かしく思い出す．まさか自分がこうやって留学の原稿を書くことになるとは，その当時夢にも思っていなかった．

この10年間，"がん看護"というパッションを軸にアメリカの地で英語学校から始まり，大学院，就職活動，臨床の現場で，夢に向かって少しずつ取り組んできた．気付けば，そのパッションはさらに強まり，ゆるがないものになった．

振り返ると山あり谷ありの10年だったが，その様子をお話しすることで，今後日本の外に出て看護を学びたい，看護師として働きたいと思う方の助けに少しでもなれば嬉しく思う．

いしい・もとこ

千葉県出身
2001年　宮城県立宮城大学卒業
同　年　国立がんセンター東病院勤務
2003年　国立がんセンター中央病院勤務
2006年　渡米．オレンゴン州ポートランドの英語学校＆
　　　　日本人看護師対象の American Nurse Experience
　　　　にプログラム
2007年　University of California San Francisco（UCSF），CA
　　　　大学院入学，Oncology Clinical Nurse Specialist
　　　　コースに所属
2009年　米国・正看護師（RN）資格，カリフォルニア州
　　　　免許取得
2010年　UCSF，Oncology Clinical Nurse Specialist コ
　　　　ース修了，看護修士号（MSN）取得．Clinical
　　　　Nurse Specialist 取得（カリフォルニア州）
同　年　University of California San Diego（UCSD），CA
　　　　Cancer Center 勤務
2011年　University of Hawaii Cancer Center, HI 勤務
2012年　Advanced Oncology Clinical Nurse Specialist 取
　　　　得
2015年　Los Angeles Cancer Network, CA 勤務
現在に至る
e-mail：mokoishii@gmail.com

2人の大先輩からの言葉

　　恩師「看護師は，看護師自身がハッピーでなければいけません．そして，
　　将来は日本の外から日本の医療・看護を見てみてください」

　私にアメリカで看護を学びたいという夢を抱かせてくれた恩師Ｔ先生との出会いは大学1年生の時．昔アメリカで創傷・人工肛門ケアの認定資格を取得したＴ先生は，度々「いつの日か，日本の外に出て看護を学んできてほしい」と話してくれた．

　その当時，やっとインターネットが出てきたころで，今のように世界中の情報をすぐに調べることはできなかった時代．海外旅行などしたことはなく，日本を一度も出たことがなかった私にとっては，海外とはニュースや本で知ることができるもので，自分にとってとても遠く壮大な存在だった．

　そんな私にとって，Ｔ先生の「日本の外に出る」という言葉や，Ｔ先生自身がアメリカで学んできた医療・看護の話を聞くのはとても刺激的だった．体の内側から，ワクワクとした気持ちが湧き上がったのを今でも覚えている．

　また，看護師として目の前の患者やその家族にとって何が一番良いケアなのかを考えるのはもちろん，そのケアにあたる自分自身が，幸せでなければ人のケアはできないというのを教えてくれたのもＴ先生だった．飛行機の事故が起きたときの対処で，子供や周りの人を助ける前にまずは自分に酸素をあててるというのと似ているだろうか．病人を看るにあたり，自分自身が幸せになることが大切なことなのだと教えてくれたのは，Ｔ先生以外にいなかった．

　いま，このアメリカの地で，大好きながん看護が続けられているのは，Ｔ先生の存在なくしてはなかったことだと心から感謝している．

　　祖母「最期にがんの勉強がしたいです」

　大学生時代，親元を離れ大学に通っていた．卒業後は，地元のがんセン

ターで働くことが決まっていて，家族の元に戻れると楽しみにしていた．卒業前，一番の山場であった看護師国家試験．その試験が終わり，携帯電話の電源を入れたとたんに電話が鳴った．父からだった．想像さえしなかったことを告げられた．「おばあちゃんが，末期のがんで入院しているから帰ってきてほしい」と．

祖母のがんが見つかったのは，2001年の1月末．国家試験の1カ月前だった．その年のお正月を一緒に過ごしていたときは，おいしそうにお餅を頬張る祖母の姿があったため，「末期のがん」という父の言葉に耳を疑った．試験が終わるまでは，勉強に集中してほしいと，私には伝えずにいてくれた家族．78歳まで現役で看護師として働いていた祖母に，卒業後看護のことについて色々と教えてもらうのを楽しみにしていた．

国家試験終了後，その足で祖母が入院する病院へ向かった．その日からベッドサイドで祖母とたくさん時間を過ごし，たくさんの話をすることができた．祖母は，生きること死ぬということを，自らの闘病を通して教えてくれた．中でも，忘れられないのが，主治医に「最期になにかしたいことはありませんか」と聞かれ，「がんの勉強がしたいです」と答えた祖母の一言．自分がかかっている病気について知りたいと言う祖母に代わり，たくさんがんの勉強をするからとその時約束した．私ががん看護師として一歩を踏み出す2週間前に祖母は息をひきとった．

大好きな人を亡くすことがどれだけさみしいことか，つらいことかというのを教えてくれた．祖母との時間が，がんと闘う患者や家族の看護をするにあたり，どれだけ助けとなったことか．15年たった今も，こうしてがん医療や看護の勉強ができているのは，祖母のおかげだと感謝している．

＊入職4年目の決意

2001年国立がんセンターの呼吸器科・頭頸科で看護師としてスタートした．内科・外科混合で肺がんや頭頸部の腫瘍の術後や抗がん剤についてたくさんのことを学んだ．毎週，医師から看護師に症例を説明してくれる時間があり，受け持ちの患者の病態や治療についての知識を得ることができた．

その後，入職3年目で，国立がんセンターの治験病棟に異動となった．第一相から第三相まで，幅広くがんの治験を行なっていた．治験薬の多くはアメリカから来たものだった．ちょうど分子標的薬の治験薬を新しく使い始めた転換期だった．分子標的薬は他の抗がん剤と違い，ある特定の分子を標的とするため，嘔気や嘔吐などの副作用は出ないが，代わりに皮膚障害などが副作用の一つとしてあった．その治験を受けたひとりの患者は，顔面や頭皮に皮疹が出て，人との面会もすべて拒否し，病室に閉じこもる日々だった．治験薬ががんに効き，嘔気・嘔吐などの副作用こそないけれども生活の質（QOL）が低下しているのを目の当たりにした．

　当時，その薬は日本ではまだ治験の段階で，それら皮疹への対処方法は確立していなかった．アメリカでは，その薬はもう認可されていたが，「どのようなケアが行なわれているのだろうか？」「英語で文献が読めるようになりたい」などアメリカでがん医療や看護を学びたいという気持ちが湧き上がってきた．がん看護師として働き出し4年が過ぎた頃だった．

　その思いを両親に相談すると，アメリカでの留学を全面的にサポートしてくれると言う．18歳で実家を出て，地方の大学に進んだときもそうだった．父母は，いつも私の学びたい，成長したいという気持ちを受け止めとことん応援してくれた．それは今も変わらない．

　以下，留学前に準備したことを項目別に分けてみる．
・大学院選び
　がん看護を学びたいということは自分の中ではっきりしていた．が，どこからどうやって行きたい学校を選んだらいいかわからない．なんとなくハワイ大学に行ってみたいと思い，ハワイ大学の看護学部にメールを送った．
　がん専門看護師のコースに興味があることを伝えると，ハワイ大学にはがん専門看護師（Oncology Clinical Nurse Specialist）のプログラムはないけれども，アメリカ全土でがん専門看護師のプログラムを持つ大学のリストを担当の方が送ってくれた．約30校がリストにあげられていたと記憶している．そのすべての大学院に，次の3点を確認するためにメールを送った．①がん看護を学ぶことができる，②入学時にアメリカの看護師免許が必須で

がん看護へのパッションと夢マップ……chapter 03　55

はないこと，③インターナショナルの学生を多く受け入れていること．そうして，すべての条件を満たした University of California San Francisco（UCSF）一本にしぼり担当の先生とメールでやり取りを続けた．

・英語

英語は，昔から一番好きな科目だった．が，読むこと書くことについては学校のテストはできても，話すことや聞くのは苦手であった．そのため，日本にいるうちに少しでも会話力を上げたいと思い，マンツーマンで教えてくれる英会話学校に週に 1，2 回通った．また，アメリカの大学院入学には，TOEFL（IBT）のスコアが 80 点以上必要だった．何度か受けたが 80 点にとどかず，その年の大学院入学は断念した．すでに職場には退職届けを出しており，気持ちもアメリカに向かっていたため渡米し，オレゴン州ポートランドの語学学校で学ぶことにした．2006 年のことである．

━━━━━● 大学院での学びを深めた体験

持つべきものは友

TOEFL のスコアもとれ，2007 年 9 月に UCSF に入学し，がん専門看護師のプログラムで学び始めた．アメリカでがん看護を学ぶ長年の夢がかない，喜びでいっぱいだったが，授業が始まりきびしい現実に直面した．

当然のことながら，語学学校と大学院ではレベルが全然違う．階段を一段一段あがっていたところで，突然 10 段飛びをしなさいといわれているかのよう．膨大な宿題，そしてディスカッション．授業は，先生の言っていることがすべてわからず，ディスカッションに参加できない．宿題のレポートもだれかに添削してもらわなければならない．特に病態生理が苦手だった．分厚い教科書は 1 ページ 1 ページ理解するのにすごく時間がかかった．テストに合格するだろうかと，とても不安な毎日だった．テストの点数が低いと退学させられてしまう．

そんな中，台湾や韓国から来ていたクラスメートも同じ気持だということがわかった．その仲間たちと，毎日図書館で勉強会をして，お互い教え合うことで理解を深めていくことができた．また，コースの担当教授にその不

安をすべて話したところ，卒業生を紹介してくれて，勉強の仕方を教えてもらうことができた．それらのおかげで，苦手な教科も単位をとることができた．

　次の壁はチームプロジェクトの授業だった．小さなグループに分かれてプロジェクトを行ない，最後にチームとしてクラスで発表をする．7名のクラスメートとチームを組み，授業後ディスカッションを重ねた．そのディスカッションの速さについていけず，チームに貢献できないもどかしさや自分の立ち位置がわからず，脱落寸前だった．

　不安な思いをチームメートに相談した．すると，そのチームメートが力になってくれ，チームディスカッションの前に，どういうポイントでディスカッションが進むのか教えてくれた．自分なりに調べて少しずつディスカッションに参加できるようになった．最後のチーム発表やレポートもクリアし無事にそのクラスを終えることができたときは，本当に嬉しかったし，ほっとしたのを覚えている．

夫の助言

　アメリカの大学院で看護を学び，実習に行き多くの学びがあった．と同時に，上記のように100％英語が理解できないことで，いつも不安な感じで気分が晴れなかった．大好きだった英語やがん看護まで向き合えないことがあったことを覚えている．

　そんなとき，夫にその気持ちを打ち明けた．夫は，大学時代からアルティメットフリスビーというフリスビーのチームスポーツをやっていて，カナダのチームに所属していたことがあった．フリスビーをいつも肌身離さず持ち，毎日練習するのを見ていて彼のアルティメットに対するパッションが，自分のがん看護に対するものと重なることがあった．私が大きな壁にぶちあたったとき，夫が「自分もフリスビーを握れなくなったときがあった」と話してくれた．世界一になったチームに所属していた彼．思うようにいかずスランプになった経験を話してくれた．

　どんなに好きなことでもやりすぎるとそれが仇になることがある，それを夫から教えてもらった．おかげで自分になにが不足しているか，どういうこ

とによりパッションを抱いているかを見つめなおすことができた．学生ビザで留学していたため，働けず，直接患者と接することができない．自分にとり目の前の患者と接してケアをすることが一番大切だし，やりたいことなのだということに気づくことができた．机の上の勉強にいっぱいいっぱいになっていて視野が狭くなりかかっていたけれども，壁にぶつかったことで改めて自分のやりたいことが見えた瞬間だった．

がん情報センターでのボランティア

　UCSF 病院のがん情報センターには，がん患者やその家族らが，がんの情報を求めにやってくる．週に 2 ～ 3 日ほどそこでボランティアを始めた．電話での問い合わせも多い．「腫瘍医を探している」「臨床試験を探している」「〇〇の症状があるが，お勧めの治療を教えてほしい」「がん治療費の補助を探している」などなど質問は多岐にわたった．電話は全土からかかってくるので，英語のアクセントも様々で理解できないときがあった．そのときは，ほかのボランティアやそこで働いているスタッフに対応を任せた．がんで困っている人の質問に少しでも答えられるようになりたいという思いが，苦手だった電話に出る機会を増やした．その電話対応の経験は働き始めてからとても役に立ったと振り返って思う．

　がん情報センターではそのほかに，栄養指導や，運動療法，精神療法のカウンセリングも行なわれ，ボランティアをしながら，がん患者や家族がどのようなサポートを必要としているかを学ぶことができた．さらには，とても興味があった“乳がんサバイバーシップ”でボランティアをさせてもらえることになった．乳がんの患者に電話をしたり，サポートグループに出たり，資料を作成したりとボランティアをするなかで，がん医療やシステムについて知ることができた．

　がん患者が実際どのようなことに苦しんでいるのか，どのようなサポートシステム・情報を欲しているのか，生の声を聞きながら学ぶことができたのは，看護師として大きな学びとなった．また，それらのボランティアを通して，がんに従事する多くの医療者と知り合え，ネットワークが広がった．大学院の 2 年目は自分のペースで学びを楽しめるようになった．

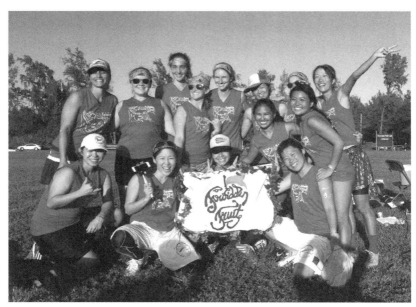

▲夫の影響で始めたアルティメットフリスビー．後にハワイの女子チームではキャプテンもつとめた（筆者，後列・右端）

●アメリカでがん看護師のキャリアをスタート

インフュージョンナースとして就職

　クラスメートや先生方からの多くのサポートのおかげで2010年，無事にUCSFのがん専門看護師のプログラムを修了することができた．大学院を修了後，できたら少しでも臨床で働いてみたいと思い，就職活動を始めた．アメリカと日本の就職活動を両方経験し，一つ大きな違いがあった．

　日本では，看護師を募集している病院に申し込み，面接時に希望の科を伝えて，内定後配属先が告げられる．希望通りの配属にならないことがある．一方，アメリカは，求人は病棟や部門ごとに出され，採用の決定権はその部署の看護師長が持つ．例えば，日本の看護師だったとき私はがんセンターの中でも大腸がんのストマケアをしたかった．看護部長との面接では，将来ストマケアや創傷ケアの認定看護師の資格取得を理由に，大腸がんの患者が看

がん看護へのパッションと夢マップ……chapter 03　59

られる消化器科を希望した．が，結果的に，呼吸器内科や頭頸科，血液内科の配属となったのを知らされたときは，目標としていたものがあった分，正直とてもがっかりした．一方アメリカでは，がん看護をしたければ，腫瘍病棟の求人を探し申し込む．その後，採用，不採用の決定権を持つ腫瘍病棟の師長との面接になる．このほうが担当部署の部長や師長の話が聞けるし，自分のやりたいことを伝えられる．ひいては，個々の看護師の専門が生かせ，採用する側，採用される側双方にとって都合がよいと私は考える．

　ところが同じ病院であっても，その病棟師長の求めているものや考えが，スタッフの新規採用に影響するのを自分自身の就職活動を通して経験した．University of California San Diego（UCSD）Cancer Center（以下，Cancer Center）で，二つの別な病棟で求人があり，私は両方に面接の申し込みをした．一方の病棟は，血液内科＆骨髄移植の病棟だった．日本で，血液内科で働いたことがあるとアピールするのだが，「日本の経験年数は経験と数えられないので，あなたは新卒扱いになる．現在新卒の採用はしていない」とそっけない態度を示された．片やもうひとつの外来通院治療センターの師長は，日本での経験や大学院でがん看護を学んできたこと，がん情報サービスでボランティアとはいえ働いてきたことなども考慮し，「経験も10年近くあるから，ぜひうちで働いてほしい」と面接の場で仕事をオファーしてくれたのには感激した．

　結局，就職活動の末に，先のCancer Centerの通院治療センターで，1年間インフュージョンナース（抗がん剤などの治療薬や対症療法を行なう看護師）として働くことになった．

次いでリサーチナースとしてハワイへ

　Cancer Centerの通院治療センターは，1日10時間の週4日勤務で，残業もなく働きやすい環境であった．しかし，このときはOPT（Optional Practical Training）という制度のもとでの就労だったので，1年しか働けないという縛りがあった．看護師長が，病院側になんとか労働ビザをサポートしてくれるよう掛け合ってくれたのだが，当時その病院では一切ビザスポンサーを打ち切っており，退職を決意した．2011年当時，看護師のビザをサ

ポートしてくれる病院が少なくなっていた.

　ビザスポンサーをしてくれ，がん看護ができる病院を探した．20件以上は問い合わせをした．中々みつけられず日本への帰国も考えていた矢先，University of Hawaii Cancer Center でがんの臨床試験のリサーチナースを募集していることを知り，すぐに問い合わせた．ビザスポンサーになってくれるとの確認もとれ，電話やスカイプで医師や臨床試験部門のマネージャー，看護師と面接を行ない，採用が決まりハワイ行きのチケットを手にできた.

•がんリサーチナースの役割

　University of Hawaii Cancer Center はとてもユニークな形態だった．がんセンターだが，入院病棟や外来クリニックがない研究施設だった．つまりそこには患者が来院しないのだ．その代わり University of Hawaii Cancer Center が中心となり，地域の病院やクリニックでがん臨床試験を提供する仕組みになっていた．ハワイは人口的にも面積もとても小さい．病院同士が，競合するのではなく，協働することでハワイのがん患者へより多くのがん臨床試験を提供することを目的に，ハワイでがん臨床試験の連合体が発足された.

　そこで行なわれていたがん臨床試験は大きく分けて，米国がん国立研究所（National Cancer Institute：NCI）による臨床試験と，製薬会社主体の臨床試験の二つがあった．私は，製薬会社主体の臨床試験のリサーチナースとして地域のがんクリニックに配属され働き始めた．リサーチナースとしてたくさんの役割がある中で，私が特に力を入れていた三つの役割について以下述べたい.

・プレスクリーニング（Pre-Screening）

　アメリカでは，がん臨床試験に参加する小児がんの患者は全体の約80パーセントなのに対し，成人・老年のがん患者では臨床試験に参加する患者は3パーセントに達しないのが現状である．「3パーセント」という数値の低さには，ここには書き切れないくらいにたくさんのバリアや理由があるが，そのひとつに医療者や患者が適合する臨床試験があることを認知していない

ということがある．参加率が低いことで，承認までにより費用や時間がかかったり，あるいは，研究目的や治験薬が良いといわれる臨床試験でも患者が集まらないため途中で中止しなければならないものがある．

　こうした実態を踏まえ，クリニックに来院するすべての患者に，可能性のある臨床試験を紹介するのを目標にした．臨床試験該当候補者を見つけ出し，適合情報を確認することを"プレスクリーニング"という．診察の1日前にすべての患者のカルテを確認し，該当する臨床試験があるか確認をした．病理検査や画像診断の結果にも目を通し，参加してもらえそうな臨床試験があった場合，事前に担当医師にアプローチをし，医師がその患者の適合性を認めた場合，医師が私を患者・家族に紹介のうえ説明を開始するというステップを踏んでいた．1日に100名以上のがん患者が来院するクリニックで，他のチームメンバーと協力し毎日プレスクリーニングを行ない，可能な限り患者により最新の治療の選択肢を提供できるように取り組んでいた．

・インフォームドコンセント

　リサーチナースとして，インフォームドコンセントの過程をとても大切にし，時間をかけて行なっていた．医師からまず臨床試験について患者に説明してもらい，その後私のほうから詳細な説明を行なう．あとは，患者自身がその試験に参加するかどうか決定できるよう支援していった．患者の中には，「医師が勧めた治療法にしたがう」という人が多くいた．それでも，一人ひとりの患者が，本当はどうしたいかを確認し，看護師として，患者の決定を全面的にサポートしていく立場でインフォームドコンセントに従事した．

　実際に受け持った患者のケースであるが，内服薬の臨床試験に参加すると了承したものの，すでにたくさんの薬を内服しており，これ以上内服薬が増えるのを患者は内心苦痛に思っていた．医師からの勧めもあってそのことを告げられずにいた．インフォームドコンセントの過程で患者が内服薬ではなく，点滴薬を希望しているのがわかり，医師とも相談のうえ臨床試験への参加を取りやめた．また，他の患者で，臨床試験を受けながら，ハーブ薬を内服したいという人がいた．その臨床試験は，ハーブ薬との併用は行なえなかったため，患者と話し合い，それぞれの治療の副作用や利点を提示した結果，患者自身が最終的にハーブ薬でいくという決定を下した．さらには，転

移性の肝臓がん患者で，藁をもすがる思いで，臨床試験への参加を希望した人がいた．乳がんなど，様々な治療法がある場合は，既存の治療法との比較試験を行なうが，肝臓がんや膵臓がんのように治療方法があまりない腫瘍に対しては，第三相試験でプラセボを使用せざるを得ない．その患者に，3分の1の確率でプラセボを割り当てられるかもしれないと説明したときに，患者や患者の妻から「それはどうして？　なんとかして本物の薬を受け取ることはできないのか？」と何度も相談された．そうしたときには，必要な情報を提供するだけでなく，患者の意向や心情にも配慮しながら，患者が納得できるまで時間をかけてインフォームドコンセントを行なっていた．100％納得した決断ではなかったと思うのだが，最後は「未来のがん患者のためになるなら」とサインをしてくれた．

・症状コントロール

　前述したように，日本のがんセンターで働いていたときに，分子標的薬剤による副作用で QOL が低下している患者を受け持ち，アメリカではどのようなケアがされているのか勉強したいと思い渡米した．渡米後勉強する中で，アメリカでも新しい薬の副作用については，ガイドラインが出るまでに時間がかかり，それまでは模索しながらコントロールを行なっていることを知った．

　同じ分子や伝達経路に働きかける薬には同じような副作用が出る．そのため，治験薬のメカニズムを把握し，類似の治療薬でどのような副作用出現の予防やケアが行なわれているか文献検索し，医師とともに副作用対策にあたった．患者に症状予防の指導をすることもあれば，医師に既存の研究結果をもとに薬を処方してもらい副作用対策を行なうこともあった．副作用が強く出ると，休薬したり，用量を減量したり，治療を中断しなければならない．それにより，治療薬の効果を100％得られないことが多々ある．治療中，患者の症状を細かく観察し，可能であれば予防を行ない，症状出現時は即座に医師に報告しケアに当たるところに，リサーチナースとして働く面白さや使命感を感じていた．

　リサーチナースとして働く中で，がん看護師として症状コントロールにと

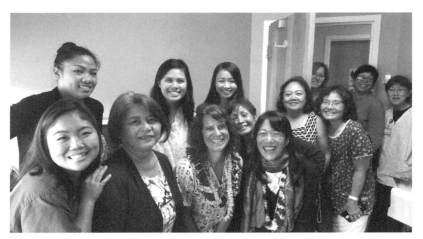

▲ハワイの腫瘍クリニック最後の日．同僚ナースからレイをかけられ，新しい門出を祝ってもらう（筆者，前列左から4人目）

ても興味があること，そしてがん患者の苦痛を軽減することに自分のパッションが向かっていることに気づいた．ちょうどそのときに，カリフォルニア州のロサンゼルスで，腫瘍クリニックを展開している社長から，リサーチナースとして働かないかというオファーをいただいた．臨床試験だけでなく，症状コントロールに従事していきたいと伝えると，なんと二つの草鞋を履けるポジションをつくってくれた．タイミングよく，グリーンカードを取得することもでき，それを機に2015年カリフォルニア州に戻った．

　現在は，地域の腫瘍クリニックで，リサーチチームと協働し，臨床試験をよりスムーズに行なうためのシステムづくりをしている．がん患者の治療にもあたる．症状があっては，人は心から笑えない．症状が軽減されたときに見せるがん患者の笑顔は，格別に美しい．その笑顔を目指し，日々がん看護師として，チームのメンバーとともに模索し，喜んだり涙したりしながら，毎日心から仕事を楽しんでいる．

●過去の点と点そして夢マップ

　スティーブ・ジョブズがスタンフォード大学の卒業式で行なったスピーチ

に，「未来に目を向けて点と点を繋ぐことはできない．過去を振り返ってみて初めて，点と点を繋げることができる」といったくだりがある．日本で，大腸科を希望し，治験病棟に配属されたときにはとても残念だったが，まさかその出来事のおかげで，サンディエゴやハワイで仕事が見つかるとは想像さえしていなかった．　そして，ハワイの経験がロサンゼルスでの仕事につながった．大学のときの恩師や祖母のおかげで，がん看護へのパッションを抱き，たくさんの方に支えていただき，ここまで来ることができた．

　大学在学時，エッセイストの松原惇子さんの講演を聴く機会があった．そのときに「夢マップ」の描き方を教わった．それからというもの，節目ごとに夢マップを描いている．アメリカに渡る前，夢マップを作成した．色々なことを夢見て絵付きで描き上げた．今そのノートを開いてみてみると，実にたくさんのことがかなっている．ハワイに住むのも夢の一部だった．

　現在あらたな夢マップを描き始めているところだ．アメリカでは，日本以上に貧富の差がとても大きく，保険によって受けられる医療も異なる．今後は，がん患者がより多くの臨床試験の選択肢をもてることを目標に活動していきたい．診断から治療，そして治療後もより QOL（生活の質）が保てる働きかけを，がん看護師として行なっていくのが今後の課題だ．また 10 年後に，いま描いている夢マップを開くのが楽しみだ．

RN...REGISTERED NURSE

濱中尚美

クライストチャーチ病院心臓胸部血管外科
RN

chapter 04

看護師であることで
見えてくるもの

はじめに　この執筆を依頼されることになったのは，私が米国
で看護師となる準備をしていたころに出会ったある
友人がいるからです．彼女は私よりも一足早く先に
米国に行き，看護師として仕事をすることになりま
した．

私が看護師を志すようになったのは，中学生のとき
に遠いアフリカの地で助産師として生きるある日本
人女性を知ることになったからと記憶しています．

そして小学校のころ，体の一部に障害がありながら
も偉業を遂げ，その功績が後世に語り継がれる野
口英世の伝記を読んで深く感動して，自分も医療
の分野で仕事をしてみたいと思うようになったのが
おそらく一連の始まりなのかもしれません．そうや
ってすべてはどうやってか繋がっているのです．

「米国での看護」とは何でしょうか．「それ」を体
験してみたいと希望する動機は様々で，そして「そ
れ」は果たして同じように様々ではないのでしょう
か．それを垣間見ることができるように書くことが
できたのであれば幸いです．

はまなか・ひさみ

埼玉県出身
1998年 千葉大学看護学部看護学科卒業，学士認定・正看
護婦・保健婦免許取得後，私立総合病院心臓外科・
神経消化器内科病棟勤務
2000年 渡米．米国・ワシントンDC郊外へ語学留学
2003年 米国・正看護師（RN）免許取得（ワシントン
DC）
同　年 Washington Hospital Center,DC Cardiovascular
and Thoracic Surgery Step-down Ward 勤務
2004年 Washington Hospital Center から Nurse of the
Year Award 授与
2007年 Washington Hospital Center, Medical Intensive
Care Unit 勤務
2010年 Washington Hospital Center から Super Star Award
授与
2011年 東日本大震災での医療支援（Project HOPE）参
加
2012年 National Nurses United において Shop Steward
に選出
2013年 New Zealand へ移住，Christchurch Hospital, Car-
diothoracic and Vascular Surgery Ward 勤務
2016年 熊本震災での医療支援（キャンナス）参加
現在に至る
e-mail: smylehsm@hotmail.com

具体性に乏しい計画

私は日本の4年制大学の看護学部を卒業しました．一概に付属の大学病院やそれぞれの出身地・都市部での看護職を選ぶことが多い中，私はその当時はまだ珍しかったであろう訪問看護部門を持つ首都圏郊外にある私立の総合病院への勤務を選びました．

新卒看護師で実技という面で経験が乏しい理由から訪問看護は適切でないだろうと思う傍ら，開設したての心臓外科病棟に配属になりました．バリバリで志高い循環器病棟での経験豊富な先輩看護師たちに鍛えていただきましたが，1年後に内科病棟での人員不足から異動となりました．そこで1年弱の勤務を経て米国へ語学留学という目的で退職をし，日本語が聞こえてきそうにない土地だろうと考えたワシントンDCの郊外にある語学学校へ向かいました．

退職の理由は，ある日勤後にその病院の役員が地方議会候補として出馬するための選挙運動に任意でなく参加しなければならなかったことと，看護の継続教育の重要性への認識が上司に欠けていた2点です．他の勤務先を探すことも可能だったのでしょうが，その時点で看護師として仕事を続けることへの興味が保てませんでした．

その前になぜ米国へ行きたいと思ったのか．漠然とした未知の可能性を探るため．家族は私の具体性に乏しい計画に賛成ではなかったのですが，逆に具体性がもしあったらまったく違った展開になっていただろうと思います．

同時進行

語学学校は5カ月滞在予定で，当時は学生ビザを発給されていました．5カ月が終わるころには随分英語で話ができるようになり，その時期に日本へ帰国することは無駄だと思ったのと，もうすぐ貯金が尽きるので働いて収入を得なければいけないことも十分承知で，それじゃあ米国で看護師として働いてみようと思うようになりました．

NCLEX-RN（National Council Licensure Examination-Registered

Nurse）を受験する以前に CGFNS（Commission on Gradates of Foreign Nursing Schools）に合格する必要があり，そして NCLEX-RN 合格と同時に就職するためには学生ビザから就労ビザに切り替えなくてはいけない．就労ビザを獲得するためには雇用主を探して私を雇用したいスポンサーとしての意思を示す手紙を作成してもらう手配をしておかなければいけない．そして口語の言語能力を証明する試験（Test of Spoken English: TSE）も就労ビザを獲得する過程で合格していなくてはいけない．

　移民専門の法律事務所に書類の手続きを一任する傍ら，口語英語の上達と NCLEX-RN 合格の準備を同時進行できたのは，日本での大学受験準備という苦い経験があったからではないでしょうか．

　その間生活費をどうにかつながなくてはいけません．米国到着の 2000 年 1 月から 2003 年の 4 月に就業するまで，いくつかの語学学校を転々として学生ビザを繋ぐ間にたくさんのお金がかかったことは言うまでもありません．学生をする傍ら日本食レストランで給仕のアルバイトをして生活費や学費の足しにできましたが，その仕事を介して英語を使うことがその後病棟勤務でいろいろな人と話をすることにそのまま活きました．無駄なものというのは本当にないのです．

就職，病棟での学び

　そのころ籍を置いていた NCLEX-RN の準備をする学校（Kaplan）で同じく看護師になることを目指す外国人看護師たちからワシントン DC にある規模の大きな総合病院が外国人看護師を雇っていると聞き，すべての試験が合格した段階になって仕事探しにその病院に出向きました．短期ですが日本で心臓外科病棟勤務の経験があったのでそれを履歴書（Curriculum Vitae: CV）に含めました．

　CV の書き方を調べて初めて書いてみて，それを誰かに確認してもらったかどうかも定かではありませんが，冒頭に「いろいろな文化が交わる環境で看護の仕事を経験してみたい」と記したことを記憶しています．それはその土地ではなんの変哲もないことだったとは思いますが，それがどれほど採用を判断する人の目に留まったのでしょうか．間もなくして，「就労ビザが手

に入った時点で心臓胸部血管外科病棟に勤務してください」という知らせをもらいました.

　割り当て数に限りのある就労ビザ枠内で優先される傾向にあった看護師でも，2001年の米国同時テロ後の影響でその後のビザ取得と就職は困難となっていきましたが，運よくその一歩手前の時期に就職することができました.

　いろいろな職種の臨床教育に積極的な大規模総合病院ということが幸いして，就業初期の段階でその病棟で必要となる知識や看護技術をきちんと体系的に学ぶ機会をいただきました.　そして本格的に病棟での勤務に入ってからも看護師の臨床教育者である経験豊富な看護師たちのサポートを受け，3カ月の研修期間は一応終了です.

　12時間勤務・2交代制の職場では週36時間勤務がフルタイムと認められます.　院内で行なわれる継続教育の機会や院外での講習会など引き続き学ぶ機会は無限で，週3日の勤務であったのでそういった機会を活用する日程的な余裕もありました.

　それ以前に病棟での勤務で学べることは尽きませんでした.　心臓血管外科手術となる患者の多くは様々な慢性疾患を持っていて，手術後の回復が日本で経験したものよりもずっと複雑なことも多々ありました.　そしてその回復の支援をするために私たち看護師と共に病棟ベースで仕事をするのはNurse Practitioner（NP），Nurse Aidなどで，その他に帰宅やリハビリ施設への転院の調整をする看護師も常時いました.　そのような環境で私は新卒看護師と同様，術後急性期患者の4時間おきのHead-to-toe Assessmentを含む業務に専念することを基本に，勤務時間中の病棟の主任としての業務も経験することができました.　人手も資源もたくさんあるように思われるかもしれませんが，それでも猫の手も借りたいと思う状況に陥ることは稀ではありませんでした.

●キャリア選択

どこか共通するもの……

　その病棟での勤務の3年を経て，私は同じ病院内の内科疾患で重篤な状態の患者が集められる集中治療室勤務への方向転換を選択しました．看護職のキャリアアップというものを意識したのはこの頃からだろうと思います．その前の外科病棟はおそらく激務という理由から離職率が高かったのですが，中には30年ほどの経験を持つベテランと呼ぶにふさわしい看護師たちが収まる巣のような新しい仕事場は，同じ病院内でもガラッと雰囲気も文化も違うところでした．それまでにはまったく未知だった病や治療の領域を覗く機会に出会います．さらにその1年半後に自らの出産を経験したことで生活のリズムがすっかり変わってしまい，子育てと仕事を同時進行させるために主に夜勤帯で仕事を続けること自体が挑戦でした．

　周りの看護師たちの多くが自分と似たような道を通ってきたことにあるとき気づくようになります．出身地や学歴は本当に様々です．北・中央・南アメリカ，アジア，アフリカ，ヨーロッパなどいろいろな背景がありますが，どこか共通するものもある．それは私にとってとても重要な学びでした．妊娠がわかる前に大学院に行って代替医療というものを学んでみようと思った時期があり，米国での高等教育の経験がないことを補充するための入学準備をしました．そのときに「論理的に自分の意見を書く」授業を短期大学で受けました．

　大学の教養課程にあたるものだろうと思いますが，30歳にしてこれほどの学びを初めて得られたという感動はある意味ショックでした．最終的に出産による生活の変化などが理由で代替医療というものを集中的に学ぶ選択はそこで断念しましたが，思わぬところでの収穫があったことは確かです．

継続教育の場

　ICU勤務をはじめてから院外での継続教育の場に行く機会がさらに増えました．その中でも毎年5月に開催都市をかえて行なわれるICU看護師の

多くが参拝する総本山のような大会（National Teaching Institute & Critical Care Exposition: NTI）は，さすが米国という感覚を与えてくれるものです．全行程1週間弱で，朝食をしながらの講演から場合によっては夕食を介しての講習まであり，訪問する都市の観光を少しかじりながらも大いに学び，全米各地（海外も）からの看護師たちと交流する場でもあります．最新の医療器具や医薬品メーカーも宣伝と売り込みに必死です．

　盛りだくさんな情報をすべて吸収することは不可能ですが，その学会の主催であるAACN（American Association of Critical-Care Nurses）はNTI以外でも体系的な学びを提供している団体なので，たとえその大会への参加ができなくても同じような学びをオンライン等で得られることは可能です．

　そういった継続教育を修めたという認定を受けることが数年毎にある看護師免許の更新をする上で必須で，またケアを提供する患者にその学びがそのまま注がれるのですから，内容の吟味をしなくてはという感覚は高まります．

　実際の職場の患者を対象にした調査やトライアルについての発表もそういった大会では盛んに行なわれ，私の勤務した職場からは「人工呼吸器離脱後の嚥下障害のリスクアセスメント方法の開発」といった内容の論文が出されました．日々の業務から問題を抽出し，それへの解決方法を提案して実際の業務に取り入れ，そのアプローチが妥当であるかどうかの結果収集と解析，他の文献との比較・考察という過程を横で見せてもらいながらその流れの一部になれるという体験は新鮮でした．

　以前の職場を離れる前にそこで一緒に仕事をしたあるNPから「NPになるといいと思う」と言われ，そういう選択もあるのかなと思うことはありましたが，実際毎日新しいものを学ぶ状態の新しい職場ですでに頭は飽和状態でした．もちろん臨床とは少し違う位置で管理職というキャリアを選択する同僚も多い中，それでは私はこれまでの経験をどのような方向に今後もっていきたいのだろうか，と自問をすることが多くなります．

歴史ある看護師労働組合との関わり

　ワシントンDCという土地柄でしょうか，普段の勤務の最中でも政治的な話ややりとりは絶えることがありません．そして歴史的にこの病院には強い

発言力で知られる看護師の労働組合があり，数年に一度訪れる待遇改善を目的とした雇用契約更新のための団体交渉の結果によっては，その地域一帯の労働組合を持たない他の病院の看護師の待遇にまで波及する威力を持っていました．

　私の勤務先のベテラン看護師の多くがその歴史に深く貢献してきた生き証人たちでした．以前この病院にあった看護学校を出てそのままずっと看護師をしている人もいれば，私が生まれた 1970 年代に大学の看護学部を卒業した人もいます．よく知られる米国の看護論を現場で構築してきた世代の人たちです．

　肥満やいろいろな慢性疾患への罹患率の上昇と治療技術の発達に伴い入院患者全般の重症度が加速している傾向の中で，それへの対応として十分な看護の手を確保することの重要性を訴えて解決を模索するのは，私たち直接的なケアの担い手にとって，そしてそのケアの対象となる患者にとっては死活問題です．それを看護という業務と同時進行でケアを受ける人々の代弁者として歩いてきた看護師たちと一緒に仕事をできるという機会は，新たに学位を取得すること以上に価値のあることとして私の目に映るようになります．もちろん米国人が多数ですが，フィリピンやアフリカ出身の同僚も多くいました．

　呼吸苦の患者を目の前に気管挿管中の注意点についてインターンの医師に助言するベテランの男性看護師がいます．人工呼吸器の設定について顔を赤らめて主治医と言い争う呼吸療法士がいます．人工呼吸器にサポートされた状態でも歩行練習をということで，医師や看護師に実技指導をする理学療法士がいます．感染症への対応について，毎朝の回診に参加して薬剤の選択を医師に助言する臨床薬剤師がいます．脳死判定間際に移植のための臓器提供についての話を家族にもちかけるコーディネーター（病院の医療従事者ではない第三者で，患者の家族等の臓器提供への同意・不同意の判断が公平に行なわれるための配慮やその受益者の手配をする専門家）がいます．多くの人間が入り混じる場で困惑する患者やその家族の話を聞くチャプレンがいます．

　そんな職場では一人ひとりの役目はどれもひけをとらない．そこでその役目を全うするという時間の，月日の，時代の積み重ねゆえ今の医療というの

がある．そんな中で自分もちいさな歯車のひとつであるということの意義を
次第に理解できるようになりました．

Shop Steward の帽子を被る

　労組の交渉は私がこの病院に勤務をはじめてから数回ありましたが，病院
経営側の対応が徐々に頑なに，そしてすでに交わされた契約を違反している
と思われる政策変更を強いるような場合が目につくようになります．それへ
の対応として，病院ひとつに集まる看護師の集団では経営側の圧力に対抗す
る団体として不十分だとの全体の認識から，カリフォルニア州を拠点とする
巨大な看護師の労組と一体化することで政治的発言力を強化する方向へと転
換をしました．

　米国在住中，就労ビザから永住権を取得していましたが，公職への選挙権
というものは持てなかったので，労組関連の方向性を決めるときに自分の選
挙権を使うことができたのは喜びでした．病院経営側への抗議として数日の
ストライキや集会に参加する度に，労働組合というものは果たしてどのよう
に機能するのか，そしてそれがベッドサイドでの看護業務にどれほどの影響
力を与えることが可能なのかを知りたいという興味が沸いてきました．

　同僚のベテラン看護師たちが労組の中心であった時期が過ぎて新しく病棟
の代表をという話が持ち上がったとき，おもいきってその役に挑戦してみる
ことにしました．選挙活動も何もありませんでしたが，私の名前を知ってい
た人たちが票を託してくれたらしく，Shop Steward という橋として会議や
団体としての請願をする場に参加する機会を得ることができました．

　Shop Steward として行なった具体的な活動は，定期の会合に出席して労
組としての指針や総会に関しての情報を組合員である病棟の同僚たちに伝え
ること，臨床の場面で起こっている過剰労働の実態や雇用契約上不当と考え
られる失職などの件に関して，労組としてどのように病院経営側と交渉する
か，またその結果としてその後にどのような対策をとるべきかなどを話し合
うことでした．そして入院患者の重症化の傾向がある中でも安全な看護ケア
の提供を確保するために，看護師対患者の比率の最低基準を設ける条例の制
定をその行政区であるワシントン DC に求めることで，病院経営側が間接的

看護師であることで見えてくるもの……chapter 04　75

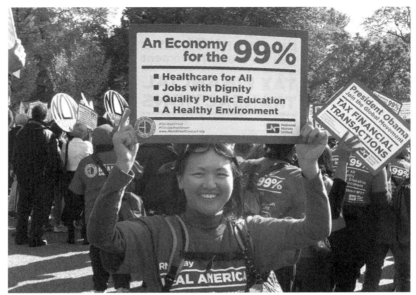

▲Financial Transaction Tax（金融取引税）導入請願のための集会参加の様子．2012 年 11 月，大統領官邸前広場にて

に労組の請願を受け入れるという目標を設けました．

　そのためにはその条例の草案を議会に提出する・支持する意向を持つ候補者を公に労組として推薦する必要がありました．そういった候補者との話し合いや実際の選挙活動への協力なども，その役の私たちが勤務の合間を縫って行ないました．どこの病院の看護師労働組合公認推薦の候補者というのは，票を得る上で有利なことは明白でした．それでも，実際に当選した議員がその草案を法律化することに尽力できるかどうかということは，蓋を開けてみなければわからない代物でした．

　米国の労働組合というのは AFL-CIO（American Federation of Labor and Congress of Industrial Organizations：米国労働総同盟産別会議）などを通じてお互い連携を組んで協力しているので，場合によっては病院内での看護とは直接関係のないと思われるような抗議集会への参加を求められることもありました．

　住宅ローンバブル崩壊後に破綻する大企業の救済措置として使われたお金

を財政不足の医療へ回すことはできないのかと訴えるために名指しで大企業の前での抗議活動をしたり，"Obama Care" への賛成の意を示す集会などに赴いたり（ときには幼い子連れで），いろいろな労組がその名前を提示するということがどういう効果を生むのか，そしてそれを労組の組合員として支援金を給料から提供している同僚たちにどう伝えればいいのか，困難な，医療というものが一体どういうものなのかを再考しなければならない感覚に陥りました．

　管理者と現場の労働者の間には何があるだろうか．そこから生まれるものにギャップ以外の何かはありえないのだろうか．共通点を模索することは可能なのか．

看護を通しての還元

震災が意識させた日本との距離

　病院以外の場で看護師としての存在を周りに認識してもらう必要性を感じるようになったのは，Shop Steward の役をはじめた 1 年前ころからです．東日本大震災がありました．

　米国には日本の背景を持つ医療従事者がたくさんいます．ひょんなことで知り合った人がたまたま日本で看護師をしていた，病棟で自分の担当の患者のコンサルトとしてやってきた医師が日本人だったなど，そんな出会いは尽きませんでした．震災後の数日，日本から送られてくる映像を見て眠れぬ夜を過ごした人は出身地に関係なく全世界にたくさんいたでしょうが，大量の死傷者が出ていてそれに対応する医療関係者として貢献できないかと思った日本人医療関係者は米国だけでもどれだけいたでしょうか．

　私は米国の医療で学びそれを提供することに手一杯で，日本の医療にはそれまでずっと距離を置いた場所にいました．いざ何か手伝うことができないかと思ったとき，私はそれを問い合わせる日本でのつながりを一切持っていませんでした．

　日本に帰国の際に高校時代の恩師であった教師と会ったときに「米国で学んだものをいつか日本へ持ってくるということは？」と問われ，それに答え

る機会のないまま彼女は亡くなりました．がんが体の数箇所にある状態をよく理解していて，身体障害を持つ子供たちが一般社会で活躍できるためにと最期の日々を捧げて過ごしていたその人の問いかけは，いつまでも響きます．

　震災後 2 カ月を経過して，友人のつてで米国の慈善団体（Project Hope）が母体の医療支援に参加できる運びとなり，4 週間ほど休職して石巻へと向かいました．その活動は組織・資金が十分に備えられていたものだったので，いち歯車として前任の看護師の仕事内容を代替するという内容の支援でした．

　日本プライマリ・ケア連合学会と連携している活動であったため，滞在中に日本での医療従事者やその関連の方たちそして被災者の方たちと一緒に過ごし，話し合う機会がありました．日本赤十字が災害地医療支援の中心拠点としてどのように展開しているのかなどを見る機会もありました．

　そういった新しい体験のあと，私たちは米国へ戻りましたが，その活動を省みる仕組みに取り込まれることはありませんでした．そんな還元する義務を負わなくてもいい状態が，かえってこの体験を何かの形として繋げなければいけないのではないかという義務感を残しました．

　日本からの帰国後，ワシントン DC 一帯の日本人社会といろいろな場面で交わる機会が増えました．東北での経験や自分が人の親としての立場になったことで，コミュニティーと自分の関係を育てることの大切さをより意識するようになりました．

　そして医療に携わることで見えてくる・備えていなくてはいけない視点でいろんな人と関わってみることで知識などを共有することが可能だったり，違った意見を持つ人と話し合いをもつことで不十分さは何かを模索することができるようになったり，誰かと何かを一緒にやること自体が喜びや驚きだったり．そんな日々の想いを Facebook に書き記して，いまだにお会いしたこともない人たちと繋がることで見聞を広げています．

ニュージーランドへの移住

　2013 年に，私は夫と子供の 3 人で米国東海岸からニュージーランドに移住しました．静かな生活を求めての大移動は，20 代前半に単身で米国へ渡ったときよりも輪をかけて大変なものとなりました．相変わらず総合病院の病

棟勤務であくせく働いていますが、同じ職業でも文化的背景が違うことで、すべてをいちからやり直ししなければならないという感覚に陥ります。それは不幸せでも幸せでもあることだと思います。

　日本の医療からは一定の距離と緊張感を保ちながらも可能なかぎり関わることをしていきたいと思いますが、体はここでの臨床にどっぷりという状態がこの先も続くだろうなという予感がします。2016年になって熊本で大きな地震災害がありました。前回の東北での支援に参加した際に自分の中に残された疑問や課題に光を当ててみることができる機会ではないかと強く思ったので、急きょ5週間ほど休みをとり日本へ向かいました。今回は大きな組織への支援参加という形ではなく、なんとなくいろいろな人のつてをたどって現地に至るということができました。そこで様々な動機でいろいろな形で支援に参加する人たちに、支援団体のひとりとしてだけではなくて、遠いところからなぜか来てしまった一個人としてのかかわりを持つ機会をつくることに焦点をあてて日々を過ごしました。

　三つの国での臨床看護師としての経験からの視点をもって目の前の現実を問うことで、何か新鮮なものを生む機会に繋げることはできないだろうか。即答は期待せず、でもきっかけとなることはできないだろうか。それはちょっと子供が夢を見ることに似ている感覚かもしれません。

　これまでに看護師として得た経験をこの先どのような場所でどのように活用することができるかはいまだに未知ですが、それを毎日楽しみに生きています。

NP…Nurse Practitioner

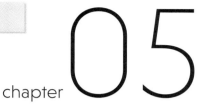
chapter 05

濱嶋夕子

スタンフォード大学がんセンター
消化器がんクリニック
MSN, RN, NP-C

RN経験なしで，ナースプラクティショナーになる

はじめに　帰国子女でもなく留学経験もない語学力ゼロだった20代の私は"アメリカで看護師として働きたい"と米国・正看護師（Registered Nurse：RN）免許を取得することを思い立ち，2007年に渡米．RNとなるも移民法の改正でビザが取得できず，RNとしての就労を諦め2008年帰国しました．30代になりアメリカで視察したナースプラクティショナー（Nurse Practitioner：NP）という役割に触発され，今度はアメリカでNPとして働きたい"と思い立ち，学士もなかった私は2年かけて準備し，ノースカロライナ州にあるDuke Universityに行くため2014年に再渡米．初めての渡米から9年の時を経た2016年，2年の修士課程を終えて，カリフォルニアのStanford Cancer Centerの消化器がんのクリニックでNPとして働く予定です．9年の長い道のりをかけてNPになった経緯をご紹介したいと思います．

はまじま・ゆうこ

愛知県出身
2001年　名古屋市立大学看護短期大学卒業
同　年　名古屋大学医学部付属病院病棟勤務
2004年　秀嶋病院（現：吉祥寺南病院）病棟勤務
2005年　フクダ電子株式会社システムソリューション事業
　　　　部勤務
2006年　ケアレビュー株式会社勤務
2007年　語学留学のため渡米
2008年　米国・正看護師（RN）資格，カリフォルニア州
　　　　免許取得
同　年　帰国後，立正佼成会病院病棟勤務
2010年　東京医科大学病院病棟勤務
2013年　独立行政法人大学評価・学位授与機構を通じ看護
　　　　学士号取得
2014年　渡米．Duke University, NC 大学院修士課程入学
　　　　Adult–Gerontology Primary Care with Oncology
　　　　Concentration 専攻
2016年　同　　　修士課程修了．看護修士号（MSN）取得
　　　　AANP Adult-Gerontology Primary Care Nurse
　　　　Practitioner 資格認証．カリフォルニア州 NP 免
　　　　許取得
2017年　Stanford Cancer Center, CA 消化器がんクリニッ
　　　　ク勤務
E-mail：mond.s24@gmail.com

アメリカに夢を抱く

今から15年前，看護師になりたての私は急性期の専門看護師になりたいと理想に燃え思い働き始めたものの，大学病院で3年間働くうちに燃え尽き症候群に陥りました．看護師としての経験が徐々に増え気持ちに余裕ができ始めると，日々の勤務の中で，たくさんの疑問や葛藤が生まれてきました．

例えば，治療のなかで患者の意思が尊重されているのだろうか，特に高齢化社会となり日々ニュースで医療費の増大が叫ばれる中，コスト意識のない医療現場で，高齢や末期の患者に延命治療が必要なのか，認知症の患者に侵襲度の大きな治療が必要なのか．専門看護師になりたいと思っていたが，院内を見渡すと結局管理職としてのキャリアパスしかないのではないか，自分が何を目指すのかわからなくなってしまいました．

臨床から離れてみようと企業で働くなかでアメリカの医療システムについて学ぶ機会があり，私はアメリカで看護師として働くことに興味を持ちました．勤務体系も12時間勤務でフルタイムでも週3～4日勤務で，Clinical Nurse Specialist（日本でいうところの専門看護師）といった管理職以外の専門職としてのキャリアを働きながら目指せるシステムがある．私はひとり夢を膨らませ語学留学という形で渡米し，RNの資格をとることにしました．

夢半ばで帰国

帰国子女でもなく，交換留学などの経験もない，海外経験は飛行機恐怖症をようやく克服して数回行った旅行のみ，留学を決めた時点での私の語学力はほぼゼロでした．なんとか準備しなければと留学前より日本でアメリカの試験対策校であるKaplanに通いNCLEX-RN（National Council Licensure Examination- Registered Nurse）や日常会話の勉強をしました．特に医療用語の語彙は微々たるものだったために，カプランで使っていた電話帳サイズの教科書の1ページを理解するのに1時間以上かかっていました．一つずつ単語を覚えるために単語帳を作りましたが，あまりに知らない単語が多く単語帳だけで数十個以上になりました．

RN経験なしで，ナースプラクティショナーになる……chapter 05　83

2007 年 10 月からの語学留学の目的は RN の資格を取り，労働ビザの申請に必要な TOEFL のスコア（84 点 speaking 26）をとることでした．

　渡米後も米国にある Kaplan で TOEFL，NCLEX-RN の勉強をしました．当初は 2008 年 1 月に受験予定の NCLEX-RN を，直前に受けた模試の結果が悪く，3 月に延期して受験をしました（日本の国家試験と異なりコンピューター試験のため，規定の範囲であれば変更も可能）．ところが，数週間後に送付されるはずの結果が手違いで送られてこず，たどたどしい英語で電話を何度もかけ，合格を聞いた時には本当に飛び上がって喜んだことを今でも覚えています．

　しかしながら，この時点で看護師として働くために必要な職業ベースのグリーンカードの発給は完全にストップしており，周辺地域の病院にあちこち連絡をするも，ビザのスポンサーをする病院はなく 2008 年 10 月帰国しました．

● 2 度目の留学の目標

がん医療への興味

　帰国後ビザの状況が変わるのではと淡い期待を込め，期間限定での派遣看護師として働くことにしましたが，2 年半が過ぎてもビザの状況は変わらず．アメリカでの就職は半ば諦め，2010 年 11 月より大学病院にて働き始めました．ICU への就職を希望し就職しましたが，人手不足のため半年だけ病棟で働いてほしいと依頼され呼吸器外科病棟で働き始めました．肺がん患者のケアにあたるうちにがん医療に興味を持ち，ICU への異動を取りやめ，がん医療についてもっと学びたいと思うようになりました．

　治療における意思決定が医師により病状の緊急度に基づいて行なわれる ICU や救急現場とは違い，患者が治療の意思決定方針に加われるがん医療の中で，看護師として意思決定支援，治療の支援に関われることに面白さを感じる一方で，様々な倫理的葛藤に悩まされました．

　例えば，慢性的な経過をたどり十分な時間があったはずなのに，終末期や治療の意思決定に関わる話し合いがなされないこと．十分な話し合いがない

ために，在宅やホスピスでの終末期を望んでいた患者がホスピスや在宅にたどり着けず，急性期の慌ただしい病棟の一角で最期を迎えること．DNAR（Do Not Attempt Resuscitation）が確認されないために行なわれる終末期でのCPR（Cardio Pulmonary Resuscitation：心肺蘇生）実施，十分な緩和ケアが提供されずに呼吸苦や痛みが十分に緩和されないまま亡くなるケースなど．

腫瘍内科医は1名，外科の医師たちが手術の合間に化学療法や終末期を診る環境の中で，看護師としてこの倫理的ジレンマを医師たちと協力してどのように解決すべきか答えが見つかりませんでした．

ロールモデルとしてのNP

看護師としての無力感を感じていた2011年に参加したJapan Team Oncology Program（以下JTOP）という団体の主催するワークショップに参加し，専門性を磨き，他職種とうまくコミュニケーションをとり，チームとして患者ケアを提供する重要性を学びました．またJTOPを通じて2012年にヒューストンにあるMD Andersonに医師，看護師，薬剤師ともに5週間の研修に参加する機会を得ました．チーム医療を学ぶという目的で参加しましたが，私が最も印象的だったのはNPがチームの中で自律的にそして医師や薬剤師と協調して働いていることでした．

医師の仕事の一部である処方や診断などを行なうNPの専門知識に圧倒されると同時に，その知識を用いて他職種との連携，患者教育，外来や病棟での診察を通じ意思決定支援をする様子を視察し，看護師としてのロールモデルを見つけた気分になりました．この研修を通して，当時日本で特定看護師はまだ制度として定まっておらず，NPが50年の歴史を経て地位を確立しているアメリカで働きたいともう一度留学に向けて準備をすることにしました．

留学準備

・学士号の取得

短大卒であった私が最初に準備したのは，学士の取得 でした．1年間に

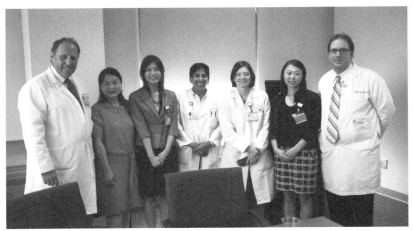

▲MD Anderson での研修修了式で．一緒に研修に行った医師，薬剤師，メンターの方と（筆者，右から2人目）

わたり放送大学で単位を取り，自分の興味のあった意思決定支援についてレポート提出，試験を経て2013年に学位支援機構を通じて学士を取得．学士取得できた時点で，志望校を検討しました．

NPのプログラムは主に対象とする年齢で分かれており，ファミリー（全年齢），成人と老年（14歳以上），小児またその中でも急性期ケア，プライマリーケアに分かれています．ほとんどのプログラムでは特に専門はなく，卒業後に専門分野のCertificationを取得します（いくつかの病院ではがんや緩和ケアといった専門分野に特化したNPのフェローシッププログラムがあったりもします）．しかしながら，私はあくまでがん医療におけるNPになりたかったので，*Oncology Nursing Society* のサイトでオンコロジーNPの専門プログラムのリストを見つけ，プログラムの内容，受験要件，場所，気候，学費などの要素を加味し絞り込みを行ないました．その上でプログラムディレクターや担当教授にメールをし，プログラムについて詳しい情報を聞くため，教授に直接会って話をする機会を持つためにキャンパスを訪問しました．

・TOEFL スコア

学士取得後には，TOEFL，GRE（Graduate Record Examination）の勉

強を始めました．以前の留学終了時点でのスコアは TOEFL80 点，大学院進学に必要となるのは 90 〜 100 点以上．TOEFL のスコアアップには本当に苦しみました．一度にリーディング，ライティング，スピーキング，ライティングのすべてのスコアが最高点となることは難しく，一時はほぼ毎月のように TOEFL を受験していました．TOFEL の後は，GRE こちらは TOEFL と異なりアメリカ人も大学院受験に必要な試験であり，TOEFL に苦戦していた私の英語力では歯が立たず，まずは GRE 不要もしくは GPA（Grade Point Average）の成績評価 による Waver のある大学院のプログラムに応募することにしました．

・Personal Statement, CV

出願にあたり必要なのは TOEFL や GRE のスコアだけではありません．むしろ大切となるのは志望動機をアピールする Personal Statement，推薦状，今までの実績を記した CV（Curriculum Vitae）のほうです．Personal Statement は 1 〜 2 ページに志望動機や今後の目標，自分の強み，弱みについてなど各大学による規定に沿って書いていきます．英語でのエッセイは TOEFL でしか書いたことのない私には本当に難しく，文法の間違いだけでなく，文章構成などについて留学経験のある友人やネイティブの友人に何度も読んでもらい，ひと月近くをかけて書き上げました．また，推薦状は職場の上司，MD Anderson の研修で関わりのあった NP のメンターなどにお願いをしました．

CV というのは履歴書のようなものですが，学歴，職歴だけでなく，論文，学会発表，ボランティアなど様々なことを書くことができます．残念ながら研究はそれまでほとんどしてこなかったので，臨床の方面でアピールができるよう，アメリカがん看護学会（Oncology Nursing Society：ONS）が発行する化学療法のプロバイダーコース（アメリカでは RN が化学療法薬を投与するにあたり必須）をハワイで受講，イタリアで開催された UNESCO のカンファレンスでの臨床倫理に関するプレゼンテーション，がん医療に関する教育に関するボランティア活動などに挑戦し記載をしました．

当初は 3 校に出願の予定でしたが，2 校目を出願したところで，最初に応

RN 経験なしで，ナースプラクティショナーになる……chapter 05　　87

募していた 第一希望の Duke University から面接に呼ばれ，遠方のためスカイプで Interview を受け，早々に合格が決まり 2014 年の 3 月には進学を決めました．その後渡米に向け準備を進めていたところに，数年前より応募していた 4 度目の Diversity Visa 2014 が抽選で当たり，グリーンカード取得のための移民ビザの手続き，入学に必要な手続きをし，2014 年 6 月に大学病院を退職し，8 月に渡米しました．

──────• 大学院生活の始まり，波乱の予感！？

　渡米後，2 週間かけてヘルスセンターで入学前のチェック，家のセットアップ，運転免許証取得等々と忙しくし，ここアメリカでの生活準備を終えて参加したオリエンテーションで，修士のプログラムがすべて Online に移行したと知らされたときの衝撃は今でも忘れられません．Duke University の NP プログラムはもともと受験時点で Online と On Campus の両コースがあり，私は On Campus として入学許可を得ていたのですが，入学直前にプログラム変更が行なわれ Online に一本化されたようでした．
　On Campus の生徒には私を含め他州から引っ越してきた人たちもおり，オリエンテーションは大混乱でした．私は知り合いがまったくひとりもいない地で，人間関係を一からつくらなければなりませんでした．幸いに，Online に移行したことを知らずに引っ越してきた他のクラスメートと勉強会を開くことにして交流を始めたり，インターナショナルハウスという留学生のための大学の施設のイベントを通じて他の留学生や研究者の方々と知り合いになったり，あるいは趣味の集まりを通じて徐々に人間関係を広げることで，半年経つ頃には精神的にもずいぶん落ち着くことができました．今から思っても大変な体験でした．

NP プログラム
　プログラムは 1 年目の最初に NP にとって基礎となる病理生理学（Pathophysiology），薬理学（Pharmacology），フィジカルアセスメント（Physical Assessment）の 3P，研究，NP の役割，公衆衛生，などの基礎

科目と後半から2年目にかけて専門科目，私の場合にはプライマリーケア，高齢者ケア及びオンコロジーの授業と実習の合計46単位を取る必要があります．

　クラスメートの大半はフルタイムもしくはパートタイムでRNとして働いている人が大半でした．

再試験

　授業は予想通り恐ろしいスピードで進み，膨大なリーディングのアサインメントとジャーナルクラブ，プレゼンテーション，ディスカッション準備，レポートと復習をするのはテスト前のみというくらい日々の勉強に追われていました．特に，看護師としての基礎をすべて日本語で勉強したため，医療用語のみならず生物化学の分野の英語の語彙が十分でないことは自分の大きな弱点でした．生理学のクラスでは医学生も使用する15センチ近くの厚みのある教科書を1週間に100ページ近く読まねばならず，本当に苦しいものでした．レベルの違いはあれどもネイティブであるクラスメートも教科書を読むのが追いつかないと嘆くほどであったので，このクラスをAで終えた時にはとても誇らしい気持ちになりました．

　また授業を通じて，印象に残ったのは，リサーチ・エビデンス至上主義ということです．研究に必要な統計など研究の基礎知識を学ぶクラス，実際に研究を臨床に活かすためにクリティーク（Critique）を主に行なう授業が二つありましたが，研究のクラスだけでなくどのクラスでもエビデンスやふさわしい研究を必ず自分の方針や意見を裏付けるものとして提示することは必須でした．特に，OnlineのコースではディスカッションをWeb上の掲示板で行ない，常に参考文献を提示する必要がありました．レポートやプレゼンテーションでも常にレベルの高いエビデンスを必ず参考文献として提示するよう求められたのです．この積み重ねは，実習が始まった後にとても生かされました．

　また非常に実践的な授業が多く，なかでもフィジカルアセスメントやプライマリーケアの授業では体の各システムのアセスメント方法を毎週授業で学び，各疾患のケアのポイントを学ぶのと同時にOSCE（Objective

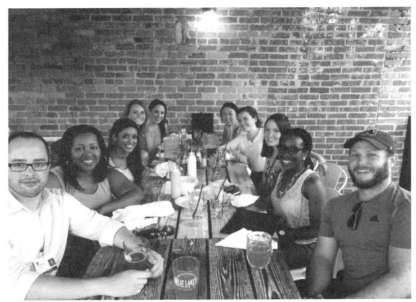

▲クラスメートとテスト後の打ち上げ風景. クラスメートとの交流や情報交換がNPプログラムを切り抜ける大きな助けになった(筆者, 右列奥)

Structured Clinical Examination：客観的臨床能力試験)という形式で模擬患者に対して問診の方法, フィジカルアセスメント, その上で患者に説明をして監督者である講師に治療計画を含めた報告などを実際の実習さながらに実施します.

模擬患者からのフィードバックもあり, また別室からカメラ越しに見ていた講師からもフィードバックをもらいます. 時間内に行なうことができない, 鑑別診断にふさわしいフィジカルアセスメントを行なえない場合は不合格となり再試験となります. 私も最初の試験で時間切れのため再試験となり, クラスメートや家の枕を相手に何度も手順を繰り返し練習し合格しました.

実習のなかで垣間見たアメリカの医療

患者をとりまく社会的経済的状況

基礎コースの授業を終えると, いよいよ実習となります. 私はプライマ

リーケアの実習で 560 時間，がんの実習で 200 時間の実習を行ないました（AGNP = Adult-Gerontology Primary Care Nurse Practitioner として 550 時間以上の実習が試験を受けるにあたり必須）．

　プライマリーケアでは糖尿病，高脂血症，ADHD（Attention Deficit Hyperactivity Disorder：注意欠陥多動性障害），貧血，うつ病，不安症，上気道感染，COPD（Chronic Obstructive Pulmonary Disease：慢性閉塞肺疾患），慢性疼痛，急性疼痛，急性腹症，性感染症，定期検診など様々な症状を訴えてくる患者を診察しました．

　無保険の患者が最小限の費用で検査などを受けられるサポートが充実したプライマリークリニックでの実習では，経済的問題を抱えた患者が 3 〜 4 割以上を占めていました．国民皆保険があり生活保護などの仕組みがしっかりある日本と異なり，困窮状態にある患者たちには，薬を買うことができなくなった／保険がなくなった，との理由で薬を自ら中断しているケースが多く見られました．服薬中止の理由に「経済的事由」という項目が電子カルテの中にあることにも驚きました．

　患者をとりまく社会的経済的状況が高血圧，糖尿病，うつ病，COPD などの慢性疾患のコントロールを困難にしている症例が非常に多くあり，（自己管理能力と思いがちな）生活習慣病についても様々な方面からサポートする仕組みが大切であることをプリセプターから学びました．生活習慣を変えることが非常に重要であり，行動変容を促すためには行動変容モデルを用いて患者がどの状態にあるかをアセスメントし，長期的に関わらなければなりません．また，薬物療法の薬の選択に関しては効果や副作用だけでなく，必ず患者とどのくらいならば支払いが可能か，患者の経済事情で使用できる製薬会社のサポートプログラムがあるかなどについて診察中に話し合いを持つこと，根気強く薬物療法の大切さを話し合うことで服薬の遵守率が改善するのを日々の実習のなかで学びました．

外来での抗がん剤治療

　また，Duke University Cancer Center にある泌尿器がんのクリニック，地域のがんクリニックで良性血液疾患（貧血，凝固異常等々）および固形が

ん，多発骨髄腫などの二つのタイプの異なるがん医療を経験できました．プライマリーケアと異なり NP の自律度（NP だけが診察をするのか，NP の診察後に医師も診察するのか）は NP の経験レベルや施設により差がありますが，実習先のプリセプターは 2 人とも完全に自律して外来を行なっており，監督医師や患者との信頼関係の強さにはとても感銘を受けました．

　治療の副作用管理だけでなく，必要に応じて他職種（治験コーディネーター，薬剤師や患者サポーター，サポートグループ，ケースワーカーなど）を巻き込み患者に必要なケアを調整するなど，治療方針の決定および研究に専念する医師とうまく役割をすみ分けて協調して働いているのが印象的でした．

　アメリカでは承認されている治療薬が多いこと，治験の数が多いこと以外は，副作用マネージメントなど日本とアメリカであまり違いはありません．ただし，アメリカでは抗がん剤治療の大半が外来で行なわれ，外来の診察に加え，フォローアップシステムがしっかりとしています．

　My Chart という 電子カルテの共有システムを通じてメールや電話での対応はすべて電子カルテに記録されており，また必要に応じて処方箋を送ることも可能です．研究などに追われる医師に代わり，NP が主にメールや電話での対応を医師と相談して診察の合間に行なっていました．時間を要することですが，治療中の不安をタイムリーに医療者と話し合える仕組みはとてもよいサポートだと思いました．

RN の経験は必要か

　私は日本で看護師として働いた後，アメリカでの RN 経験はないまま修士プログラムに入ったため，初めての実習ではアメリカの医療システム，電子カルテのシステム，患者とのコミュニケーションなど医療現場に慣れることに精一杯でした．アメリカでの RN 経験がないことにコンプレックスを持っていたので，2015 年の夏から始まった最初の実習ではアメリカの経験があれば楽だったのかもと思うこともありましたが，結果としてはなんとかなりました．

　患者を問診し，アセスメント，鑑別診断をあげ，それをもとに治療計画を

患者とともに考えることが NP の実習の中心でした．特にこの鑑別診断をあげて，治療計画をという部分が急性期で医師の指示のもと看護師として働いていた私にとっては責任が大きく，とても難しいように感じられました．ただ，臨床経験のあるアメリカ人のクラスメートにとっても RN から NP への役割転換は難しく，同じ実習先だったクラスメートとはそれぞれ診たケースについて，どんな鑑別診断を行ない，治療計画を立てたのか，プリセプターからの助言なども共有して最初の実習を乗り切りました．

頻繁のフィードバック

アメリカの実習は驚くほどに実践重視です．実習初日から患者をひとりで問診，診察し，必要な検査や薬があればオーダーを学生でも入力することが可能です．1 日に 10 人から 15 人は診察をする機会を与えられます．また ICD10 コードという医療費請求に必要なコードなども学生が入力します．もちろんこれらのオーダーはプリセプターである医師，NP がサインをしないかぎり実行はされません．学生は守られた環境にありながら様々な経験をすることができます．

同時に，プリセプターである MD（Medical Doctor）や NP は学生に自由に行なわせ，フィードバックをくれ，とても親切です．看護学生時代，実習はとても怖いイメージでしたが，どんな質問でもしやすくクリニックのメンバーの一員となりリラックスした雰囲気で実習ができました．実習中は，南部の強いアクセントを持つ患者さんとのコミュニケーションに苦労したり，日本人にありがちな R と L の発音がうまくできず薬のオーダーに手間取りました．実習の最初はいつも You Tube をみて薬の名前の発音練習ばかりしていました．

日本での看護学生時代は毎日記録に追われていたのですが，NP の実習では実習中の記録は電子カルテに行なうのみで，家に帰ってからその日の疑問点（疾患の診断基準や治療方法）を Up to Date などで確認しさらに学びを深めることに重点を置いていました．

実習中に出される課題は月に 1 ～ 2 症例ずつ SOAP ノートを提出し，学校のインストラクターよりフィードバックをもらいます．治療計画を立てる

RN 経験なしで，ナースプラクティショナーになる……chapter 05　93

際には必ず最新のガイドラインや科学的根拠に基づいた参考文献が必要なため，一通りの疾患のガイドラインを実習中に再度勉強でき，後の NP の資格試験では大変役に立ちました．

Board Exam

実習が終わると次は NP の Board 試験，就職活動へ私たち学生の関心は移ります．クラスメートとの会話も，どの問題集を買ったか，どのレビューコースをとるか，どの団体の試験を受けるか，いつ頃受験する予定かなどなど．アメリカではこの NP の Certification は各団体が管理し，Adult Gerontology や Family の NP の場合は AANP（American Association of Nurse Practitioners），ANCC（American Nurses Credentialing Center）の二つの資格認定の組織があります．全米 50 州でどちらの認定も有効です．

私は試験内容がほとんど臨床知識を問うものである AANP（ANCC は 50％ の出題が非臨床知識（例えばリサーチ，文化，倫理などに関する出題）を選択しました．試験のポイントとなる講義の CD を聞き，試験のバイブルと言われている試験対策本を暗記するため 1000 近い単語帳を作り，3000 問近くの練習問題をひたすら解きました．合格率 80％程度の試験ですが，無事合格となった時は嬉しさとともにホッとしました．

───•ノースカロライナからカリフォルニアに

就職活動は卒業予定の 1 〜 2 カ月前から始めました．実習先のプリセプターがノースカロライナで就職するならと声をかけてくれましたが，カリフォルニアでの就職を希望していた私は Online でめぼしい大学病院のがんのクリニックに応募していました．地域が限られていたことと，いくつかの大学病院は新人を採用しないことなどもあり，応募できるところは大学病院と中核病院，私のアカデミーアドバイザーが紹介してくれたプライベートのがんクリニックの三つでした．中核病院とプライベートクリニックは早々に連絡があり，大学病院は Online で申し込んだポジションからは返信がなく，大学病院で働く友人がマネージャーを紹介してくれたので，そのマネー

ジャーに直接応募しました．

　結果三つから返信があり，早速電話面接が行なわれました．最初の面接は，がんプログラムの外科医2名とNP1名とでした．電話越しなので相手の様子もわからない中，緊張のあまり頭が真っ白になりました．緊張していたのと，業務内容が聞いていたものと多少異なったこともあり，質問内容に対してチグハグな答えをしてしまい散々でした．この失敗から電話面接恐怖症になってしまい，二つ目の面接は2週間後に設定し，友人に練習相手になってもらい，Online の英会話などで何度も練習をしました．十分な練習とこのときは顔の見える Facetime を使用したおかげで，面接は終始和やかに進み，現地でのインタビューに招待されました．大学病院はマネージャーと簡単に雑談をし，後日現地で面接をするということでした．

　現地での面接も様々で，片や半日医師やNPのシャドーイングを行ない実際に診察の現場を見て，そのあとにランチを交え雑談をしながら質問を受け，院内見学の際に様々な人と話をして丸一日の面接が終わりました．もう片方のクリニックでは，カンファレンスに参加し，医師2名とマネージャー2名，共に働くことになるNP数名と15分ごとにそれぞれ面接をするというスタイルでした．時間にして3時間ほどでした．

　どちらも面接でよくされるような質問というより，会話をしながらお互いのことを知るという終始リラックスしたタイプのもので意外でした．ひとりのクラスメートからは5名のNPに状況設定問題の質問を受け大変苦労したと聞かされていたのでハラハラしていましたが，無事に面接を終えました．結果，両方のクリニックから面接のオファーをもらえました．色々迷った末に，やはり治験や研究などに関われるようアカデミックな環境に身を置きたいと思い，Stanford Cancer Center にある消化器がんクリニックで働くことに決めました．大量の書類手続きがあり，働き始めるのはまだ数カ月先になります．初めてアメリカで働くことになり，しかもNPとしてということでとてもワクワクするのと同時に緊張している今日この頃です．

RN 経験なしで，ナースプラクティショナーになる……chapter 05　　95

Mission /Vision を達成するうえでの目標

　気がつけば，アメリカで NP としてスタート地点に立つのに，初めて渡米した時から早 9 年が経ちました．時間はかかったもののここまで来られたのは，もともと諦めの悪い性格だったことに加え，4 年ほど前の MD Anderson での研修中にキャリアディベロップメントのワークショップに参加し Mission /Vision を真剣に考える機会と素敵な出会いに恵まれたからだと思っています．

　研修中，自分の価値観（コアバリュー）は何なのかを見つめ，自分が看護師として何を実現したいのかについてメンターや一緒に研修を行なった仲間（看護師，医師，薬剤師）と 5 週間にわたり色々な話をしました．思い返せば，そのときに自分の Mission /Vision を達成するうえで書いた短期目標の一つがアメリカで NP になるといったものでした．結局実現に 4 年もかかり短期ではなくむしろ長期目標となってしまったわけですが，一つずつプロセスを書き出すことが大切なステップだったといま実感しています．

　自分のしたいことを常に意識し行動していると，色々な人を通じてたくさんのチャンスが与えられるように思います．仕事やワークショップを通じ出会った仲間たち，メンターの方や友人など，周り道や困難な状況の中で出会った人たちのおかげで今回の留学を無事終えることができ，感謝の気持ちでいっぱいです．

　予想外な為替の変動（1 ドル 100 円から 125 円へ）のためにトータルで約 200 〜 300 万円も余計にかかったために Student Loan を借りる状況になる中，助成をいただいた日米医学医療交流財団には大変感謝しています．

NP…NURSE PRACTITIONER

新津晃右
ネブラスカ医科大学博士課程
MSN, APRN-NP, PMHNP-BC

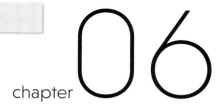
chapter 06

理系男子が
精神看護に進むまで

はじめに　スティーブ・ジョブズ氏が 2005 年の Stanford University の卒業式で送ったスピーチの中に，「点と点を繋げよう」（自分の過去の出来事を振り返り，一見無駄に思える経験でも，今ある自分にとってかけがえのないものであったかもしれないと内省すること）というメッセージがあります．読者の中には転職やアメリカで看護師を目指すなどチャレンジ精神旺盛な方が多くいるであろうことを想定し，そして看護師を目指す願わくは男子生徒を含む中高生もいる可能性を考慮し，この機会を通して私なりの点の繋げ方を紹介させていただきました．読みながら読者の皆様ご自身の点を思い浮かべ，いずれ点と点が繋がるきっかけとなれたら，私にとってこれ以上の喜びはありません．

にいつ・こうすけ

千葉県出身

2007年　University of Nebraska-Lincoln, NE 修 了．生 物
　　　　学士号（BS in Biology）取得
同　年　University of Nebraska Medical Center（UNMC），
　　　　NE 看護学部入学
2009年　同　　課程修了．看護学士号（BSN）取得
同　年　米国・正看護師（RN）資格，ネブラスカ州免許
　　　　取得
同　年　Lasting Hope Recovery Center, NE 精神科勤務
　　　　（〜10年，OPT）
2010年　UNMC 大学院看護修士課程入学精神科ナースプ
　　　　ラクティショナー専攻
2013年　同　　課程修了．看護修士号（MSN）取得
同　年　ANCC Psychiatric-Mental Health Nurse Practi-
　　　　tioner 資格取得
2014年　Advanced Practice Registered Nurse（APRN）−
　　　　Nurse Practitioner ネブラスカ州免許取得
2017年　UNMC（Doctor of Philosophy in Psychiatric
　　　　Nursing）修了予定

email: kosukeniitsu@gmail.com

第一の点―高校 1 年の夏休みの出来事―

　千葉県船橋市．「出身地は？」と聞かれたら，これが私の答えです．俗に
いう「ベッドタウン」にある公立の幼稚園，小学校，中学校に通い，私の記
憶が正しければ同級生は全員日本人で，国際色のかけらもない環境で育ちま
した．

　ごく普通の日本人として教育され，まわりと同じように塾に通い，いざ臨
んだ高校受験．名門私立の進学校や公立トップ校の志望校にはすべて落ち，
そんな私を拾ってくれた専修大学松戸高等学校（以下「専松」）に進学する
ことになりました．しかし専松に進学したことが今の私への第一の「点」，
すなわちかけがえのない人生の転機となるのです．

「国際社会においてリーダーとして活躍できる人材の育成」[1)]を掲げる専松，
高校 1 年生の夏休みに語学研修をする機会に恵まれました．滞在先は，専
修大学の姉妹校であり，アメリカ中西部に位置する University of Nebras-
ka-Lincoln（以下 UNL）．グレート・プレーンズと呼ばれる大平原に囲まれ，
どこまでも続くトウモロコシ畑，大自然の中を悠々と歩く牛たちという，ネ
ブラスカを象徴する光景を空港から UNL に向かうバスの中で眺め唖然とし
たことは，今でもよく覚えています．

　卒業生のひとりにノーベル生理学・医学賞を受賞した遺伝学者のジョー
ジ・ビードルがいるように，UNL はバイオテクノロジーや特に農学が高く
評価され，カウボーイが誇らしげにキャンパスを歩いているのを目撃した時
はカルチャーショックでした．

　そんなのんびりとした土壌で育ったネブラスカの人々は，温厚でとても親
切でした．UNL で 2 週間の語学研修を終え，ネブラスカの友好的な環境に
すっかり惚れ込んでしまった私は，英語を話せるようになりたいという夢と
ともに UNL に進学することを決意しました．

理系男子が精神看護に進むまで……chapter 06　　99

渡米当時の理系男子としての留学生活

第二の点―生物科学専攻―

　高校を3月に卒業し5月に渡米．留学生がまず乗り越えなければならない語学試験，TOEFL の対策のため，UNL にある IEP（Intensive English Program）と呼ばれる英語力強化プログラムで3カ月間，英語漬けの日々を送りました．UNL が要求するスコア（Paper-Based TOEFL で525点）を若干上回り，ギリギリ合格で8月から正式に UNL の大学生となりました．高校生の時から理系を選択していた私は，興味のあった生物科学学部を専攻にしました．当時は知る由もありませんでしたが，これが第二の点となり後々繋がってゆくのです．

　ギリギリ合格，言い換えれば語学力は底辺です．先生が授業で何を言っているのか聞き取れず，クラスメートとのディスカッションなどさっぱりでした．語学の壁とともに大変なことのほうが断然多かったけれど，今思えばアメリカの大学に進学して本当に良かったと思います．

　何よりもまず，授業が実践的で面白い！　アフリカの生態学を選択した際は，実際にナミビアという国を訪れて現地の大学生とともに砂漠の中でテント生活し，草原に行ってはシマウマの肉の旨さに舌鼓を打ちつつ象やキリンを観察し，海辺で鮫を釣っては鋭い歯をまじまじと眺めたものです．生物に限らずどの科目の授業もとにかく実践的で，現実の世界と知識を楽しく結びつけてくれるのがアメリカの大学の教え方です．

看護師という職業に憧れ

　そんなアメリカでの留学生活が数年経ち，本格的に進路を考え始めた時のことです．日本人留学生たちはボストンキャリアフォーラムなどに行って就職活動をしている一方，私はコオロギを育てては解剖し，電気泳動にかけては羽の長いのと短いコオロギのタンパク質の違いなどを研究していました．自分も日本に戻って会社勤めをするべきか，このまま大学院へ進学し生物学者を目指すか……．悩んでいる時，ふと看護師（Registered Nurse: RN）

という職業が思い浮かびました.

　ちなみに，アメリカの男性看護師のうち高校卒業後すぐに看護師を目指した者は 20 パーセント程度で，男性看護師のほとんどがすでに他の分野でキャリアを積んだり学位を取得したりしています [2]．私もその典型例で，看護師は女性の職業というイメージが強かったためそれまで考えたこともありませんでしたが，アメリカで生活していくうちに，例えばアフリカへ向かう際の予防接種も医師には一度も会わずすべて看護師が担当してくれたことなどを思い出し，自然に看護師という職業に憧れていたのでした.

「不合格」「不合格」「不合格」「不合格」そしてついに「合格」

看護学部受験資格は得られたものの

　思い立ったが吉日．すぐに看護学部進学の準備を始めました．日本の本州とほぼ同面積がある広大なネブラスカ州，ネブラスカ大学システムにはリンカーン校，オマハ校，カーニー校という三つの分校に加え，医学部や看護学部といった医療系の学部を兼ね準える University of Nebraska Medical Center（以下 UNMC）が傘下にあります．UNMC から看護学を修得するには，Traditional BSN（Bachelor of Science in Nursing），Accelerated BSN（すでに看護以外の学士を所有している者のためのコース），RN to BSN（短大などを卒業しすでに看護師免許を所有しているが，学士を所有していない者のためのコース）の 3 通りがありますが，ここでは私の歩んだ Traditional BSN をご紹介したいと思います.

　看護学部に進学するためには，まず Prerequisite Courses と呼ばれる合計 58 単位（表 1）を，短大でも四大でも，カリフォルニア大学でも基本的にどこの組織からでも良いので，各自で履修します.

　そしてすべての教科で最低「C+」（78％以上）の評価を受け，GPA（Grade Point Average）と呼ばれる学業平均値が 4 段階評価で最低 2.67 以上ある者に，看護学部受験資格が与えられます．これに満たない者は書類審査の段階で振り落とされ，成績が似た者同士の間では，課外活動などを積極的に行なってきた学生が優先されます．これらをクリアした者のみが，最後の砦で

理系男子が精神看護に進むまで……chapter 06　101

表 1　UNMC看護学部進学課程 [3]

科目	単位数
English Composition I & II	6
Psychology	3
Sociology	3
Human Growth & Development	3
Chemistry	4
College Algebra	3
Statistics	3
Anatomy & Physiology	8
Ethics	3
Microbiology	4
Nutrition	3
Humanities	3
Culture/Race/Ethnicity/Gender	3
Family/Human Behavior	3
Political Science/Social Organization	3
Free Electives（自由選択科目）	3 〜 5
合計	58

ある面接に臨めます.

　すでに生物学部に在籍していた私は，化学などの基礎科目はたいてい履修済みで，友人と病院でギター演奏をしたボランティアや，大学の文化大使として日本を紹介した課外活動などが認められ，割とあっさり面接までこぎつけられました.

　さすがナースの鏡というか，看護教官でもある試験官たちは優しく，面接も極めて円滑に進んだように思えました. そして後日. 郵便でUNMCからの手紙は届き，読んでみると結果は意に反しての「不合格」. アドバイザーと呼ばれる相談役に理由を尋ねてみると，成績はトップクラスで面接も高得点，しかし君には言語の壁がある，と言われました. 面接ではあんなに話しもはずんだ「はず」なのに…….

ジャパリッシュの壁

　TOEFL の点数も到達しているし，そもそも UNL などのアメリカの大学で看護学部進学課程を終えた留学生には語学試験は必要ないと大学の規定にも書いてあるのに，それとは別にスピーキングのテストを受けて 60 点満点中 55 点以上を獲得してこい，と理不尽に要求されました．グリーンカードなどの永住権を有する「外国人」にはそんなことを言わないのに，学生ビザで留学している私への対応は明らかに偏見に満ちたものでした．

　こんな思いまでして，自分は本当に看護師になりたいのか……．答えは「イエス」であると信じ，ひたすらスピーキングの上達に力を注ぎました．アメリカ人の友達とたくさん会話をし，専門家による治療も受けました．発達障害などを抱えた言語障害者とともに肩を並べ，待合室でぽつり．あの虚無感というか屈辱感というか，そんな負の気持ちと闘いながら，言語療法士に指導された通り鏡を見て舌の位置に注意しながら発音の練習を積み重ね，必死でした．

　しかし，幼少期を平凡な日本人とした過ごした私のジャパリッシュでは，どうしても 55 点というほぼ満点の高得点には届きませんでした．半年に 1 回行なわれる看護学部入学試験，毎回面接までいき高得点を出しながらも結果は同じ．2 回目，3 回目，そして 4 回目も結果は不合格でした．

　もうダメだ，普通に日本に帰国してサラリーマンとしての道を歩むべきなのか……．そんな諦めムードの中，転機は訪れました．TOEFL の形式が，リーディング，リスニング，ライティング，そしてスピーキングの 4 部構成からなる iBT にかわったのです．そして UNMC への提出は（当時の規定では）この iBT の総合点でよくなり，スピーキングの弱い私は，文法などの他のスキルでカバーすることができたのです．そして 5 回目の挑戦．ようやく朗報をもたらすことができました．

　留学生が UNMC の看護学部に入学するのはよほど珍しかったらしく，大学新聞の記事にされ，入学式では地元のテレビ局から取材を受けたほどです．半年に 1 回の試験を 5 回すなわち 2 年半挑戦している間，生物の授業を履修し続けたため，気が付けば生物学の学士（Bachelor of Science in Biological Sciences）も有する看護学部との「ダブル・メジャー」とのおま

理系男子が精神看護に進むまで……chapter 06　　103

け付きとなりました.

● 臨場感あふれた授業〜 UNMC 看護学部〜

周りは白人ばかり

　2007 年そして漕ぎ着けた念願の看護学部に入学. UNMC の看護学部には, リンカーン, オマハ, カーニー, ノルフォーク, そしてスコッツブラフの五つの分校があるのですが, 私はリンカーン校に進学しました.

　州議会はアメリカ唯一の一院制で「超」保守的, 住人の 9 割は白人という人種構成のネブラスカ州. その統計を見事反映し, リンカーン校看護学部のクラスメートの 33 人のうち私以外は全員ネブラスカで生まれ育った白人でした. アメリカの看護師のうち男性は 1 割というこちらの統計も反映し, 男子学生は私を含め計 4 人だけでした.

　私が在籍していた時は 2 年半のプログラム(看護学部進学課程で 2 年かかるとして計 4 年半)でしたが, 現在はいくつかのクラスが統合され(例えば精神看護の授業が「Patient Centered Care」というコースと合併), 4 セメスターすなわち 2 年間のプログラム(看護学の授業を計 62 単位)に変更されました(表 2).

　生物の授業同様, 看護の授業も非常に実践的でした. 例えば, Simulation Room という患者を装ったマネキンが置かれている部屋があるのですが, このマネキンがまた凝っているのです. 母性の授業で使われたマネキンは, ウィーンという機械音とともに腹部に取り付けられたゼンマイが巻かれ, 何と乳児のマネキンを「出産」することができるのです!

　また, この部屋はマジックミラーで仕切られ, 鏡の奥では教員が学生を観察しています. しかもただ眺めているだけではなく, 部屋に設置された電話を通して医師からのオーダーなどを指示し, 生徒の動きに合わせてマネキンのバイタルサインをコントロールし, さらにマネキンに取り付けられたスピーカーを通して患者の意思を伝えることもできるのです.

　この様子は「ER 救命救急室」のドラマさながらで, 臨場感に溢れ, 終わった後の生徒は緊張と汗とアドレナリンラッシュにまみれその場に座り込

表 2　UNMC 看護学部プログラム [3)]

授業名目	講義	実習	合計
Semester 1			
Pathophysiologic Alterations in Health I	2	0	2
Health Assessment Across the Life Course	2.5	1.5	4
Patient Centered Care I	4	0	4
Patient Centered Care Clinical I	0	3	3
Evidence-Based Nursing Practice & Leadership in Nursing	3	0	3
Semester 2			
Pathophysiologic Alterations in Health II	2	0	2
Pharmacology for Healthcare Professionals	4	0	4
Patient Centered Care II	5	0	5
Patient Centered Care Clinical II	0	5	5
Semester 3			
Patient Centered Care III	4	0	4
Patient Centered Care Clinical III	0	4	4
Population-Centered Care	2	3	5
Policy and Issues in Healthcare Delivery	3	0	3
Semester 4			
Transition to Professional Nursing	0	4	4
Patient Centered Care IV	3	0	3
Patient Centered Care Clinical IV	0	3	3
Leadership in Professional Practice	2	2	4
合計			62

んでしまったほどです．

第三の点―恩師との出会い―

　看護学部に入って 2 年目の夏休みのこと．今ある私へ導く第三の点に巡り合いました．当時は東京医科歯科大学で精神保健看護学分野の教授をされていた，宮本真巳先生のご指導を賜る機会に恵まれたのです．男性看護師の先駆者・大先輩としての敬意とともに，穏やかな話しぶりだけれどズバリ問

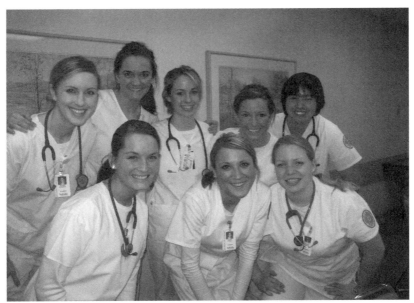
▲看護学部時代の同級生と実習先の病院にて

題の核心を指摘し，外部者の私をも決して煙たがることなく自分の学生同様に扱ってくださった温厚な宮本先生に，すっかり感銘を受けました．

　日本の病院とは無縁であった無知な私を，精神科病棟や薬物依存者の回復支援施設などに連れては自ら案内してくださり，ベテランの精神科看護師としての経験も交えながら丁寧に時間をかけて教えてくださいました．「産婦人科だろうが小児科だろうが，精神科で学んだスキルはどこでも活かせる」「精神科看護師は，自分自身が患者の回復へのツール」．こういった内容の発言をされた宮本先生の影響を深く受けアメリカに戻った私は，その後精神科看護師としての道を歩んでゆくことになります．

精神科病院への就職

ビザの問題
　看護学部最後の学期，プレセプターシップ（専門領域個別指導制度）と呼

ばれる，自分の興味のある分野で本格的に実習できるクラスでは，自然と精神科を希望しました．並行してこの時期は，看護師免許を取得するためのアメリカの正看護師資格試験，NCLEX-RN（National Council Licensure Examination- Registered Nurse）の対策に全力で取り組みました．そしてもう一つ，留学生の私にはビザの問題がありました．

　私はF-1と呼ばれる学生ビザでアメリカに滞在しているのですが，何かと制限が多く，主に（1）フルタイムの学生であること，（2）ビザを発行した大学内で週20時間まで労働可能，といった規則が定められています．よく留学生たちが，大学の食堂で配膳したり，大学内を掃除したりしながら小遣い稼ぎをしているのはこのためです．

　私も，生物学部在籍中は前述のコオロギの研究の学生研究助手として，この制度を利用して働きました．しかしこの労働条件も卒業と同時に終了，そのまま居残って仕事でもしようものなら違法滞在です．卒業を目前に控え提出したNCLEX-RN出願時，そしてNCLEX-RN合格後の免許取得の際も，外国人に不慣れなネブラスカ州と手続きの件でいざこざが数多くあったのは，容易に想像がつくかと思います．

OPTを利用し就職

　この時助っ人となったのが，OPT（Optional Practical Training）という制度でした．F-1ビザで留学した学生が卒業後に，専攻した分野で1年間だけ，アメリカで就労可能といった特典です．私の場合，看護学を専攻し看護師として働くと専門性が一貫していましたので，とりあえずは一件落着となりました．リンカーンの学生の街からオマハという商業都市へ引っ越し，OPTを利用して，念願の看護師として精神科病院で就職することができました．

　これだけ苦労して取得した看護師免許，もう働けることが嬉しくて楽しくて，アメリカ人が嫌がる感謝祭やクリスマス，そして年末年始のシフトも喜んで引き受けたものです．そして年明け，OPTの期限も残り半年になり，再びビザ問題に直面することとなりました．

　就職当時は歓迎ムードだった病院も，この話が出ると様子が一変．アメリ

理系男子が精神看護に進むまで……chapter 06　　107

カの企業に就職した留学仲間がやっていたように，自分にも H-1B と呼ばれる労働ビザ（3 年間の滞在，1 回更新可能で計 6 年の滞在許可）が発行されるものと思い込んでいました．ところがいざ話を聞いてみると，私の職務内容記述（Job Description）の必要条件に学士号と明記されていないため，たとえ私が四大出身で学士を二つもっていようが H-1B は発行できない，と言われました．

　そうです，四大ではなく短大出身の者にも NCLEX-RN の受験資格はあり，従って私の仕事も四大卒でなくとも RN の資格さえあればこなせてしまえる（すなわち H-1B の対象外）のです．看護学部卒業から 1 年後，OPT の期限切れとともに，泣く泣く RN としての職から退きました．

COLUMN

統計にみるアメリカの精神看護

　アメリカ人成人の 5 人に 1 人が何らかの精神疾患を患っている[4] との統計がある一方，精神科スタッフは足りていないのが現状です．看護師に限ると，アメリカにいる約 400 万の RN のほとんどが急性疾患治療（Acute Care: 17 パーセント）や内科・外科（Medical–Surgical: 13 パーセント）といった「花形」な現場で働いており，精神科に携わる RN はわずか 4 パーセント程度しかいません[5]．

　精神科スタッフ不足はネブラスカのような田舎の州（Rural States）で特に深刻です．ネブラスカの人口約 200 万人のうち精神科医は 138 人，精神科 NP は 98 人しかいません[6]．しかも地域差が激しく，精神科医の 84.6 パーセント，そして精神科 NP の 70.4 パーセントがオマハなどの都市部で働いています[6]．よって，ネブラスカにある 93 の郡のうち約半分（48）には精神科スタッフが 1 人もおらず，大部分（89）が深刻な精神科スタッフ不足と認識されています[6]．アメリカの NP 制度が隣のコロラド州から始まったのには，こういった過疎地の医療問題も背景に含まれています．（新津晃右）

クラスメートはベテラン看護師～UNMC修士課程～

精神科NP育成コースに進学

　その時点で私に残された選択肢は二つのみ：日本に帰国して就職先を探すか，アメリカの大学院に学生ビザを利用して進学するか．実際に働いてみて，精神看護の道を極めてみたいという思いが強まった私は，母校UNMCの看護修士課程（Master of Science in Nursing）を受験することを決意しました．

　精神看護のより深い理解を志す者のために，UNMCには精神科ナースプラクティショナー（Nurse Practitioner，以下NP）育成コースが用意されています．日本でも最近JNP（Japanese Nurse Practitioner）の方たちが活躍され始めましたが，同様にアメリカでもNPを目指す者は大抵3～5年以上の臨床経験があるのがスタンダード．そんな中，臨床経験1年で出願してきた私に対する面接官の2人の表情は厳しいものでした．

　留学生である私の特殊な立場を理解してくれた面接官の思いやりに加え，2人の心を動かすことできたが要因は，（1）UNMCの卒業生であること（保守的な州立大学である分，卒業生は優遇される傾向があります），（2）東京医科歯科大学でのインターンシップ，リンカーン市内にある病院でのプレセプターシップ，そして卒業後の就職先がすべて精神科と一貫していること，（3）卒業とともにアメリカ精神看護学会（American Psychiatric Nurses Association）の一員となり，精神看護への強い思いをエッセイと面接を通して伝えることができたことなどが挙げられるかと思います．数日後，大学院合格の朗報が届き，この面接官の2人は後の私の指導教官となりました．

かつての上司もクラスメートに

　UNMCの精神科NP養成コースの詳細は，以前日本の専門誌[7]を通して紹介する機会をもらえましたので，今回は簡潔にご紹介すると，ファミリー（Family）NPなど他分野の養成コースの学生とともに，まずはCore Coursesと呼ばれる授業を履修します（表3）．その後，各専門分野に分か

表3　UNMC 精神科 NP 養成コース[3)]

授業名目	単位数
Core Courses	
Nursing Scholarship	4
Leadership in Nursing	3
Health Systems Innovation & Improvement	3
Health Promotion for Populations	3
Pathophysiology for Advanced Practice Nurses I	3
Applied Pharmacology for Advanced Practice Nurses	3
Advanced Assessment Across the Life Span	3
Graduate Statistics	3
Psychiatric-Mental Health Nurse Practitioner Courses	
Counseling Models in Advanced Psychiatric Mental Health Nursing	3
Advanced Psychiatric Mental Health Nursing with Adults	4
Advanced Psychiatric Mental Health Nursing with Children & Adolescents	4
Neuroscience of Psychopharmacology for Advanced Practice Nursing	2
Practicum in Advanced Psychiatric Mental Health Nursing	7
合計	45

れて，私の場合は精神科 NP の科目を集中的に履修しました．

　前述の通り，看護の修士課程には臨床経験豊富なベテランが多く集まるので，同級生は 30 代から 50 代の女性が多く，20 代だった私は「You are just a baby!」とよくからかわれたものです．私の推薦状を書いてくれた勤め先の病院の看護師長は，何と私と同時に修士課程入学，かつての上司がある日突然クラスメートとなりました．

　こんな状況下で行なわれた授業，ディスカッションの時などは自分の経験不足が顕著に表われてしまいました．20 代の若い院生は私の他に 2 人いたのですが，似たような劣等感を糧に 3 人の間には友情が芽生え，パワーポイントや SPSS など年上ナースが苦手とするテクノロジー系では群を抜き，飲みに行っては冗談を言って笑い合い……．こんなかけがえのない仲間に支

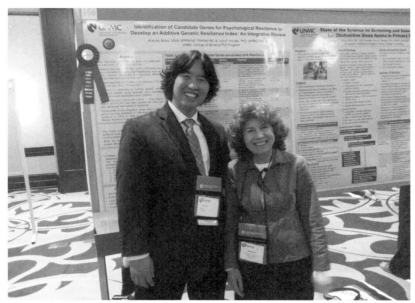

▲指導教官の Julia F. Houfek 教授と学会にて

えられ，お陰様で無事3人とも ANCC（American Nurses Credentialing Center）監修の精神科 NP（Psychiatric-Mental Health Nurse Practitioner）試験に合格することができました．

●ナースサイエンティストとしての道～UNMC 博士課程～

第四の点―東日本大震災と PTSD―

2011年3月11日．私にとって第四の点となる東日本大震災が日本をそして世界を震撼させた時，私は修士課程に在籍中でした．どんなに距離は離れていても，同じ日本人としてとても他人事とは思えず，ネブラスカ大学の日本人学生やネブラスカ在住の日本人の人たちと力を合わせて，できることといったら募金活動ぐらいでしたが，少しでも力になれたらと一生懸命活動させてもらいました．

募金に関する問い合わせとともに，精神科看護師としての私のもとへ，友

表 4　UNMC 博士課程 [3)]

授業名目	単位数
Health Care Policy	3
Independent Study in Nursing Science - State of the Science	3
Socialization to the Scholarly Role	3
Transformational Leadership Amid Health Care Crisis and Reform: Bold Ideas, New results, and Lasting Change	3
Philosophy of Nursing Science	3
Theory Development in Nursing & Health Sciences	3
Qualitative Research Methods	3
Quantitative Research Methods	3
Research Practicum	3
Proposal Development & Grant Administration	3
Biostatistics I	3
Biostatistics II	3
Courses from Other Disciplines and/or Nursing in Areas of Concentration Study	9
Doctoral Seminar	2 〜 3
Doctoral Dissertation	15
合計	62+

人や同僚たちから PTSD（Post-Traumatic Stress Disorder; 心的外傷後ストレス障害）に関しての質問が多く寄せられました．確かに，ニュースや新聞でもよく震災と PTSD の関連性が取り上げられていて，教科書に書いてある程度のことしか知らなかった私は，人間のストレス反応についてより深く学びたいと思い始めたのです．そこで，修士号と並行して自分なりに研究を重ね論文 [8)] にし，ナースサイエンティストとしての道を歩むべく博士課程に進学することを決意しました．

4 つの点すべてが繋がる

　参考までに，UNMC における博士課程の履修科目も表 4 にまとめてみました．博士課程では修士課程と違って，分野によって分れることはありませ

112

ん．その代わり，授業で学ぶ内容は個人で応用・変換して深く追求していく必要があります．例えば，理論（Theory）の授業では，先生から概念を習っては，多剤投与の問題解決に興味のある学生はそちらの世界ではどんな研究がされているのか，私の場合だったらストレス反応に関するどんなスキーマが存在するのか，それぞれ自主的に学んで教員やクラスメートに発表していきます．この時期に培った知識が，後に自分の学位論文（Dissertation）へと繋がっていくのです．

震災を機に興味を持ったストレス反応の研究，学べば学ぶほど人間の強さに気がつかされました．それまで PTSD やうつ病とマイナスな側面（脆弱性モデル）ばかりに焦点を当てていたのですが，博士課程 2 年目の哲学の授業中，トーマス・クーンの言葉を借りると「パラダイムシフト」が自分の中で起こりました．

震災に限らず，貧困などの苦境に屈せず立派に成長する「スーパーキッズ」たちがいる．子供に限らず，例えば病気などの苦痛を「生かして」自分の成長（心的外傷後成長）の糧にできる大人がいる．そういった逆境を乗り越える力や過程を大きくまとめて「レジリエンス」ということ，言い換えればトラウマのポジティブな側面を研究する分野があることを学びました．そこへ，私の歩んできた点と点がビビッと繋がりました．点 1：専松からスタートしたアメリカ留学 ＋ 点 2：学部時代に学んだ生物学 ＋ 点 3：宮本先生から感銘を受けた精神看護学 ＋ 点 4：震災から学んだストレス反応 ＝ 現在の私の研究テーマ：Genetic Influence on Resilience to Potentially Traumatic Events.

被験体の頬の粘膜細胞から DNA を抽出して，コオロギの研究を通して習った電気泳動などを用いて個人の遺伝子多型を特定し，性格や感情コントロールなどストレス対処能力を調査し，それぞれのデータとの関連性を分析しています．この研究は，アメリカ精神看護学会から 1 万ドル，世界遺伝看護学会（International Society of Nurses in Genetics）から 2500 ドル，そして看護国際名誉学会（Sigma Theta Tau International Honor Society of Nursing）から 1000 ドルと，三つの団体から研究費支援を受けることができました．

● おカネの話

授業料だけで卒業するまでに 15 万ドルも

　研究費の話が出たところで，最後に現実的なおカネの話にも少し触れたい
と思います．UNMC の 2016 年度の授業料は，学部生では 1 単位につき
285.25 ドル，大学院生では 458.50 ドルとなっています．しかしこれは，
ネブラスカで生まれ育った（もしくはネブラスカの高校を卒業している）学
生が対象です．私のような留学生やネブラスカ州外出身の学生には，学部生
で 1 単位 885.75 ドル，大学院生で 956.50 ドル，すなわちネブラスカ出身
の学生より 2 ～ 3 倍高い授業料が請求されます．

　上記の例（表 2 ～ 4）でいくと，大雑把に計算して，学部で計 62 単位分
（表 1 の看護学部進学課程を除く）の約 5 万 5000 ドル，修士で計 45 単位
分の約 4 万 3000 ドル，そして博士で計 62 単位分の約 6 万ドルと，生活費
などを除いた授業料だけで 15 万ドル（単純に 1 ドル＝ 100 円として 1500
万円相当）以上負担することになります．

　いくら共働きとはいえ両親ともにごく普通の会社員，そして薬学部に通う
弟の分も合わせると，この経済的負担は一般家庭のわが家には重過ぎます．
では，今までどう生き延びてきたか．質素で贅沢から無縁な生活はもちろん
のこと，アメリカ独自の豊富な経済的支援に大変助けられてきました．

さまざまな奨学制度

　まずは学部時代．ネブラスカ州外出身で成績優秀な学生には，ネブラスカ
出身の学生と同額の授業料，すなわち本来の 3 分の 1 の授業料で通うこと
ができます．それでも負担は大きかったですが，浮いた分をその後に回せた
ことも考えると，どれだけ助かったことか．

　そして大学院時代．Graduate Assistantship（GA），直訳すると「大学院
生助手」という制度を利用しました．この制度では，授業・実習や研究を週
に 15 ～ 20 時間手伝う報酬として，月 1000 ～ 1500 ドルの生活費を受け
ることができる奨学制度があります．そして何よりも，授業料全額免除とい

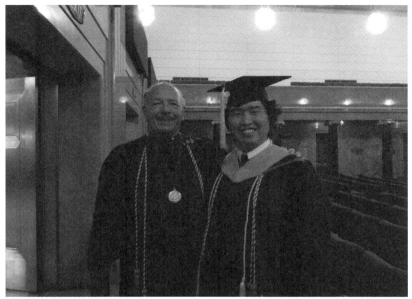
▲指導教官の Michael J. Rice 教授と修士課程修了式にて

う非常にありがたい特典があります．私はこの制度の恩恵を受けて，大学院生時代の大半を生き延びることができました．

　そしてもう一つ．博士課程 2 年目の時，UNMC が出資するフェローシップ制度に挑戦しました．これは，UNMC に在籍する博士課程（PhD）の学生間（Doctor of Nursing Practice に在籍中の学生は対象外）で，成績や研究内容・成果などを競い，将来が期待された院生のみが受け取れる制度です．内容は GA とほぼ同額の生活費支給と授業料免除（GA と違い週 15 〜 20 時間の勤務はなし）というものなのですが，何しろ対象が医学部生や薬学部生など全部ひっくるめてなので，難易度や競争率が半端ではありません．しかし，教官の適切な指導のお陰で選び抜かれ，UNMC 看護学部史上初の UNMC フェローシップ受賞者となることができました．

　現在は，UNMC と提携するクリニックで精神科 NP として働きながら，2017 年の博士課程卒業を目指してデータ分析に論文に追われる日々を過ごしています．

理系男子が精神看護に進むまで……chapter 06　　115

首尾一貫感覚

　このエッセイでは，スティーブ・ジョブズ氏のスピーチを引用して，私なりの点と点の繋ぎ方を紹介させていただきました．ごく普通の日本人として日本で教育を受けた私が，高校の語学研修をきっかけに渡米を決意し（点1），生物学からのスタート（点2）と大分道草を食った後に出会えた宮本先生という精神科看護師の大先輩（点3），そして震災（点4）を通して導かれた今の自分．

　さて，この点と点を繋ぐという行為ですが，ふと，医療社会学者のアーロン・アントノフスキー博士が提唱した Sense of Coherence，日本語には「首尾一貫感覚」[9] と訳される概念に似ているなと思いました．把握可能感，処理可能感，有意味感という三つの柱から成り立つ首尾一貫感覚．この感覚が強い人ほどストレス対処能力も強く，精神的にも肉体的にもより健康で，人生の満足度もより高いというエビデンス[10,11] があります．言い換えれば，点と点を文字通り首尾一貫してうまく繋ぐことができる人，すなわちたとえ無駄と思える時間でさえも今の自分にとってかけがえのないものだったと考えられる人たちが，より充実した人生を送れるのでは，と解釈しています．

　スティーブ・ジョブズ氏は，この点と点を繋ぐ話を次のように締めくくっています．「未来に目を向けて点と点を繋ぐことはできません．過去を振り返ってみて初めて，点と点を繋げることができるのです．だから皆さんは，将来点と点が何らかの形で繋がっていくと信じなければなりません」．この本の読者の中には，自分の中で何となくはっきりとしない違和感みたいなものがあり，転職なり渡米なり新しい自分探しを求めてこの本を手に取られた方も多いのでは，と予想しています．理系男子だけれど看護学部へ．サラリーマンから看護師へ．日本の病院から世界の舞台へ．破天荒・道草万歳派の私は，そういった勇敢な人たちを心より応援しています．

［参考文献］
1） 専修大学松戸中学校・高等学校 HP.Retrieved from https://www.senshu-u-matsudo.ed.jp/info/index.html（accessed 2017-01-15）
2） Hodes Research via American Assembly for Men in Nursing.（2005）. Men in Nursing Study. Retrieved from http://www.aamn.org/_resources/documents/meninnursing2005survey.pdf（accessed 2017-01-25）
3） University of Nebraska Medical Center, College of Nursing. Retrieved from http://www.unmc.edu/nursing/（accessed 2017-01-15）
4） Any mental illness（AMI）among U.S. adults. NIH. Retrieved from http://www.nimh.nih.gov/health/statistics/prevalence/any-mental-illness-ami-among-us-adults.shtml（accessed 2017-01-15）
5） Budden, J. S., Zhong, E. H., Moulton, P., & Cimiotti, J. P.（2013）. Highlights of the national workforce survey of registered nurses. J Nurs Regul.2013, 4（2）, 5-14.
6） Nebraska's Behavioral Health Workforce–2000 to 2014. Behavioral Health Education, Center of Nebraska. 2015. Retrieved from http://www.unmc.edu/bhecn/_documents/BH-Workforce-Report-2015-FINAL.pdf（accessed 2017-01-15）
7） 新津晃右. アメリカの精神科看護の現状と取り組み. Nursing Business. 2012, 6（10）, 79-81.
8） Niitsu, K., Watanabe-Galloway, S., Sayles, H., Houfek, J., Rice, M. A pilot study of the psychological impact of the Great East Japan Earthquake and Tsunami. J Am Psychiatr Nurses Assoc.2014, 20（3）, 194-202.
9） 山崎喜比古. 健康への新しい見方を理論化した健康生成論と健康保持能力概念 SOC. Quality Nursing. 1999, 5（10）, 81-88.
10） Eriksson, M., Lindstrom, B.（2006）. Antonovsky's sense of coherence scale and the relation with health: a systematic review. J Epidemiol Community Health. 2006, 60（5）, 376-381.
11） Eriksson, M., Lindstrom, B.（2007）. Antonovsky's sense of coherence scale and its relation with quality of life: a systematic review. J Epidemiol Community Health. 2007, 61（11）, 938-944.

精神科 RN と精神科 NP

精神科 RN

精神科 RN は，精神疾患の治療に携わることに加え，患者の自立を促したり生き甲斐を支えたりしながらリカバリーへ導くことにも重要な役割を果たします[1]．私は自分や他者を傷つける恐れのある人たちを緊急で受け入れる施設（Acute Inpatient Care）で働いたのですが，たくさんのレジリエントな人たちに出会うことができました．

例えば，摂食障害（精神疾患の中で最も致死率が高い病気）で入院してきたチアリーダーの女子大生．当初は怯えて泣いてばかりでしたが，食事の際は一緒に座ってゆっくりと会話をし（そうしてさりげなく摂取カロリーを観察して，食後すぐにトイレに行って吐いたりしないよう食べ物の消化を待っていたわけですが），薬の説明などしながら少しずつ信頼関係を深めていきました．

入院中に Active Minds や NAMI（National Alliance on Mental Illness）といった消費者（患者）主体の団体があることを伝えると大変興味を示し，「退院したら似たような問題を抱えた学生たちを助けるために行動する！」と意気込んでいました．

精神科 NP

精神科 NP は，精神疾患の診察，診断，治療などを総合的に行ないます[1]．私は地域医療センターで外来を担当しているのですが，主な仕事は「Medication Management」と呼ばれるものです．例えば，急に丸三日眠れなくなったと訴えてきた中年女性．数カ月前から不安障害の治療を中心に進めていましたが，今回は躁状態である可能性も考慮して，不安と躁鬱と不眠をカバーする薬に切り替えました．こういった治療に加え，精神科 NP は研究や教育でも大切な役目を果たします[1]．例えば，統合失調症などの重度の精神疾患を抱える人たちは，健常者に比べ平均して 25 年も寿命が短いとのデータ[2]があります．寿命を縮める原因となる生活習慣病や心臓病などを極力予防するため，抗精神病薬を処方する際は，BMI や血圧，コレステロール値や肝機能などもモニタリングし続け，喫煙者には禁煙の治療を勧め，健康な食事や運動の大切さを根気強く指導しています．（新津晃右）

［参考文献］
1） American Psychiatric Nurses Association, International Society of Psychi-
   atric Mental Health Nurse. Scope and standards of practice: Psychiatric-
   mental health nursing（2nd ed.）. Silver Spring, 2014.
2） Prince, M., Patel, V., Saxena, S., Maj, M., Maselko, J., Philips, M. R., &
   Rahman, A.（2007）. No health without mental health. Lancet, 370, 859-
   877.

NP...NURSE PRACTITIONER

ジャーダン鈴木麻希

トーランス記念医療センター
MSN, RN, APRN, GNP-BC, CWON, RNFA

chapter 07

日本で，アメリカで究める
急性期の創傷・ストーマケア

はじめに　私はアメリカの西海岸，カリフォルニア州ロサンゼルス
近郊の日系人や日本人が多く住んでいる，トーランス市
にある Torrance Memorial Medical Center という総合病
院で，2010 年から現在に至るまで創傷・ストーマケア
専門のナースプラクティショナー（Nurse Practitioner:
NP）として働いている．私が看護師になった当初は，進
学や留学に関する情報はとても少なく，海外へのうっす
らとした憧れはあったけれど，とても現実に，将来，ど
こか日本とは別の国に住むことになるとは思ってもみな
かった．

そんな私が，アメリカで WOC（Wound Ostomy Conti-
nence：創傷・オストミー・失禁）ナースの資格を取り，
それをきっかけに，NP という職種に出会った．どうして
も NP として創傷管理を究めたいという思いを抑えるこ
とができず，また，アメリカで学んだことを将来日本に
還元したいという思いもあり，1998 年に渡米し，NP に
なった．今回は，私の 2 回の留学と現在に至るまでの経
過，NP という職業と創傷のエキスパートという目標に向
かっての現在進行形の日々についてお話ししたい．

121

Jerden, Maki Suzuki

北海道出身
1991年　東海大学医療技術短期大学看護学科卒業
同　年　東海大学医学部付属病院消化器外科勤務(〜97年)
1996年　Emory University, GA 創傷・オストミー・失禁
　　　　(WOC) スクール卒業
1998年　渡米
1999年　Georgia Perimeter College, GA 入学
2000年　Kennesaw State University, GA 編入
2002年　米国・正看護師（RN）資格，カリフォルニア州,
　　　　ジョージア州免許取得
同　年　Emory University, GA 大学院看護修士課程入学老
　　　　年科ナースプラクティショナー（GNP）専攻（RN
　　　　to MSN ブリッジコース）
2005年　同　　課程修了．看護修士号（MSN）取得
同　年　ANCC Gerontological Nurse Practitioner(GNP)
　　　　資格取得．Advanced Practice Registered Nurse
　　　　(APRN) – Nurse Practitioner コネチカット州免
　　　　許（のちにジョージア州，カリフォルニア州も）
　　　　取得
2006年　NP Care, CT 勤務（〜 07年）
2008年　JOHNSON & STUBBS HEALTHCARE ASSOCI-
　　　　ATES, GA 勤務（〜 09年）
2009年　WOCNCB Wound and Ostomy Care Certified
　　　　(CWON) 創傷・オストミー・失禁看護認定看護
　　　　師資格取得
2010年　Torrance Memorial Medical Center, CA Wound
　　　　& Ostomy Care Nurse Practitioner（NP/WOC）
2016年　University of California, Los Angeles , CA Regis-
　　　　tered Nurse First Assist（手術の第一助手）看護
　　　　師課程修了
現在に至る
所属学会等：
Gerontological Advanced Practice Nurses Association
　　　　(GAPNA) 会員
The Wound, Ostomy and Continence Nurses Society
　　　　(WOCN) 会員
California Association for Nurse Practitioners（CANP）
　　　　会員
email: makijerden@hotmail.com

目標となる T さんとの出会い

　医療技術短期大学を卒業後，神奈川県内にあった東海大学病院の消化器外科病棟に配属となった私は，とにかく毎日の仕事をこなすこと，覚えなくてはいけないことを覚えるのに精一杯で，大きな失敗をしないようにすることに全神経を集中するというような，まったく余裕のない毎日を過ごしていた．社会人としても初めてのことが多く，まだ学生気分が抜けきっていなかった私は，たくさんの失敗もしたし，確実に"できない看護師"に分類されていたと思う．

　外科病棟には，創傷・オストミー・失禁（WOC）の問題を抱えている患者は多かったものの，WOC 看護はカバーする領域が広いことと，疾患や病態生理に加えて，たくさんの製品に精通していることが求められるので，私が勤めていた病棟では，多くの看護師から敬遠されていた．私も，敬遠していた看護師のひとりで，なぜ苦手だったかというと，とにかくたくさんの種類のストーマ装具のブランド名や名称・種類と特徴に，各々のサイズ，創傷被覆材やマットレスの名前と特徴などを覚えなくてはならず，自分の知識不足を痛感するからだった．

　そんな私に転機が訪れたのは，入職して 3 年目の春に新しく病棟に救命救急から T さんが異動してきたことだと思う．T さんは，当時珍しかった 4 年制の看護大学を出ており，海外留学も経験している才女であった．それにもかかわらず，知識や経歴をひけらかすようなことは一切せずに，物腰も柔らかく，ガミガミと怒る今までの指導方法とは一線を画し，理路整然となぜ失敗したのかを考え，次に失敗しない対策を一緒に模索してくれる人だった．そんな T さんが，WOC ケアのチームリーダーになり，誘われるがまま，私も苦手だった WOC ケアチームのメンバーになった．私も，4 年制の大学で看護を勉強したり，海外に留学すると，T さんのようになれるのかなあと思ったことを覚えている．

日本で，アメリカで究める急性期の創傷・ストーマケア……chapter 07　　123

Emory での 4 カ月

　とにかく，WOC ケアに関する知識が必要だった私は，ほぼ手当たり次第にセミナーや症例研究会に参加した．本や専門雑誌もたくさん読んだ．学会にも参加するようになり，そこで WOC ナースという専門の資格があることを知った．その当時，日本にはまだ認定看護師制度はなく，また，WOC の教育機関もなかった．約 100 人強の日本で活躍していた WOC ナースたちは，その多数が海外へ留学して学んで帰ってきた人たちであった．WOC ナースたちは，知識や技術もさることながら，パワーに溢れ，生き生きとしていて，とても輝いて見えた．

　働いていた大学病院には，まだ WOC ナースがおらず，英語もできないのに，勢いだけで WOC のプログラムに行きたいと上司の看護師長と外科の医師に訴え，ありがたいことに休職と残っていた年次有給休暇を合わせて，短期留学を許可してもらった．外科の医師 N 先生と T 先生には，願書や手紙を，私が苦手な英語で書くのを忙しい中，時間を割いて熱心に指導していただいた．

　アメリカのジョージア州アトランタ市にある Emory University とテキサス州にある The University of Texas MD Anderson Cancer Center，オーストラリアの大学の計 3 校に出願して，Emory University（以下，Emory）から合格の通知が一番初めに来たので，1996 年にオリンピック開催地であった，ジョージア州アトランタ市に行くことになった．

　Emory に行くことを決めた数週間後に，MD Anderson Cancer Center からも合格の通知が来たので，外科の先生たちからは，がんの研究が盛んな MD Anderson Cancer Center に行くほうが良いのではないかと言われたのだが，もう Emory に行く手続きが始まってしまっていたので，変更はしなかった．今思えば，あの時，Emory に行かなかったら，私の人生はずいぶん違っていただろうと思う．

　今までに Emory で WOC を学んで帰ってきた日本人はいなかったので，アメリカの他校に留学経験のある WOC ナースに話を聞いて準備を進めた．正直なところ，英会話学校に行ったり，解剖生理を英語で復習したり，日本から医療系の辞書や専門書を持っていくなど，いろいろ準備はしたものの，

あまりどれも役に立たなかった.

　日常会話が少々できるくらいでは，まともなレポートを書くことも難しかった．要は，英語ができないと，授業で言っていることの半分も理解できないし，レポートを書くのにもクラスメートの何十倍もの時間がかかる．実習に行っても，言われたことが理解できずに，とても大変な思いをたくさんした.

　それでも私が何とか卒業できたのは，Southern Hospitality といわれるアメリカ南部特有の親切さをもって接してくれた教授陣に助けられたからに他ならない．運よく，ひとりの講師の母親が日本人で，なんと私のためにテストを英語から日本語に訳してくれたこともあった．当時はインターネットやスマートフォンはまだ普及していない時代だったので，どこに行くにも，テストの時も"バイブル（聖書）"と呼んだ，コンパクトな和英辞書が手放せなかった.

　無事にコースを修了し，WOC ナースの認定を受け，日本に帰国．初めての，無鉄砲かつ無謀な留学は，約4カ月という短い留学期間ではあったが，私の人生のキーパーソンとなる人たちとの貴重な出会いがあり，また，アメリカの大学を垣間見るとても良い機会だったと思う.

───────● **直感とひらめきで，ナースプラクティショナーを目指す**

帰国後1年半で再渡米

　元の大学病院の外科病棟に戻った私は，アメリカでいろいろ習得してきたことを現場に還元しようとしたのだが，空回りばかりしていた．当時の私のポジションは，外科の看護師だったので，WOC の仕事に専念したくて悶々とした日々を過ごしていた．また，日本の法律（保健師助産師看護師法）では，看護師の裁量権なども非常に狭く，窮屈に感じた.

　そういえば，アメリカの WOC ナースたちは，医師の指示のもと，デブリードマンもしていたし，ストーマのロッドを抜いたり，抜糸もしていたな……．そんなことを考えていたら，日本の自分の現状に我慢ができなくなり，日本に帰国後，約1年半で働いていた大学病院を退職し，思い切ってアメ

日本で，アメリカで究める急性期の創傷・ストーマケア……chapter 07　125

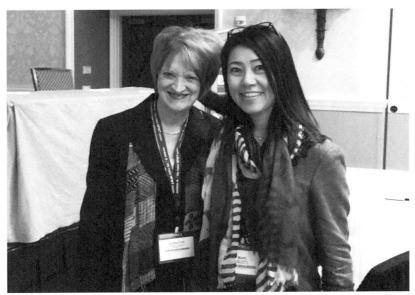

▲メンターであり，恩師でもある Dorothy Daughty 氏とラスベガスでの学会会場にて（2016年 10 月）

リカで WOC ナースとしての経験を積もうと，留学中に知り合ったアメリカ人の夫との結婚を機に 1998 年に再度渡米することにした．

　再度，渡米はしたものの，短期大学卒業で准看護学士だった私は，大学を卒業しなければ取得した International WOC の資格がアメリカでは認められない．そこで，卒業した Emory の WOCN コースの指導者でかつ NP でもある Dorothy Doughty 氏に相談してみた．「WOCN に加えて NP になったほうが，患者さんの包括的ケアがスムーズにできる」という助言を受けて，それがとても大変で，時間がかかることだとはあまり深く考えずに，"私が求めていたのはこれだ！" という直感とひらめきだけで NP になることを即決した．そして，WOC に関連した疾患や問題を抱えている人が老年期に多いという理由から，GNP（Gerontological Nurse Practitioner）に専攻を絞り，出願に向けて準備を始めた．

裏技

準備の過程で，RN to MSN ブリッジコースという，大学を卒業していない看護師が，NP になるため修士課程に進むことのできる選択肢があることを知った．その修士課程に入るためには，まずは RN（Registered Nurse），日本でいう正看護師の資格を取る必要がある．しかしながら，ほとんどの州では，CGFNS（Commission on Gradates of Foreign Nursing Schools）という外国で看護教育を受けた者への試験に合格することを，NCLEX-RN（National Council Licensure Examination- Registered Nurse）という看護師試験の受験必須項目に挙げており，この試験が超難関であるといううわさを聞いていた．

調べていくうちに，必ずしも居住している州で NCLEX-RN を受ける必要がないことがわかった．また，アメリカの看護師は州ごとに免許を発行するので，ひとりの看護師がいくつかの州の看護師免許を持っているということも珍しくない．そこで，裏技として教わった方法が，カリフォルニアなどの CGFN を必要としない州で NCLEX-RN を受験して，その州の看護師免許を居住している州に移すという方法だった．

早速，日本の卒業した短期大学から成績や卒業証明書など，必要な書類を取り寄せ，カリフォルニア州の NCLEX-RN に受験申請をした．それと並行して，Kaplan という NCLEX-RN 受験対策の塾のようなところへ通って，毎日勉強した．ここで，目標を持った外国人ナースたちと知り合えたことが，励みになり，また，毎日クラスに行って同じ仲間と励まし合うことで，怠けたり，くじけそうになる自分を鼓舞する効果もあったように思う．

さて，そうして迎えた試験当日．NCLEX-RN は，最短 75 問，最長 265 問，長い人は何時間もかかると聞いていたが，あっけなく 75 問でコンピューターはシャットダウンされて，手ごたえはまったくないままに終わってしまった．"落ちたかもしれないな……"と半ばあきらめて，帰ったことを記憶している．合否の結果はウェブサイトで確認できるので，ほぼ毎日のようにチェックしていた．自分の名前を画面上で見つけたときは，本当に感無量だった．でも，今思えば，この合格はこれから始まる勉強漬けの日々のスタートラインに立ったに過ぎなかった．

RN to MSN ブリッジコースへの入学

大学院進学に必要だったのは，RN の免許，大学での基礎科目の履修（単位），入学出願のエッセイ，そして GRE（Graduate Record Examination）のスコアであり，私はこの時点で，まだ RN の部分しかクリアできていなかった．

大学で数学，アメリカの政治経済，英語（日本でいう国語）などの基礎科目のクラスを履修しながら，GRE のテスト対策をしていたのだが，GRE の点数はなかなか伸び悩んだ．結局，GRE のスコアは足りないものの，①大学の（英語を含む）基礎科目の成績が良かったこと，②入学出願のエッセイと入学前の教授との面接で，NP になりたい目標などが明確で熱意が伝わったことを考慮してもらえ，晴れて Emory の RN to MSN ブリッジコースに入学できた．

実習はチャレンジの連続

2002 年，大学院に入学して驚いたことは，生徒の年齢がバラバラなこともさることながら，その質の高さだった．大学の基礎科目を取っていた時のクラスメートとは，明らかに勉強に対する姿勢も情熱も競争心もすべて違っていた．そして，膨大な量の研究レポートを読んで，まとめのレポートを書くという課題が多く，薬理学や病態生理学以外は，あまり暗記を必要としなかったことも新鮮だった．

ただ，研究論文やレポートを読むのには，相変わらずクラスメートの倍以上の時間がかかっていたと思う．また，フィジカルアセスメントという，口頭で順を追って英語でレポートしながら，頭から足の先までの身体検査をするテストがあるのだが，"〇分以内に終了する" という規定があり，これも，英語がネイティブ，母国語ではない私にとっては大変なプレッシャーだった．

毎日，朝から夜中まで勉強漬けで，いつも睡眠不足だったので，夫がとても心配していたし，寂しかったようなのだが，その時の私は，自分のことで精いっぱいだった．

実習に出てみると，今度は担当患者の診察，診断結果，治療計画をプリセプターの医師，または NP に口頭で報告するという試練が待っていた．

OLDCART（Onset, Location, Duration, Characteristics, Aggregating factor, Relieving factor, Treatment ／症状の始まった時期，痛みなどの場所，持続期間，症状，緩和や悪化する因子と治療）に基づいて順序立って報告するようクラスで徹底的に訓練されていても，実際の患者ではうまくいかないことも多く，時間がかかり過ぎたり，大切な所見が抜けてしまったり，発音が悪くて聞き返されたりと，チャレンジの連続だった．

NP の国家試験

　無事に卒業すると，今度は NP の試験に合格しなくてはならない．NP も各州が免許または資格を発行しており，ほとんどの州で NP の国家試験に合格していることが州ごとの NP 免許の申請に必要とされている．夫の仕事の都合で，卒業後ジョージア州からコネチカット州のスタンフォード市に引っ越しが決まっていた私は，国家試験に合格することを第一にした．この間，ジョージア州に残るクラスメートたちは，NP の国家試験合格の知らせを待たずに，実習先やすでに RN として働いている病院などのつながりで，次々と就職を決めていた．すぐに働き始めた人もいて，私も NP として就職できるのだろうかと，とても不安になったのを覚えている．

●ナーシングホームでのプライマリケア

ナーシングホームに常駐する NP として

　引っ越しが終わってすぐに，就職活動を始めたものの，知らない土地での就職活動は思った以上に大変だった．何のつてやコネクションもなければ，新卒で経験はないし，しかも外国人の NP である．加えて，新卒 NP の教育やプリセプターシップ・レジデンシー制度があるところとなると，選択肢は本当に少なかった．

　給料は二の次と考えて，とりあえず安全に働けるところ，すなわち新卒教育が充実していることを優先して，2006 年 1 月に NP が設立した会社に就職した．その会社には，40 名ほどの NP が所属しており，各々が配属されたナーシングホーム（介護老人保健施設）や介護施設，老健病院などに派遣

され，そこで主に入所者や入院患者のプライマリーケアを担当していた．

　はじめのうちは，この診断や治療方法で間違っていないか，何か見落としがないかと，プリセプターの先輩 NP たちの助けを借りながらなので，とても診療が遅かった．ノルマとされていた 1 日に 10 〜 15 人の患者をひとりで診ることができるようになるまでに，約 6 カ月かかったと思う．

　ナーシングホームといっても，日本とは少々異なっている．ナーシングホームに入院してくるのは，家に退院させるのはリスクが高いが，病院の急性期病棟にいるほど重症ではないという患者である．この人たちは，ショートステイといわれ，回復すると数週間から数カ月で自分の家に戻っていく．このショートステイとは別に，ロングステイといわれる，日常生活のほぼすべてで介助が必要であったり，たくさんの基礎疾患を抱えていたりする患者は，ほとんどの場合，症状が悪くなって病院に入院したり，ナーシングホームに退院して戻ったりを繰り返しながら，病院かナーシングホームで最期を迎える人が多い．

　ナーシングホームに常駐する NP である私に求められていた主な役割は，患者の毎月のフィジカルアセスメント（健康保険の関係で必須），急性疾患への診断と治療，急変時の対応，施設が法律に抵触しないための処置や看護などのプロトコル作成への援助や，スタッフの教育であった．また，症状が悪化して入院しなくてはいけなくなる前に，ナーシングホームで治療をして，入院をできるかぎり減らすのも期待された役割であった．なぜかというと，入院することで，医療費が高騰することに加えて，ナーシングホームの患者ができるかぎり住み慣れた環境で治療を受けられたほうが，特に高齢の認知症などがある患者にとっては最適であろうという考えからである．

　ナーシングホームでの NP の仕事の例を挙げると，朝出勤していくと，病棟看護師のマネージャーから，〇号室の A さんの咳が悪化しており，黄色い喀痰も出始めた．微熱も昨夜出たので，診てもらえないかと申し送りを受ける．胸部レントゲンと喀痰検査のオーダーを出し，吸入と抗生剤の内服の処方を出す．看護師がそれらの検査の手配や処置を行なっている間に，スピーチセラピスト（Speech Therapist: ST）や栄養士などのコメディカルと連携を取りながら，食事による誤嚥性肺炎のリスクがないか話し合い，必

要に応じて食事の内容を変更したりする．もし，NP がナーシングホームに常駐しておらず，治療の開始が遅れたり，担当医師と連絡がつかずに検査や治療の指示がない場合，患者は救急車でナーシングホームから病院の ER（救命救急センター）に運ばれて，入院となってしまう．

退職，専業主婦を経てパートでの復帰

　私は，働いていたナーシングホームで NP としてやりがいを感じ，充実した環境で働いていたのだが，残念ながら夫の転勤で退職することとなった．

　夫の転勤（アトランタ市へ戻ったのだが）に伴って，私の生活環境は一変した．ナーシングホームで NP として働いている間に，息子を出産した私は，またもや就職活動が難航する．乳飲み子を抱えて，しかも海外出張の多い夫．アメリカにも，保育園のような乳幼児を預かってくれるところもあったのだが，そうすると，息子が一日の大半を英語環境で過ごすことになる．必然的に，日本語と英語のバイリンガルを育てるのは絶望的だろうと思い，どうしても日本語の話せる子供に育ってほしいという願いから，2 カ所しかないアトランタ市にある日本の保育園が，子供を受け入れ始める 1 歳半までの約 1 年を専業主婦として過ごした．

　この間，NP として働いていないことへの焦りはあったが，この 1 年の専業主婦の経験で，やはり自分は NP や WOC の仕事が好きで続けたいという気持ちの確認もでき，ブランクは決して無駄ではなかったと思う．また，大変だったけれど，息子と一緒に過ごした濃厚な日々は，今では，かけがえのない，私のとても大切な思い出だ．そして，運よく息子が日本の保育園に入ったと同時に，パートタイムで以前と同じようなナーシングホームのJOHNSON & STUBBS HEALTHCARE ASSOCIATES で NP として働き始めることができた．

●再出発，創傷ケア・ストーマケアのスペシャリスに

　なぜ初めから，WOC に関連した専門の NP として働かなかったかというと，就職先の選択肢が少なかったこともあるが，NP の本来の役割とされている，

王道のプライマリーケアを経験してみたかったからだ.

　この選択は，後で創傷やストーマ専門の NP として働くようになって，大変役に立っている．患者の全体像を把握できなければ，創傷の治癒を促進することは難しいし，病院を退院後にナーシングホームで行なわれる創傷治療のレベルがどの程度で，どこまでの処置や技術を期待できるのかをある程度把握できたことは，とても良かったと思う.

　一方，プライマリーケア NP として働いたり，出産や度重なる引っ越しで,WOC の認定は更新されないままになっていたため，育児休暇中に再確認した，NP として創傷・ストーマ管理がしたいという自分の気持ちにしたがって，資格試験に向けて勉強を再開した．当時，海外出張でほとんど家にいなかった夫に代わって，私の勉強中に息子の面倒を見るなど助けてくれたのは,近くに住んでいた義母であった．おかげで，週に何時間かは，勉強に集中することができ，仕事と育児と勉強を何とか両立させられた.

　2009 年に無事に再度 WOCN の認定資格が取れ，どうしても NP として創傷やストーマの治療やケアがしてみたくなった私は，インターネットの求人広告を見ているうちに，現在の職場である Torrance Memorial Medical Center で創傷・ストーマの NP を募集していることを知った.

　カリフォルニアといってもとても広いため，土地勘のない私は，カリフォルニア在住の看護師の友人たちから情報収集をし，安全で，海も近く，日本人や日系人も多い，気候が良くてとても住みやすい街であることを確認したのち，思い切ってオンラインで履歴書を送ってみたのだった．ただ，アメリカの東海岸から西海岸への引っ越しとなるため，カリフォルニア，またはその近郊の市や州の出願者から面接が始まるのが常なので，正直，あまり期待はしていなかった.

　ところが，履歴書を出したその翌日には病院から電話があり，電話面接,飛行機に 5 時間乗ってカリフォルニアまで行って病院での面接，面接の終わりにその場で即，仕事のオファーがあり，たった 1 カ月の間に念願の NP/WOC として，カリフォルニアで働くことが決まっていた.

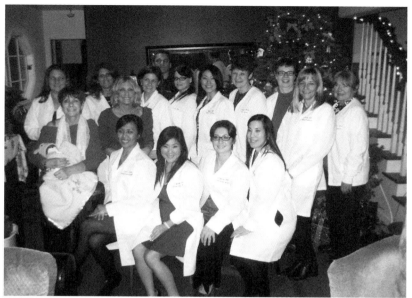

▲所属する Torrance Memorial Medical Center の高度実践看護師たち（CNS と NP）とクリスマスパーティーにて．年齢，性別，人種，専門や経験も様々

忘れられない患者

　Torrance Memorial Medical Center は，地域密着型のマグネット病院にも認定されている，約 400 床強の総合病院で，現在は NP が 5 人いるが，私が就職した当時は私を含め 3 人だった．NP/WOC に期待されている主な役割は，病院内の褥瘡の予防と治療，WOC に関連したプロトコルの作成とスタッフの教育，複雑な創傷の管理と治療，ストーマケアと患者・スタッフの教育である．

　NP は医師と協働して，診察や治療を行なうことができるので，外科医を待たずに，必要であれば切開・排膿，デブリードマン，傷の縫合などの処置や，薬の処方も行なう．また，病棟に限定されずに，ER や手術室も含めて垣根なく自由に診療に動けるのも，NP の良いところで，患者が回復するにしたがって病棟を移動しても，その治療が途切れることなく円滑に継続されるようにすることが可能なのも，NP の利点だと思う．

　私には，今でも忘れられない患者さんがいる．外科医からの初診の依頼は，

術後1日目のストーマのチェックとセルフケアの指導だったのだが，正中創から縫合した腹腔内の腸管がリークしているような浸出液があり，その日のWBC（White Blood Cell：白血球数）も高かったことから外科医に連絡して，即，緊急手術となった．その後，何度も手術を繰り返し，そのたびに腹部の傷は大きくなっていった．ついには，腹腔が閉じられずに開いたままの状態が続き，外科医に何度か手術室に呼ばれて，一緒にどうやって空いたままの腹腔をカバーしたものかと頭を悩ませた．結局，その患者さんは亡くなってしまったのだが，この時の経験が私に，外科医とともに手術もできたほうが，包括的に患者をケアするという，初めの目標により近くなれるのではないかと考えるきっかけを与えてくれたのだった．

RNFA の資格取得

　手術室での第一助手ができるようになることが，創傷管理の幅を広げ，包括的なケアにも大いに役立つだろうと考えた私は，さっそく上司と協働する外科医たちに相談してRNFA（Registered Nurse First Assist：手術の第一助手）の資格を取ることにした．運良く，働いているTorrance Memorial Medical Centerで実習もさせてもらえることになり，また，たくさんの外科医の手術に入れてもらったが，どの外科医も，本当に辛抱強く熱心に指導してくれた．おかげで，2016年の6月に晴れてRNFAになり，現在は手術室と病棟を往復する忙しい毎日を送っている．

　"思いは叶う"というが，人が願う気持ちや夢には，大きな力があると思う．私も何度もくじけそうになりながら，あきらめずにここまで進んで来られたのは，NPとしてWOCを究めたいという目標があったからに他ならない．

　私がアメリカで学んだこと，経験したことを日本の医療や看護に還元したいという願いは，ありがたいことに執筆，講演，アメリカに来る医師や看護師の研修セミナーの講師などという形で実現している．今後も，可能なかぎり日本とアメリカの懸け橋として，日本の医療・看護の発展の一助になれることを願っている．

［参考・引用文献］
1) American Association of Nurse Practitioners. Position Statement on Nurse Practitioner Prescriptive Privilege. Retrieved from http://aanp.org/NR/rdonlyres/CFCFB108-1215-4BCF-93B2-1174CA9C4413/0/2010Prescriptive.pdf#search="Position Statement" on August 15th 2010.
2) Mundinger MO. Advanced-practice nursing — good medicine for physicians? N Engl J Med. 1994; 330（3）: 211-4.
3) Mundinger MO, Kane RL, Lenz ER et al. Primary care outcomes in patients treated by nurse practitioners or physicians. JAMA. 2000: 283（1）: 59-68.

［講演・学会発表］
1995.2　第 12 回日本ストーマ・排泄リハビリテーション学会
　　ポスタープレゼンテーション：頻回の徴用剥離が可能なカラヤテープの開発
1997.10　第 20 回神奈川県ストーマリハビリテーション講習会
　　口頭プレゼンテーション：Emory 大学 WOCN プログラムの報告と日本の WOCN プログラムとの比較
1998.6　The 12th Biennial Congress of the World Council of Enterostomal Therapists in Brighton, United Kingdom
　　口頭プレゼンテーション：Development of an Ideal Stoma Model
2010.10　第 15 回日本看護サミット香川
　　シンポジスト：アメリカでナースプラクティショナーが果たしている役割と日本における可能性
2012.5　摂南大学　看護学部新館竣工記念シンポジウム
　　記念講演：明日の看護を考える　日本人ナースプラクティショナーの活躍と挑戦：日本の看護師へのメッセージ
2013.5　第 22 回日本創傷・オストミー・失禁管理学会学術集会　ポストコングレス　日本のストーマケア看護の未来
　　講演：アメリカでナースプラクティショナーが果たしている役割・現状と WOC ケア
2014.9　日本創傷・オストミー・失禁管理学会　第 10 回ブラッシュアップセミナー：アドバンスト NPWT（Negative Pressure Wound Therapy）
　　特別講演：アメリカにおける Wound Care NP による NPWT の実践
2016. 12　摂南大学看護学部大学院看護学研究科
　　公開講座：日本の医療と看護の未来：ナースプラクティショナーという選択肢

［その他業績］

2009　NPUAP & EPUAP Pressure Ulcer Prevention & Treatment: Quick Reference Guide 2009

　　　褥瘡の予防＆治療：クイックリファレンスガイド　日本語版　翻訳協力

2010　JERDEN 鈴木 麻希．アメリカにおけるナースプラクティショナーが果たしている役割と日本における可能性．看護部長通信 10・11 月号．2010,（8）4, 65-69.

2011　1 月－8 月　Japan Medicine　米国カリフォルニア通信　連載 14 回

　　　日本人ナースプラクティショナー（NP）の医療現場での日々

2012　JERDEN 鈴木 麻希 . アメリカでナースプラクティショナーが果たしている役割と日本でのその可能性．インターナショナル ナーシング レビュー . 2012, 35（3）, p162-168.

2014　NPUAP & EPUAP Pressure Ulcer Prevention & Treatment: Quick Reference Guide2014　褥瘡の予防と治療：クイックリファレンスガイド 2014 年版 日本語訳　翻訳協力

創傷管理のスペシャリストとは?

　アメリカでは近年，創傷患者数の増加とともに医療費が高騰し，それに伴って，急性期の病院，外来，ナーシングホームや訪問看護，どの医療現場でも政府が以前よりも厳しく規制・監督するようになった．アメリカの研究では，ステージ III/IV の褥瘡患者の 1 回の入院（入院期間は約 8 日間）で，褥瘡の治療や看護にかかる費用は約 470 万円（4 万 4983.80 ドル）といわれており，とても高額だ[1]．加えて，法規制の強化に伴って，診療報酬が褥瘡などの予防可能な創傷に対して支払われなくなり，また，訴訟なども頻発して医療機関の負担が増えることが懸念された．これらの理由から，創傷管理のスペシャリストへの必要性が高まり，創傷管理の教育が急務になった．

　一般的に，アメリカで創傷の専門教育をしている認定機関は次の三つである[2]．

1　National Alliance of Wound Care and Ostomy®（NAWCO）
　・設　　立　2002 年
　・認定者数　1 万 5716 人
　・認定資格　WCC（Wound Care Certified）
　・受験資格　過去 5 年のうち 4 年はフルタイムで創傷管理に携わっていること
　・受験対象者　正看護師（RN），准看護師（LVN/LPN），ナースプラクティショナー（NP），理学療法士（PT），理学療法士助手，足専門医（DPM），医師（MD），医師助手（PA）
　・主な教育方法　4 日間の授業を受講後に，5 日目に認定試験を受ける

2　Wound, Ostomy and Continence Nursing Certification Board（WOCNCB®）
　・設　　立　1978 年
　・認定者数　6700 人
　・認定資格　CWOCN（Wound, Ostomy and Continence Care Certified）
　　　　　　　CWON（Wound and Ostomy Care Certified）
　　　　　　　CWCN（Wound Care Certified）
　・受験資格　RN の資格と 4 年制大学卒業資格
　・受験対象者　RN と NP

137　COLUMN

・主な教育方法　WOCN が認めた教育機関で，実習も含めたコースの受講，期間は約 9 週間（Wound だけの場合，3 〜 4 週間），卒業後に認定試験を受ける

3　American Board of Wound Management（ABWM）
　・設　　立　1995 年
　・認定者数　3143 人
　・認定資格　CWS（Certified Wound Specialist）
　・受験資格　医療従事者の資格に加えて，大学，大学院，または博士課程を修了しているもので，3 年以上の創傷管理の経験者
　・受験対象者　RN, NP, PT, DPM, MD, PA
　・主な教育方法　自己学習

　上記の各々の認定機関で定められた教育，経験年数や症例数，試験などをクリアすると，創傷管理の認定が与えられ，創傷管理のエキスパートとして臨床で活躍することができる．ただし，上記を見てもわかるように，創傷管理のエキスパートといっても，教育内容やその期間・方法や受験資格は様々だ．また，WOCNCB は最も歴史があり，実習などの実技が含まれる認定機関であるが，大学卒業以上の看護師にしか門戸を開いていない．

　誤解を恐れずに私見を述べさせてもらうと，社会のニーズに答える形で，質の高い創傷管理の認定が看護師以外の医療従事者に必要不可欠になり，ABWM が看護師を含むすべての大学卒業以上の医療従事者に門戸を開いたのだと思う．また，CWS や CWOCN では，質は担保できても，社会の必要とする数に対応できないため，NAWCO が短期間で創傷管理のエキスパートを輩出する認定を始めたのではないだろうか．

　RNFA（外科の第一助手）は，これらの流れとはまったく別のもので，もともとは手術室の看護師の認定に加えて取得するものだったが，NP が急性期の病院などで働くようになると，それまでの縫合・切開排膿・組織診といった処置以外に，術中からの創傷管理に関わる必要性が生じた．そのため，私は NP と CWON に加えて RNFA を取得したのである．

（ジャーダン鈴木麻希）

［参考引用文献］

1）Barbara Braden, PhD, RN, FAA. Costs of Pressure Ulcer Prevention Is it really cheaper than treatment? Retrieved from http://www.npuap.org/wp-content/uploads/2012/01/Braden-NPUAP-cost-vs-prevention-final.pdf（accessed 2017-01-15）

2）National Alliance of Wound Care and Ostomy. Comparison of Wound Care Certification Programs Retrieved from http://www.nawccb.org/library/images/New%20images%20no%20people/Certification%20comparision.pdf（accessed 2017-01-15）

NP...NURSE PRACTITIONER

丹波靖子
ウンド・ヒーリング・ソリューションズ
MSN, RN, FNP-BC, CWS

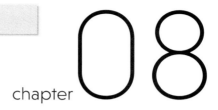
chapter 08

創傷ケアスペシャリストとして歩み始めた私

はじめに 現在ニュージャージー州の南部にある町ブォアヒーズに住んでいます．ここは，フィラデルフィアまで車で2～30分という場所にあります．フィラデルフィア，その周辺は，歴史的にも多くの日本人が留学や研究のために訪れた場所です．有名な方では，津田梅子氏が Bryn Mawr College，有島武郎氏が Haverford College で勉強し，野口英世氏が University of Pennsylvania に訪れるなど，他にも多くの日本人留学生，研究者がおられます．そのような方々には到底及びませんが，私もここで勉強し，現在はファミリー・ナースプラクティショナー（Family Nurse Practitioner: FNP），創傷ケアスペシャリスト（Certified Wound Specialist: CWS）として働いています．この経験が，看護師を目指す方，すでに看護師で留学をお考えの方々の一助となればと願い，ここにまとめさせていただきます．

たんば・やすこ

千葉県出身
1989年　成田赤十字看護専門学校卒業
同　年　成田赤十字病院勤務
1992年　倉本記念病院勤務
1997年　三咲内科クリニック勤務
2004年　テンプル大学日本校（Temple University Japan）
　　　　リベラルアーツ学部入学
2005年　渡　米．Temple University, PA Pre-nursing Pro-
　　　　gram に転部
2006年　Temple University Nursing Program に転部
2008年　同　　Program 修了．看護学士号（BSN）取得
同　年　米国・正看護師（RN）資格，ペンシルベニア州
　　　　免許取得
2009年　Devereux Mapleton Program, PA 勤務（OPT 期間）
同　年　RN ニュージャージー州免許取得
同　年　Thomas Jefferson University Jefferson, PA 大学
　　　　院看護修士課程入学ファミリーナースプラクティ
　　　　ショナー（FNP）専攻
2011年　同　　修士課程修了．看護修士号（MSN）取得
同　年　ANCC Family Nurse Practitioner（FNP）資格取
　　　　得
同　年　Certified Registered Nurse Practitioner Family
　　　　Health ペンシルベニア州免許取得
2012年　Wound Healing Solutions, LLC, NJ 勤　務（Op-
　　　　tional Practical Training 期間より現在まで）
同　年　Advanced Practice Nurse Family ニュージャージ
　　　　ー州免許取得
2015年　ABWM Certified Wound Specialist（CWS）認定
　　　　創傷ケアスペシャリスト取得
e-mail: lerintam@outlook.com

看護大学編入に失敗

　日本では看護師として病院やクリニックで働きました．幸運にも病気治療や患者ケアに非常に熱心な医師や看護スタッフと出会い，積極的に勉強会や学会などに参加したり，看護研究に取り組み，それを日本糖尿病教育・看護学会で発表し，さらには糖尿病雑誌『PRACTICE』への記事投稿をする機会を得ました．その経験を通して「もっと看護や看護研究を学びたい」と思うようになりました．

　しかしそれには，当時看護専門学校卒業の正看護師であった私は，まずは大学に編入しなければなりませんでした．そこで，ある看護大学の編入試験に挑戦しましたが，結果は見事不合格．面接官から「あなたは結婚して子供もいる．勉強はどこでもできるんじゃないですか？　何も大学でなくても，近くのカルチャーセンターとか」．この言葉は不合格の知らせよりもつらかったです．

　希望を失いかけたときにふと目にしたのがアメリカのテンプル大学（Temple University）日本校のパンフレットに書かれてある Nursing Program（看護学部）の文字でした．「英語は学生時代に勉強しただけで，もうとっくに忘れている．果たして入学できるだろうか？　入れたとしても，クラスについて行けるだろうか」と思い不安になりましたが，大学付属の ESL（English as a Second Language）で勉強を始めました．

　当時の私の英語力はというと，*Japan Times* の新聞の隅にある 30 行ほどの英文を理解するのに，辞書を使いながら 4 時間くらいかかりましたから，それがどの程度であったか理解してもらえると思います．

　テンプル大学の ESL クラスでは，TOEFL 試験対策クラスと学部準備クラスを受講しながら，大学で必要なリーディング，ライティング，スピーキング・プレゼンテーションの基礎を学びました．日本に住みながらアメリカの大学生活の準備をすることができたことは，とても助かりました．

　ESL のプログラムを終え，TOEFL で入学に際し必要とされるスコアを取ったところで，テンプル大学日本校リベラルアーツ学部への入学が許可されま

した．学部で勉強を始めてからしばらく経って，「Nursing Program はアメリカ本校があるフィラデルフィアに行かないといけない」と知りました．「アメリカへ行き，そこで勉強する」ということでしばらく悩みましたが，「ここまで勉強してきたのだから，行こう！」と決心しました．

　この時点ではまだその後のアメリカでの看護学部入学が，いかに難しいかということを知りもしませんでした．学部を変更してスムーズに看護学部で勉強できると安易に考えていたのです．日本の学部アドバイザーと話した時に，一言「たくさん扉が閉ざされていても，片っ端から叩き続けて！　きっとどこかに開く扉があるから」と言われました．その言葉には，大変励まされました．

Nursing Program 入学の狭き門

　2005 年 4 月に渡米して，ペンシルベニア州フィラデルフィアにある本校に到着するとすぐにリベラルアーツ学部アドバイザーとの面接がありました．彼女に「留学目的が Nursing で RN（Registered Nurse）を目指している」ということを説明するとリベラルアーツの学部から Pre-nursing に学部を変更してくれました．Pre-nursing Program は看護学部入学を目指す学生のためのプログラムで，そこで学部受験のために必要な単位を取ります．

　Pre-nursing Program，最初のクラスで出会ったクラスメートに「クラス全員が Temple University Nursing Program を受験する．もちろんコミュニティー・カレッジ や他の大学の Pre-nursing Program の生徒も．多くの生徒がウェイティングリストで，Nursing Program に入れるのを待っているんだから」と言われて驚きました．

　ようやくこのとき初めて看護学部に入るのがいかに困難であるかを知りました．さらに追い打ちをかけるように Temple University Nursing Program の学部アドバイザーと面接した際にも，「Temple University Nursing Program だけを受験するのは良くない考えだから，フィラデルフィア，その郊外にある他の大学の Nursing Program を複数受験するように」と勧められました．そうは言われても，渡米間もない私は，どこにどの大学があるのかもわかりませんでしたので，結局 Temple University Nursing Program だ

けを受験しました．

受験は 2006 年 2 月初めに行なわれました．それはグループ面接とショートエッセイを書くことでした．受験当日，Pre-nursing Program のクラスで一緒だった生徒とグループ面接に臨みました．試験担当者からグループ面接の課題が説明されて，生徒一人ひとりが今までの看護に携わった経験などを全員の前で話すのですが，私はアメリカ人生徒の堂々たる態度と自己 PR のうまさに終始圧倒されました．そのあとのエッセイの筆記試験では完全にあがってしまい，各質問に数行足らずしか書けずに時間切れになってしまいました．

試験会場を出たあと，敗北感に打ちひしがれ，アパートに直接帰ることができず，大学のメイン・キャンパスの公園でしばらく泣きました．その後に友人から聞いた話では，「約 400 名の生徒が受験して，入学できるのは 80 名ほどだったそうで，合否の結果は郵送で知らされる」とのことでした．

ほどなくして Temple University Nursing Program を受けた他の生徒たちからは，「手紙を受けとり不合格だった」といった情報が聞かれるようになり，「自分はいつ，どういう結果を受け取るのだろうか」と不安な気持ちになりました．面接とエッセイのことを考えると 99 パーセント無理かもしれないとあきらめたり，それでも 1 パーセントあるかないかの可能性を信じたりと落ち着かない日々がしばらく続きました．

4 月に入って，一通の手紙が Temple University Nursing Program から届きました．それは，「残念ですが……」で始まる不合格の知らせでした．しかし，文章の下には，「あなたはウェイティングリストに入っています」と書かれていました．ウェイティングリストとは，ご存じの通り日本での補欠です．その「ウェイティングリストに入っている」という文字で，「まだ可能性があるかもしれない」と少し期待を膨らませました．しかし，同じく Pre-nursing Program で勉強してきたアメリカ人の友人から「Temple University Nursing Program から合格通知を受け取った」という知らせを聞き，その後しだいにクラスメートも合否のことを話題にしなくなりました．5 月を迎える頃になると「もう自分の補欠合格の可能性はない」と Nursing Program を断念しました．

創傷ケアスペシャリストとして歩み始めた私……chapter 08 　145

新たな目標を Public Health Program に決め，その学部のアドバイザーと会い，学部変更の手続きをしたその日の夕方のことです．アパートへ帰ると Temple University Nursing Program からの手紙がポストに．封を開くと「Dear Ms. Tamba, Congratulations!」と，なんとそれは合格を知らせる手紙でした．こうして 2006 年 9 月から 2 年間の Nursing Program をスタートしました．

Advanced Practice Registered Nurse の選択

よく利用した Writing　Center

　Temple University Nursing Program のクラスは，アメリカ人の若い学生がほとんどでしたが，他には家庭を持ち，子供を育てながらも学ぶ学生たち，看護助手（Certified Nursing Assistant: CNA）として働いた経験のある学生，アフリカのナイジェリアから夫婦で看護留学してきているクラスメートもいました．このような異なる人種や文化，年齢層のクラスメートたちと一緒に新学期をスタートしました．

　F-1 学生ビザで留学している私は，各学期最低でも 12 単位のクラスを取らなくてはなりません．ほとんどのクラスがそれぞれ 3 単位だったので，各学期 4 〜 5 クラスを受講しました．

　そうなると宿題に費やす時間も半端ではありません．クラスそれぞれにリーディング課題があり，それは大抵 80 〜 100 ページを次回のクラスまでに読んでくることでした．全クラスのリーディング課題だけで膨大なページを読むことになり，英語が母国語でない私は，常に分厚い教科書と電子辞書を抱えて読み続けていました．課題はリーディングだけでなく，ライティング，パワーポイントによるプレゼンテーション，テストなどもあり，大学にいる間は図書館で，週末は家や出先でテキストを読んだり，ペーパーを書いたり，テスト勉強をしたりと過ごしました．

　多くの大学には必ず Writing Center があります．英語を母国語とする学生の多くもライティングの課題を提出する前にここを利用します．私は，大学，大学院を通してよく利用しました．Temple University では Medical,

Pharmacy, Dentist, Nursing, 他の医療関係の留学生に対して ESL の教授によるペーパーの添削を受けることができました.

　私は，ペーパー提出日 2 ～ 3 週間前には書き終えて，そのあとは，クラスの合間，週 2 ～ 3 回は ESL の教授と面会して添削してもらいました．そのときの教授の Dr. Karr には大変お世話になりました．彼女のサポートがなかったら，大学を卒業できなかったと思います.

二つの重要なこと

　ここで課題に取り組む際に気をつけることを二つお話しさせていただきます．なぜなら，それは留学生だけでなく，一般大学生にとっても，大学，大学院で勉強するために大切なことだと思うからです.

　大学，大学院各学部で，Writing Style が決められています．Chicago Style，MLA Style といろいろとありますが，Nursing は APA（American Psychological Association）Style で書きます．ライティング課題に取り組む際には Publication Manual of the American Psychological Association の必ず最新版を購入してください．今は APA Style について詳しく説明しているウェブサイトも多くありますので，それらを利用するのもよいと思います.

　Writing Style が大切な理由の一つは，学生が引用する文献がどこから引用したのかをはっきりと記載し，Plagiarism，日本語では「盗用」ですが，それを防ぐためです．私の大学，大学院でもライティング課題は，Turnitin という盗用をチェックするサービスを通して提出しました.

　留学する以前のことですが，看護短大で講師を務めた方のアシスタントで看護学生のライティング課題を読ませてもらったことがありました．そのときに，手書き文章もなく（当時は手書き文章での提出が当たり前でした），ただ教科書のコピーを課題の用紙に張り付けて提出していた数人の生徒がいて大変驚きました．今ではそういうことをする看護学生はいないと思います.

　もう一つ，Nursing Program で徹底的に指導されたのが Critical Thinking Skill/Higher-level Thinking Skills を身につけることでした．Nursing Program 最初の学期での Pathophysiology の択一テストで，私を含めてほとん

どの生徒が今までに経験したことのない質問と，その答えとなる選択肢に戸惑いました．選択肢のどれもが正しいと思えるのです．教授から「ナーシングは Higher-level Thinking, Critical Thinking が必要だから，今までのような記憶したものをただ答えるような Lower-level Thinking のテスト問題は少ない」と説明されました．

Higher-level Thinking では，質問にある状況について何が問題であるかを見極め，情報を分析し，知識を生かして，もっともふさわしい看護行為を選択することが求められます．この Higher-level Thinking は NCLEX-RN（National Council Licensure Examination- Registered Nurse）をパスし，RN のライセンスを取るだけでなく，実際にナースとして働く現場でも必要とされます．

Thomas Jefferson University Master Program へ

数百ページのリーディング，ライティング課題，試験のための勉強，プレゼンテーションのスライド作成と忙しい学生生活を送るうちに，日本人の友人に「靖子さん，元気～」と言われると，「なんとか生き延びています」と返事をするのが習慣になりました．そして無事に生き延びて，2008 年 5 月に Temple University Nursing Program（看護学士課程）を修了し，8 月に NCLEX-RN に合格して，ペンシルベニア州の RN ライセンスを取得しました．

さあこれで，RN として働けると思った矢先に，BSN（Bachelor of Science in Nursing）の RN に対しての H-1B ビザ（4 年制大学卒またはそれに同等の学歴を取得したものが専門職領域で就労するためのビザ）取得が困難な情報を耳にしました．すぐに移民弁護士とコンタクトを取り，面会しました．その弁護士から，「管理職の BSN-RN か Advanced Practice Registered Nurse（APRN）のようなスペシャリストでなければ，H-1B を取得するのは難しい．日本に帰るか，もしくは大学院へ進学して APRN になるかです」と言われました．

「それならば大学院へいこう」と Thomas Jefferson University Nursing Program へ願書を送り，そこの Family Nurse Practitioner（FNP）Program

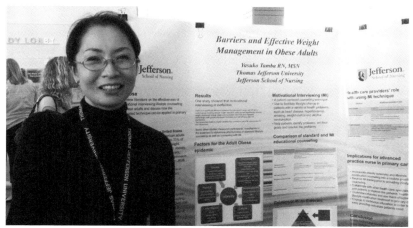
▲ 大学院での卒論発表の様子（2011 年 8 月）

で勉強を始めました．Temple University でサバイバルな学生生活を送ったおかげで，Thomas Jefferson University の修士課程では少し余裕もあり，5〜6名でとっていた Nursing Education のクラスでのディスカッションやプレゼンテーションは楽しみながら勉強しました．その一方で，NP に必要とされる病態生理，薬学，Health Assessment，看護研究（Evidence Based Practice を含む），Health Policy なども学びました．

Health Assessment のクラスでは，The New England Journal of Medicine にある Case Records を読み，病状，検査結果，他に必要な検査，そして治療についてディスカッションをしたり，Medical Student と同様に Standardized Patient*を相手に，問診，フィジカルアセスメントを行ない，診断と治療方針を決め，患者にそれを説明するということもしました．

実際の実習では，循環器・心臓専門の医師，小児科医師，婦人科専門 NP，訪問プライマリーケアの NP の指導を受けて，NP の役割に理解を深めていきました．婦人科専門の NP が働くクリニックでの実習では，乳房，子宮，卵巣の触診，子宮頸部の細胞診を行ないました．乳房の触診は，Temple University のフィジカルアセスメントコースや婦人科実習ですでに経験していたので，問題はなかったのですが，子宮，卵巣の触診，子宮頸部の細胞診などは初めてでしたので，実習最初の数週間は緊張の連続でした．

創傷ケアスペシャリストとして歩み始めた私……chapter 08　149

こうして 2011 年の 8 月に修士課程を修了，同年 12 月に ANCC（American Nurses Credentialing Center）の Family Nurse Practitioner Board Certification Examination を受けて合格し，ペンシルベニア州の FNP の資格を取得しました．

＊Standardized Patients とは，看護学生や医学生，研修医を相手に事前に作成されたシナリオにしたがって実際の患者と同じような症状や訴えを「演じる」患者役のことを言います．患者への問診や診察の技術，患者に接するマナーを評価，教育するスペシャリストです．

──────● 「Wound Care に興味はありますか？」

銀行が取り持った縁

FNP を選択した最も大きな理由は，「卒業後に仕事が見つかりやすい」からです．実習先の婦人科専門の NP が「Women's Health Nurse Practitioner（婦人科専門の NP）になっても，働けるところが少ない」と話してくれました．私の場合は，H-1B ビザのスポンサーを同時に見つけなければならなかったので，そんな状況で婦人科専門の NP を選択していたら，現在こうしてアメリカにいることはなかったと思います．

ところが，この目論見は外れました．いざ就職活動を始めると，ビザのスポンサーはなかなか見つかりません．フィラデルフィアにある Children Hospital の就職面接では，「残念だけど，ビザのスポンサーにはなれない．でもせっかく来たんだからスタッフと面接して」と，就職できないのは明らかなのに 4 時間近い面接を受けました．

そんな折，ふと目にした銀行の明細に，まったく覚えのない引き落しがされているのに気づきました．20 ドルです．弱り目に祟り目というのでしょうか，「詳しく説明してもらおう」と銀行の窓口に駆け込みました．担当者と話をしている間に，引き落としの理由がわかり，交渉の末に最近引き落とされた 20 ドルの返金をしてもらいました．ほとんど話も済んだ頃，担当者が「ところで，君，仕事はなにをしているの？」と尋ねてきたので，「ナースプラクティショナーになったばかりで，現在は就職活動しているが，なか

なか見つからない．就労ビザ取得のために職場がスポンサーにならなければ
ならないので，なおさら難しい」と言うと，彼が「この人に連絡してみて」
と電話番号の書かれた紙を渡してくれました．翌日，見知らぬ番号から数回
電話がありましたが，間違い電話と思い電話を無視していました．あとでよ
くよく番号を見てみると銀行の担当者から手渡された紙に書かれてあった人
の番号だったので，慌ててすぐに電話をかけ直しました．相手は創傷ケア専
門で働く NP で，Wound Healing Solutions, LLC の経営をサポートしてい
る今の私のボス，Paul Montenegro 氏でした．

　Montenegro 氏から「Wound Care に興味はありますか？　Shadowing
（見学）に来ませんか？」と言われ，即座に「ハイ，興味があります．
Shadowing させてください」と答えてしまいました．

NP8 名の仲間に

　Wound Healing Solutions, LLC は，2 人の NP，Wendy Smollock 氏と
Paul Montenegro 氏で 2002 年からスタートした創傷ケアコンサルテーショ
ン会社です．私が採用された当時は，8 名の NP でニュージャージー州にあ
る 60 カ所のナーシングホームや介護ホーム*を訪問し，傷の診断や治療，
予防のための創傷ケアコンサルテーション，ナーシングスタッフへの創傷ケ
ア教育サービスを提供する一方，患者の家庭を訪問し，傷の診断や治療，患
者家族や訪問看護師にケアマネージメントの指導を行なっていました．

　私は，Montenegro 氏との Shadowing とその後の面接を経て，即採用が
決まり，さらに会社が H-1B ビザのスポンサーになるという信じられない申
し出までこの時にいただきました．喜びと今後の不安が入り混じるなか，8
名の NP の仲間になりました．最初の 8 週間はオリエンテーションで，
Smollock 氏と Montenegro 氏，2 人のボス各々に伴って，ナーシングホー
ムを訪問し，擦過傷のような軽い傷から褥瘡，手術後の傷口離開，末梢性動
脈疾患による潰瘍，静脈性潰瘍，糖尿病性足病変，皮膚カンジダ症などを
ベッドサイドで診断と治療，末期の皮膚がんの傷のマネージメントのコンサ
ルテーションも行ないました．

　褥瘡の多くは仙骨部にあるので，時には，自分の体重の 2 倍以上ある寝

創傷ケアスペシャリストとして歩み始めた私……chapter 08　　151

たきりの老人患者の体位を変えなくてはなりません．オリエンテーション最初の数週間は，ややフォーマルな服装でヒールの高い靴を履いて仕事をしましたが，それでは，患者はびくとも動かず，患者の体位を変えるどころか，自分が後ろに下がってしまい，どうにもならなくなり，看護師や看護助手に助けを求めなくてはいけない始末．「こんな格好では仕事ができない」と気づき，それからは伸縮性のあるシャツとズボン，ゴムの厚い靴で仕事に臨んでいます．

> ＊ナーシングホームは，おおよそ日本でいうところの，医療ケアやリハビリを行なう介護老人保健施設に，介護ホーム（Assisted Living）は介護老人福祉施設にあたります．

　現在までに私が訪問したナーシングホーム，介護ホームは 78 施設，その上に 33 カ所の家庭訪問になります．79 カ所目がもうすぐスタートします．ニュージャージー州の北はニューヨーク州，南はデラウェア州，東はアトランティックオーシャン（大西洋）の近くまで，西はペンシルベニア州のフィラデルフィアの郊外までを愛車の RAV 4 で走り回っています．おかげさまで，4 年過ぎた今では車の運転もだいぶ上達しました．

創傷ケアスペシャリストに

　会社は 2014 年 1 月からペンシルベニア州の創傷ケア専門 NP グループが Wound Healing Solutions, LLC と一緒になり，現在ではペンシルベニア，ニューヨーク，デラウェア，そしてメリーランド州にも活動範囲を広げ，38 名の NP で，250 カ所のナーシングホームと介護ホーム，家庭訪問での創傷ケアサービスを展開しています．

　会社には，NP 以外にも，オフィスで働くスタッフ，会社を支えるマーケティングマネージャーがいます．マーケティングマネージャーのひとり，Zwelithini Tunyiswa 氏は，留学生として日本の国際基督教大学で勉強したこともあるため，私に電話してくるときは「もしもし，丹波ちゃん！　元気ですか？」と日本語です．アメリカ人に囲まれて仕事するなかで，このようなサポートは本当にありがたく，仕事でつらいときもありましたが，乗り越

えることができました．

　会社で創傷ケアスペシャリストとして働くためには，NP のライセンスが
必要である上にさらに，スペシャリストのライセンス取得が必要です．アメ
リカで創傷ケアスペシャリストの資格を与える団体はいろいろとあります．
主なものとして Wound, Ostomy and Continence Nursing Certification
Board, American Board of Wound Management, National Alliance of
Wound Care and Ostomy などがあります．会社から勧められた資格は，
American Board of Wound Management（ABWM）の Certified Wound
Specialist（CWS）でした．

　CWS の試験を受けるには，最低 3 年以上の創傷ケアの経験が必要とのこ
とでしたので，仕事を通して経験を積み 2015 年 12 月に試験を受けて資格
を取得しました．今では，週 10 ～ 11 カ所のナーシングホーム，介護ホー
ムを訪問し，様々な傷の治療のコンサルテーション，治癒後の再発予防への
アドバイスや看護スタッフへの教育サービスを行なう一方で，Primary
Care Physician から依頼を受けて，家庭訪問もこなす忙しい日々を過ごし
ています．

サプライズ，永住権のスポンサー

　話を私の H-1B ビザに戻します．就職が決まってから会社がスポンサーと
なり手続きを進めてきました．しかし結局，2012 年の H-1B 応募者の数が，
ビザ発行数に達したため，書類が受理されず，6 月に取得不可能になりまし
た．「仕事もスポンサーも見つかったのに」と落ち込んでいると，私の移民
弁護士から「君の会社が永住権のスポンサーになると申し出ているよ．素晴
らしい」と連絡がありました．早速ボスに確認するとそのように告げられ，
永住権取得の手続きを始めて翌年 2013 年 7 月に無事に取得しました．

　会う人に「どのようにして仕事を見つけたの？」と聞かれるたびに，「銀
行が仕事をくれました」と答えています．どこでどのようにしてチャンスを
得られるかは，わからないものです．しかし一生懸命努力したことは決して
無駄になりません．留学生として私と同様にこちらで勉強された方々が日本
に帰国し活躍されています．私の場合は，知識や経験を積み，さらにそれを

創傷ケアスペシャリストとして歩み始めた私……chapter 08　　153

活かす場所がアメリカとなったわけです.

●最近の経験から

　ある日, 臀部に傷はないものの, 皮下に嚢胞ができた老婦人の診察依頼を受けました. 患者を訪問した後で, 彼女の Primary Care Physician と電話で話した際に, 「君は Wound Specialist だから, 君の治療方針を聞きたい」と尋ねられ私の方針を伝えると, 「I agree!（同意する）」との返事をもらうことができました. 創傷ケアスペシャリストとして, このように意見を聞かれる時がありますので, 今後も学会や勉強会に参加してさらに最新の創傷ケアの知識を深めていこうと思っています. 2016 年 9 月終わりに, フィラデルフィアで「Art of Wound Repair ── Suturing for NPs and PAs」という講習会があり, そこで勉強してきます.

　私の専門は創傷ケアですが, 実際の仕事場では皮膚科の知識を必要とする機会が多くあります. 過去に数回ほど潰瘍の治療を依頼されて, 視診で「皮膚がんが疑わしい」と思い, 皮膚科診察を勧めたところ, 生検の結果 Basal Cell Carcinoma（基底細胞がん）だったケースがありました. また数カ月前には, 左下肢に潰瘍がある高齢のご婦人の治療を依頼されました. 白人の彼女によると, 「若いころからビーチで過ごすことが多かった」という話を聞きながら, 傷を診てみると, やはり皮膚がんが疑わしい潰瘍でした. そこで看護師を通じて家族に皮膚科診察を勧めました. しかし, 家族からは「仕事で忙しくて, 皮膚科に連れていけない」となかなか予約を取ってもらえません. 看護師と一緒に皮膚科診察の必要性を説明して, やっと皮膚科を受診してもらった結果, その左下肢の潰瘍が Squamous Cell Carcinoma（有棘細胞がん）と診断された上に, さらに Squamous Cell Carcinoma が頭部の髪の毛で隠れた箇所にもひとつ, そして患者の左頬にもあることがわかりました. このようなケースに出会うと, 「自分はもっと勉強しなくてはいけない」と思います. 人の命に携わる仕事を続けるかぎり, ずっと勉強です. 私はそう信じています.

　仕事以外では, こちらの日本人ナースとの交流が私の活力のひとつとなっ

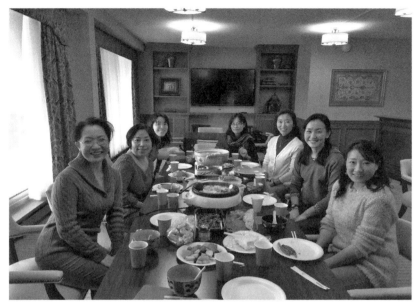

▲「フィラデルフィア日本人ナースの会」にて．ランチをしながら楽しくおしゃべり（2014年1月）

ています．本書で原稿を書かれているラプレツィオーサ伸子さんが代表となって，フィラデルフィア，その郊外とニュージャージー州南部でナース，看護に関わる仕事に就く日本人や，日本での看護師経験があり現在はアメリカでナース，NP などの Advanced Practice Registered Nurse を目指している方々と一緒に，2013年5月に「フィラデルフィア日本人ナースの会」を発足しました．年に2回の集会は，食事をしながらお互いの近況を報告したり，情報交換の場となっています．思いっきり日本語で話ができる貴重な時間ですので，毎回の集会を楽しみにして過ごしています．

私のアメリカ留学は，私ひとりでできたことではありません．多くの方々の支えがあって，今の自分がいます．

最後に日本に残している家族のことについて少しお話しします．私が一度決めたら突き進む性格なのは，家族みなが十分承知していました．2005年に娘を連れて留学しましたが，「日本で勉強したい」という娘の意思を尊重して2009年に帰国させています．その後は日本の家族が娘の面倒をみてく

創傷ケアスペシャリストとして歩み始めた私……chapter 08　　155

れました．今後については，私はたぶんこちらで残りの日々を送る予定です．
娘は日本で．世の中には，いろいろな家族のあり方があるのだと思います．

　これからも NP，創傷ケアスペシャリストとして最新の創傷ケアや治療，
またそれに関連することを学び，知識を深め，経験を積む一方で，他の方々
のお役に立てるように努めていきたいと思っています．
　ここまで支えてくれた日本の家族や友人，アメリカの友人たちに深く感謝
します．

［参考文献］
1）公益社団法人全国老人保健施設協会．介護保険と老健施設．Retrieved from
　　http://www.roken.or.jp/wp/about_roken/kaigo（accessed 2017-01-15）
2）Linda H. Chance & Tetsuko Toda 編．Phila- Nipponica; An Historic Guide
　　to Philadelphia and Japan　フィラデルフィアと日本を結ぶ歴史的絆．Japan
　　Amerian Society of Greater Philadelphia, 2015, p284
3）Purdue University. Online Writing Lab. Complete Discipline Listing. Re-
　　trieved from https://owl.english.purdue.edu/owl/resource/585/2/（ac-
　　cessed 2017-01-15）
4）The George Washington University, The Clinical Leaning & Simulation
　　Skills（Class）Center. Standardized Patients（SPs）. Retrieved from https://
　　smhs.gwu.edu/class/sp（accessed 2017-01-15）

　　PUBLICATIONS
1）Tamba, Y. 糖尿病治療薬の副作用報道による患者の服薬コンプライアンスへ
　　の影響［The effect of media reports of side effects of diabetes drugs on
　　patient compliance］. Practice, Journal of Practical Diabetes. 1999, 16
　　（2）.215-217.

NP…NURSE PRACTITIONER

澤野啓子

BJC Medical Group 脳神経内科
MSN, RN, APRN, FNP-C, CCRN, CNRN

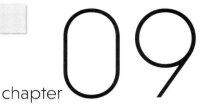

chapter 09

大好きな言葉，Courage "勇気" を送ります

はじめに　現在私はアメリカ中西部ミズーリ州のセントルイスで脳神経内科のナースプラクティショナー（Nurse Practitioner：NP）として病棟と外来の両方で，神経内科全般の患者を診ています．

ナースになる以前は別な仕事をしていたこともあり，まだアメリカの正看護師（Registered Nurse： RN）になって8年目，NPとしては4年目というキャリアではあります．

医療の道でキャリアを積んでいない私が「なぜ」「いかにして」NPになったのか．読者のキャリアが現在ナースなどの医療職でなくとも，また年齢に関係なく，NPになれることを私の経験をもとにお伝えします．

さわの・けいこ

愛知県出身
1999年　創価短期大学卒業
2002年　Indiana University-Bloomington, IN 心理学部卒業
同　年　IT 会社に勤務（〜 2004年）
2005年　University of Arkansas の International Student Advisor として勤務（〜 2006年）
2006年　University of Arkansas, AR 看護学部入学
2008年　同　　卒業．看護学士号（BSN）取得
2009年　米国・正看護師（RN）資格，ミズーリ州免許取得
同　年　Barnes Jewish Hospital - St. Louis, MO 脳外科勤務（〜 2012年）
同　年　St. Louis University, MO 大学院看護修士課程入学
2011年　Critical Care Registered Nurse（CCRN), Certified Neuroscience Registered Nurse（CNRN）取得
2012年　同　　課程修了．看護修士号（MSN）取得
同　年　AANP Family Nurse Practitioner 資格，Advanced Practice Registered Nurse（APRN）–Nurse Practitioner ミズーリ州（のちにイリノイ州も）免許取得
2013年　Barnes Jewish Hospital / Washington University School of Medicine St. Louis, MO Cancer Center 勤務（〜 2016年）
2016年　BJC Medical Group, MO 脳神経内科勤務
2018年 St. Louis University 看護博士号（Doctorate in Nursing Practice）取得予定
email: ksawano@gmail.com

ちょっとユニークな経歴

愛知県名古屋市にある名東高校英語科を卒業後，1999年に東京の創価短期大学を卒業，そしてアメリカの Indiana University-Bloomington 心理学部へ編入し 2002年に卒業しました．その後帰国して東京と名古屋で2年間 IT 会社に勤めましたが，2005年にアメリカの大学留学生アドバイザーとして再渡米しました．しかし1年後に失職し，アメリカでは資格がないと生き残っていけないと痛感しました．

そこで 2006年に University of Arkansas の看護学部の2年生となりました．この年に四つ年下の夫と結婚しています．夫はアフリカ・コンゴ生まれのインド人です．2008年に卒業し正看護師（RN）となりました．2009年にミズーリ州のセントルイスへ引越し，Barnes Jewish Hospital - St. Louis（全米でトップ10に入る病院）の脳外科に勤めることになり，一時はその病棟のフロア長も務めました．

2009年当時，私はナースとしてまだ新米の1年目だったのですが，フルタイムで働きながら St. Louis University の大学院へ通い，2012年に修士号を取得して NP となったのです．2013年に同じ病院のがんセンターへ異動となりましたが，もともと脳神経内科が希望だったものですから，脳神経内科への転職を試み，2016年4月より BJC Medical Group（Barnes Jewish Hospital と同系列）の脳神経内科のドクターチームの一員となりました．

今は二つの病院の外来と ICU を含む病棟，脳神経に関わるすべての患者を担当しています．外来では頭痛やアルツハイマー，パーキンソン，てんかんや睡眠障害など，病棟では主に脳梗塞で運ばれてくる患者を診ています．

現在，NP は皆博士号取得をという動きが全米でありまして，私も 2014年から St. Louis University の博士課程（Doctorate in Nursing Practice）に進んでいます．2018年卒業の予定です．

なぜアメリカ？

母の弟（叔父）が，私が生まれた頃にはすでに渡米していて（アメリカ国

籍になっています），高校の時に初めて 1 カ月遊びに行き，日本とまったく違う生活にものすごい衝撃を受けました．高校を卒業する頃にはすでに短大を卒業した後はアメリカの大学への編入を決めており，親の承諾も得ていたと記憶しています．

　高校の英語科には多くの帰国子女がいて，彼らの考え方がまったく違うこと，しかもそれでまったく OK という生き方に相当なカルチャーショックを受けると同時に，個人個人がのびのびし自由なアメリカへの憧れはますます募るばかりでした．

　アメリカは多様な人種が一緒に暮らし，価値も文化もまったく異なりながらお互いを認め合っている——その社会で生きていきたいと思ったのが一番の理由です．

● 脳神経内科の NP として

想像もしなかった世界

　上記に書いた通り，アメリカで職を失った際，アメリカでは資格やライセンスがないと生き残れない，なにかライセンスを持たなくては！と思ったのが一番の理由です．

　看護師になることに憧れたこともなく，医療の世界で働くことなどそれまで想像もしたことはありませんでしたが，実際ナース（RN）になってみてなんてやりがいのある職業！と感動の毎日でした．もともと心理学を大学で専攻していたため，脳の不思議さや機能にはとても興味がありました．ナースを目指している頃から，脳外科や脳神経内科で働くことが目標にありました．

　NP については，ナースなのにドクターが行なうのと同じことができる仕事があるのを知り，純粋に「私もそれになりたい」と思うようになりました．

　RN になってから大学院へ行くのには，まず臨床を数年経験してからというのが普通のようです．ただ，私の場合 RN になった時点ですでに 30 歳でしたので，脳がまだ柔軟な頃にできるだけ勉強したいと思い，働きながらではありましたが半年で大学院へ入学しました．

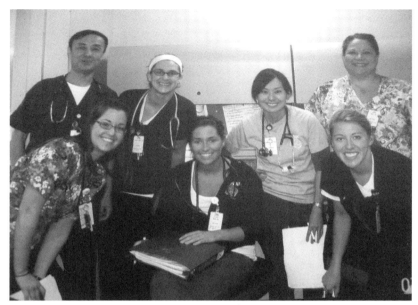
▲Barnes Jewish Hospital - St. Louis, MO 脳外科の同僚と

州をまたぎ移動しながらの仕事

　現在，脳神経内科チーム（脳神経内科医4人，NPの私，Physician Assistant 1人の6人のチーム）に所属しています．このチームはBJCグループ内にある四つの病院を担当しますが，私と直属のボスであるドクター2人はそのうちの二つの病院を見ています．3人ともまったく違うスケジュールで動き，昼だけ集まりランチをします．その際に，私が回診した患者の状況を知らせたりします．

　実は担当している二つの病院は別々な州，それぞれミズーリ州とイリノイ州にありまして，二つの州のNPライセンスを持ち仕事をしています．州によってNPが処方できる薬のレベルが決まっており，制限なく薬の処方（モルヒネなどを含む）ができるイリノイ州に対して，ミズーリ州はNPの権限がとても制限されていて残念です．その制限レベルは全米で最も厳しいほうなのです．

　今の仕事は2016年の4月から始めたばかりということもあり，外来で

診る患者は 1 日 15 人ほど，病棟の患者は入院する患者の数によって毎日変わりますがたいてい 8 〜 10 人ほどです．朝は外来患者を診て，午後は院内回診をする日もありますし，逆に，院内回診が終わってから外来へ行くこともあります．

　私のオフィスはイリノイ側の病院の隣にあり，患者が少ないときはオフィスで書類などまとめたりしています．病院内は多くのドクターたちが出入りし，各個人のオフィスはありません．

　Barnes Jewish Hospital は全米で 3 位にランクしている Washinton University 医学部と隣接ならびに提携しているとても大きな大学病院です．大勢のトレーニング中の研修医がおり（2000 人ほどの研修医がキャンパス内にいます），教授たちも彼らに付きっ切りで，NP への教育や指導は二の次だった印象がありました．一方，現在の勤務先の BJC Medical Group の担当の病院には研修生がいないため，まるで研修医のように私はいつでも直属のドクターとやりとりができます．とても得なポジションにいるなと思っています．

　いつもペンとノートを持ち，会う度にたくさんの質問を浴びせる私に，「まるで僕らは医学部の講師になったみたいだ」とまんざらでもない感じです．

　というのも，NP の大学院の課程では広く一般の病気を学び，脳神経内科に特化したマイナーな脳神経の病気までカバーできていません．日々担当する患者を通して知識を深めているといった段階です．ちなみにボスの 2 人ですが，NP と一緒に仕事をするのは私が初めてのことです．

━━━━━━●そもそもナースプラクティショナーとは？

NP ならではの仕事

　NP は 1960 年代からアメリカにあり，今では一般に広く知られた職業ですが，一番苦労するのは，70 代以上のお年寄りの患者を診るときです．ドクターが病状の安定したお年寄り患者を NP に紹介しようとしても頑として受け付けず，「医者に診てもらいたい」という方はまだ少なくありません．

私たち NP としても，自分たちのプロフェッショナルな立場についてもっと
社会の理解が得られるようにしたいと思います．

　この仕事をしていて良かったと思うのは，一時は危なかった患者が治療で
完全回復とまではいかなくとも，退院後，外来で会った時などに患者の家族
から，脳梗塞でまったく動かなくなった右側の足が数カ月のリハビリで動く
ようになってきたと興奮まじりに報告してくれるのはやはりとてもうれしい
ものです．

　そのほかパーキンソン病，アルツハイマーやてんかんといった患者に対し
て，脳梗塞を起こさないようにどう生活を変えていけばいいかを教え，脳梗
塞患者を減らすのも NP ならではのアプローチと思います．NP は病気を未
然に防ぐ健康教育（Disease Prevention, Health Promotion）も受けていま
す．

NP と博士号

　現在アメリカの専門科医（例えば心臓外科，内分泌科などに特化したドク
ター）の数は足りていますが，プライマリーケアドクターの数がまったく足
りていません．そのため NP はプライマリードクターが集まらない田舎（僻
地や過疎地域）などでドクターの代わりとなって仕事をしているイメージも
あるかと思います．

　NP にかかった患者の病気の予後や転帰について，調査・研究した結果が
たくさん発表されています．結論としては，ドクターでも NP でも結果は変
わらないとされています．昔ドクターは病気のみをみるというイメージがあ
りましたが，NP はナース経験者ですので，患者を病気の観点だけでなく全
体像から見るようにトレーニングされており，また患者の話を聞く訓練も
しっかり積んでいるので，患者にはありがたがられることが多くあります．

　NP のほかにも NP とほぼ同じ仕事をする Physician Assistant（PA）と
いう職種があります．NP と PA をあわせアメリカでは Mid-level Provider
あるいは Physician Extender と呼んでいますが，PA は学士でなれるのに対
し NP は修士以上が必要です．

　すでに述べましたが，現在では NP になるのに博士号を取得する動きがア

大好きな言葉，Courage "勇気" を送ります……chapter 09　　163

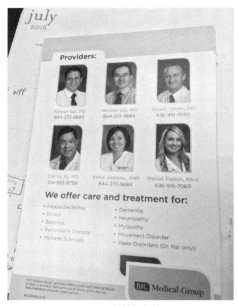

▲BJC Medical Group の脳神経内科チーム

メリカ全土に広がっており，博士課程に進む NP が多く出てきています．博士号を取得する NP を増やすことで，一般の NP に対するイメージを向上させること，治療の知識を深めることで患者の治療にさらに役立つことを目的としています．私も 2018 年に博士号を取得する予定です．

● 日常生活，言葉，生計

　私も夫もフルタイムで働き，そのうえ共に大学院博士課程の学生でもあるため（夫は教育学博士課程の学生です），一日のスケジュールはなかなか定まりませんが，6 時半に起きて夜の 10 時には寝るのを目標としています．私の場合朝 6 時半には起き，2 歳になる娘が Daycare へ行く準備をします（ほとんど夫が出勤前に Barnes Jewish Hospital 付属の Daycare に週 3 日連れて行きます）．それから自分の支度をします．通勤は渋滞なしで片道 40 分，距離にして 50 キロです．出勤とともに二つの病院の院内回診をミズー

リとイリノイ州で行ないます.

　午後は外来患者を診て，何も問題なければ終わり次第，家へ帰ります．出勤日は月から水と金曜日です（木曜日はまだ幼い子供がいるという理由で休みをもらっていますので，実質週4日勤務）．Daycareの娘の迎えは午後4時ごろに義理の父がしてくれます．帰宅後は夕食づくりから娘をお風呂に入れることまでしますが，夜は夫が娘を寝かせてくれ本当に助かっています．土日は休みです．がんセンターにいたときは12時間勤務が週3日でよかったのですが，日勤や夜勤のスケジュールが週末や祝日と関係なく組まれ，家族でのんびりできる日など一切ありませんでした．スケジュールとしては今の環境はとても理想的です．

　夫とは英語，子供には日本語，仕事ではすべて英語です．この地域では日本人患者を診ることはめったにありませんので，仕事で日本語を使う機会は今のところ一切ありません．医療や医学の英語は看護学部在学中にゼロから勉強しました．今では問題なく仕事ができますが，逆に病気の内容を日本語ではうまく説明ができません．

　生計に関しましては，2006年に夫と結婚し3年間夫の収入だけで暮らしていた頃に比べればとても楽になったと思います．ただNPになるのに500〜800万円，もしくはそれ以上の授業料がかかりますので，かなりの学生ローンが残りますし，さらに博士課程に進むとなれば経済面での覚悟は必要です．私の場合，幸いにも返済のいらない奨学金を大学院や病院から受け取って通えている状況です．「NPは博士号を！」という国を挙げての運動のおかげで，各大学院も相当なサポートを国から支給されているようです．クラスメートの多くも奨学金で通えている状況です．

● ごく身近な，日本とアメリカの医療の違い

　医療に関して日本とアメリカで大きく違うと思うこととしては，（身近な事柄を例にしますと）ひとつには，アメリカの場合入院中に必要なものは病

院が全部そろえていますので（パジャマから歯ブラシ，枕などすべて），日本で入院中の着替えなどを用意する患者の家族は大変ということがあります．ついで，日本では外来の場合ドクターのいる部屋に患者が入っていきますが，こちらでは患者が待っている部屋にドクターが入っていきます．それと，病院内でマスクの着用は感染の危険がある患者以外には使用しません．アメリカではマスクは病気をうつされたくなくて着けるのではなくて，自分が何かしら感染症に感染していて周りにうつさないためのものと捉えています．感染の疑いのない患者の病室に私がマスクをして入ったら，どんな病気をこの人は持っているのだろうと怪しまれるはずです．

　それから妊婦の働き方も全然違います．日本では妊娠36週までには育児休暇に入るのが一般的だそうですが，私は出産2日前まで普通に働きました（つまり陣痛が始まるまでです）．出産後も休めるのは90日だけで，それ以降は完全復帰です．36歳での高齢出産なのによく出産ぎりぎりまで働いたと日本の友人には驚かれていますが，こちらではそれが当たり前です．出産経験のある同僚のナースを大勢知っていますが，3カ月以上休みを取った同僚はひとりもいません．そういった厳しい現実もあります．

●今，感じるアメリカ

　この国の素晴らしい点は，とにかく頭の良さなどに関係なく，頑張ればいくらでもチャンスがあることです．高校時代から特に成績が秀でていたわけでもない私が，アメリカという異国で博士課程の学生となり，医師と肩を並べて仕事をしているのですから，これほど努力が報われる場所もないかと思います．日本にいたら，ここまでの経験はできなかったに違いありません．

　NPになるために苦労した点といえば，第一に，看護学部での勉強でした．まったく医学知識がないなか1日10時間は勉強していました．しかもいずれNPになるという目標もありましたので，ほかの看護学生より知識を深めようと必死でした．大学では基礎の基礎から，病気のこと，薬のことを教えてくれました．教科書は3年で新しい版にかわり，その時々の最新の医学が学べるようになっていました．

166

ちなみにその頃の勉強はすべて今も生かされており，当時のノートが今でも役に立つことがしはしばです．

　すこし話題を変えます．セントルイス市外にあるファーガソンという町をご存じでしょうか．銃を持たない黒人の未成年男性が，白人の警官によって射殺され，この事件に抗議するデモ（一部は焼き討ちなどの暴動にまで発展）が世界中に広がりました．勤務するミズーリ側の病院から15分ほどのところにある町です．

　今，セントルイスでも白人と黒人との対立の溝が深まっています．白人でもない，黒人でもない，アメリカ人でもないアジア人として私は，この問題をどう捉えるべきか，またアメリカはどういった方向へこれから向かっていくのか考えない日はありません．ミズーリの病院で担当する入院患者は黒人ばかりで，ファーガソン出身の患者もたくさんいます．患者と病気のこと以外について話す機会もあり，彼らが受けている差別やその苦悩を打ち明けてくれる度に胸が痛みます．

　肌の色は違ってもみな同じ人間です．お互いを尊ぶことのできる社会にしていかなくてはいけません．アメリカは今，大きな分岐点に立っているのだと日々感じます．その大事な時期に，この場でNPとして仕事ができることに本当に感謝しています．学生の頃の苦労は決して無駄ではなかったと心から思える今日この頃です．

●両親への感謝

　日本の家族には感謝以外にありません．両親は2人とも学生の頃に留学の希望を持っていたようでしたが，とても行ける状況ではなかったと聞いています．だからこそ娘の留学をサポートしてくれたのだと思います．2度の渡米に際し，両親はただ「あなたの人生だから」と言って送りだしてくれました．

　2006年に結婚したときも，結婚の報告が先で，夫と両親を引き合わすことができたのはそれから2年も経ってからです．当時お金もなく結婚式は

挙げていません．でも，そうしたことに不満をいう両親ではありませんでした．今も1年に1度会えるか会えないかですが，日々目覚しく成長をしていく娘（孫）を見せることができるのが一番の親孝行なのかなとこの頃は思えるようになりました．

●将来はアフリカ・コンゴでNPを！？

2018年に博士号取得の予定ですが，その後も今のポジションでさらに脳神経内科の知識を深めていくつもりです．

セントルイスは白人が多いところなので，日本人の母親とアフリカ育ちのフランス語を話すインド人の父親をもつわが娘には，住みにくい場所であるかと思います．10年後くらいにはアメリカの西部に一家で引っ越すのもひとつの選択肢かもしれません．

実は義理の母はアフリカのコンゴで小中高一貫教育の学校の経営者兼校長をしています．夫は現在公立中学校のフランス語の教師なのですが，コンゴの学校の経営を頼まれてもいます．もしアフリカに行くということになれば，いま蓄えている知識をコンゴで生かしNPとして働けたらと考えています．

また，NPがいまだ確立されていない日本で，アメリカのNPの体系をもっと紹介できればという希望も持っています．JAPANPAというアメリカに住む日本人NPのグループがあり（確か15〜20人ぐらいのメンバーがいるはずです），私もその一員です．日本にNPが導入されるにあたって，このグループが今後大きな役割を果たすこともあるかもしれません．

最後になりますが，私はとにかくCourage"勇気"という言葉が好きで，常にこの言葉を胸に様々なことを乗り越えてきたといえます．勇気がなければ何も始められないし，成し遂げることもできません．読者の方々の現在のキャリアが医療でなくても，また年齢がいくつであろうとも，どうぞ勇気をもって挑戦してください．「あのとき勇気をもって決意して挑戦し幸せな今がある．よかった！」と思えるような人生を送っていただけるよう心から応援しています．

168

NP…Nurse Practitioner

松本絵理

モントレーペニンシュラ病院
MSN, RN, APRN, FNP-BC, CDE, BC-ADM

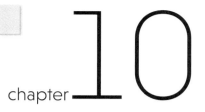

chapter 10
糖尿病ナースプラクティショナーのやりがい

はじめに 日本では看護職に興味のなかった私が，アメリカで CNA（Certified Nursnig Assistant：看護助手）から LVN（Licensed Vocational Nurse：准看護師），RN（Registered Nurse：正看護師）を経て NP（Nurse Practitioner：ナースプラクティショナー）の資格を取得し，数年のファミリープラクティスの後，糖尿病を専門とするようになった．アメリカでは糖尿病患者が急激に増加する一方，糖尿病を専門に診る内分泌系医師の不足のため，この分野で活躍できる NP の役割は大きい．

糖尿病は診断と治療だけではなく，ナーシングとコーチングのスキルを活かした患者教育とカウンセリングが病状のアウトカムに大きな影響を与える．糖尿病 NP は，最新技術を取り入れて，医師や栄養士などを含めたチームと協働しながら，患者との信頼関係を築き糖尿病のコントロールに貢献できる満足度の高い職業だといえる．

まつもと・えり

福岡県出身
1987年　筑波大学比較文化学類卒業
1993年　Certified Nursing Assistant（CNA）看護助手資格取得
同　年　Monterey Peninsula College, CA 入学
1994年　Salinas Valley Memorial Hospital, CA 勤務
同　年　Hartnell College, CA Licensed Vocational Nurse（LVN）Program 入学
1995年　同　　Program 修了．LVN 米国准看護師資格，カリフォルニア州免許取得
　　　　O'Grady Nursing Excellence Award 受賞
1996年　Monterey Peninsula College, CA Registered Nurse（RN）Program 入学
1997年　同　　Program 修了．RN 米国正看護師資格，カリフォルニア州免許取得
1998年　San Jose States University, CA 看護修士課程入学 Family Nurse Practitioner（FNP）Program
2000年　同　　Program 修了．看護修士号（MSN）取得．
同　年　ANCC FNP 資格，Advanced Practice Registered Nurse（APRN）–Nurse Practitioner カリフォルニア州免許取得
同　年　Salinas Valley PrimeCare Medical Group, CA 勤務
2002年　Certified Diabetes Educator（CDE）糖尿病療養指導士資格取得
2004年　Board Certified in Advanced Diabetes Management（BC-ADM）資格取得
2006年　Community Hospital of the Monterey Peninsula, CA Diabetes and Nutrition Program 勤務
email: edibubba@gmail.com

看護職にした決め手

1990 年代半ばにヨーロッパとアジア各国を旅行した後，アメリカに落ち着いてしばし英語の勉強をすることにした．外国人にも教育と雇用の機会を与えてくれるおおらかなアメリカの文化が気に入って仕事を探し始めたところ，比較文化学の学士号では事務仕事の他あまり面白そうなキャリアにつながる仕事が見つからなかった．

まずは日本食レストランのウェイトレスと，デパートの売り子のバイトから始めた．これらは英語を勉強中の学生でもハードルの低い仕事だが，最低賃金で将来性がない．電話による日英通訳サービスの仕事は英語の勉強にはもってこいだが，これも将来のキャリアアップの機会が少なく，また勤務時間が毎日まちまちで他のバイトや学校との両立が困難だった．

周りの人に相談したところ，看護職を勧められた．ナースは社会的な地位もよく，尊敬されている職業で，報酬も良い上に，「不景気でも絶対仕事にあぶれることがない」と言われた．

一番魅力的だと思われたのは，一言にナースといっても選択肢の多いことだった．ナースの助手的な CNA から，LVN，RN，そのうえ修士号や博士号に進むこともできる．外科内科から小児科婦人科など多くの医療分野から好きな専門分野を選ぶことができ，さらには病院，外来クリニック，訪問看護もある．教えることが好きならば短大や大学での看護教師となることもできると言われた．

ただ良いキャリアだというだけではなく，ナースになった後でさらに，将来やりたいことに合わせ選択ができる広い世界だという印象を受けたのが，看護職を「試す」ことにした決め手だといえよう．

ちなみに私はアジア旅行中に，インドのカルカッタでマザーテレサのホスピス施設で数週間ボランティアをした経験があったので，医療関係の仕事には興味はあった．その時は医療関係の知識も経験もまったくなかったため，患者の食事の世話をするくらいしかできなく，我ながらあまり役に立たないボランティアであると自覚せざるをえなかった．他の国からの医師やナース

糖尿病ナースプラクティショナーのやりがい……chapter 10　171

のボランティアがテキパキと患者への投薬，点滴，創傷治療や全身清拭など
の世話をしているのを傍目に，もしもいつかまたボランティアするのであれ
ばまず医療関係の知識と経験を取得するのが不可欠だと痛感したものだ．

　日本にいた頃はナースを職業とすることなどまったく考えたことがなかっ
た．そこでまず一番簡単そうな CNA の学校に行って，看護の何たるかを垣
間見てみようと決めた．CNA 講座入学には医療関係の経験は必要なく，訓
練は数カ月なので，もし性に合わずナースになるのを諦めて他のキャリアを
探すことになっても，時間や金銭的な無駄は最小限だと考えたのだ．

働きながら 3 年の間に LVN，RN の資格をとる

　CNA は職場環境の選り好みをしなければ，かなり需要の多い職種なので，
講座を始めてすぐにナーシングホームの仕事が見つかり，授業のあと午後の
シフト（3 〜 11 時）で働き始めた．また CNA とともに HHA（Home
Health Aid：介護福祉士）の資格も同時にとって家庭訪問をするヘルパーと
しても働いた．CNA の仕事は患者の入浴や清拭，食事の世話，ベッドから
車椅子への移動などの世話が中心で，私が日本のナースに関して聞いていた
「3K」のイメージに近く，身体的にきつい低賃金の仕事だった．けれど嫌に
なるどころか，患者の世話をする楽しさと医療界の奥深さに興味を引かれ，
ナーシングの勉強をさらに追求しようと決心した．

　次のステップは LVN で，入学には短大レベルの英語，基礎的な解剖学，
生理学，数学が必要で，それらの単位を地元のコミュニティーカレッジ
Monterey Peninsula College で数カ月かけて取った後入学が認められ，1
年半の訓練と実習で LVN の資格を 1995 年 6 月に習得した．

　LVN は RN と違い，投薬，注射，創傷の手当などはできるが，あくまで
チームの一員として RN の指示のもとで働くことが多く，包括的な患者のア
セスメントは RN の責任となる．私は LVN の資格を取った時点で，CNA と
して働いていた病院，Salinas Valley Memorial Hospital で LVN に昇格され
た．そこでまた普通病棟の午後のシフト（3 〜 11 時）で働きながら，さら
に RN の資格の取得のために学校を続けた．

　学校にもよるがコミュニティーカレッジの RN 講座入学には心理学，解剖

学，化学，歴史，スピーチ，情報学などの基礎クラスが必要で，入学後 RN 講座自体は普通 2 年間である．ただ私の場合 LVN を取得していたので，ブリッジクラス（夏期 1 学期の集中講座）の後，RN の 2 年目のクラスに編入でき，1996 〜 97 年の 1 年間で RN の資格が取れた．

LVN プログラムに入学した当時はアメリカの薬は文字通りアスピリンしか知らなかった私だが，RN を終えた時点で言語や学業や仕事にも少し自信と余裕が出てきた．そこでさらに医療界を追究したいという勉強欲もあり，修士課程に進むことにした．

職場では LVN から RN に昇格され，引き続き午後のシフトで働きながら，次は片道 1 時間以上かかるサンノゼ市の San Jose States University の看護学部に通うことにした．この大学の修士号には CNS（Clinical Nurse Specialist）と School Nurse と NP の 3 種類があり，私は CNS と School Nurse にはあまり興味が湧かなかったので，NP とは何であるかあまり知りもせずにその道を選んだ．

看護学の学士号（Bachelor of Science in Nursing：BSN）は持っていなかったので，BSN の内容をカバーする集中クラスを取った後，MSN（Master of Science in Nursing）に編入した．週のうち 2 〜 3 日はサンノゼ市で講義を受け，残りは地元でプリセプターとの実習を行なった．私は自宅がかなり学校から離れていたので，自分で地元のプリセプターのアレンジをしなくてはならず，モントレーやサリナス市の開業医やクリニックに手当たり次第に電話をして，最終的には家庭医，産婦人科，救急医療の実習をいくつかのクリニックで行なうことができた．

CNA 講座を始めてから 4 年半後に RN を取得，そこからさらに 2 年半かけて 2000 年に NP を取得できた．計 7 年間働きながら学校へ通ったが，ここからは 100％仕事に専念することになった．

アメリカ人でも日本人の RN/NP でも CNA と LVN 両方の経験者は少ないと聞く．私がナーシングの一つひとつの段階を積み重ねていったのは，もともとナースという職業を知らず，RN に飛び込むというコミットメントができなかったこともあるし，英語や医療知識に自信がなかったので少しずつマ

糖尿病ナースプラクティショナーのやりがい……chapter 10　173

イペースで進みたかったことも理由だ．またなるべく早く何かしらの資格を取って働き始めなければ，学業を続けられなかったという経済的な必要性もあった．

しかし後から振り返ってみると，ナーシングを一番ベーシックな段階からNPに至るまで，すべての角度で経験を積み重ねてきたので，チームメンバー一人ひとりの役割とフラストレーションが理解でき，またそれぞれの患者に接する上での立場の違いを理解できることでより良いチームメンバー／ナースになれたような気がする．

ファミリープラクティスから糖尿病専門へ

家庭科診療専門グループへの就職

NP取得後すぐに，サリナス市のPrimeCareという医師16人とNP3人のメディカルグループに就職した．このグループはたまたま日系三世の医師が退職するところだったので，この医師が担当していた日系患者を受け継げるMD（Medical Doctor）かNPを探していた．そこで新卒でNP経験の乏しい私でも，日本語を話せるということですぐに採用されたのだ．

偶然のタイミングに助けられたとはいえ，地元で一番大きな医師のグループに就職でき，FNP（Family Nurse Practitioner）としてフルタイムで働けたことは，幅広い経験ができるまたとない機会となった．また16人の内科医と家庭医に囲まれて毎日学ぶことが多く，この経験がのちに糖尿病を専門とするのにとても役立つ結果になった．

OJT（On the Job Training）は割り当てられた監督の医師を2週間フォロー，次に30〜60分に一患者の割り当てで診療し始めた．当初は担当の医師にすべてのカルテのチェックをしてもらったが，後には10％のカルテをチェックするだけとなった．家庭科専門なので，乳児から老人までの健康診断，診療，診断，処方，治療をし，困難なケースは必要に応じて医師に相談，協働，または専門家に患者を紹介した．

患者はアメリカ人，日本人，またメキシコ人やグアテマラ人などのヒスパニック系の移民をはじめ，アジア，アフリカやヨーロッパからの移民など

様々な人種と文化に対応する機会があった．英語と日本語に加え，徐々にスペイン語も習って3カ国語を駆使して診察するようになった．その他の言語は患者の家族の通訳に頼ったり，身振り手振りや図を書いて説明したりとアメリカならではの多文化の坩堝の経験といえよう．

糖尿病はエリに

FNPとして就職して間もなく，たまたま医師／ナース向けの勉強会に行った時に，LVN看護学校時代の薬学の看護教師であった「ジーニー」に出会い，CDE（Certified Diabetes Educator：糖尿病療養指導士）という資格のあることを知った．ジーニーは私が彼女の薬学クラスの生徒だったと聞いた途端，ほとんど一方的に次は私に糖尿病のことを伝授して，私をCDEにするのだと決めた．

"I'm going to make you a CDE！"という言葉の通り彼女は私に糖尿病の教科書をくれたり，勉強会に誘ってくれたりするようになった．私は特に糖尿病に興味があったわけではないけれども，アメリカは資格がものをいう社会なので，CDEを取るのも無駄ではないと思い，資格取得のために勉強し始めた．

偶然その頃私の就職先でも糖尿病教育クラスの必要が持ち上がり，新米の私が教育の担当をする話になった．先輩ナースのジーニーに教えてもらいながら週に1度の糖尿病クラスを始めると，徐々にグループ内の他の医師から，クラスだけでなく，個人的な糖尿病の治療，教育，カウンセリングを委託されるようになっていった．

知識も経験も自信もなかった当初は安定したII型の糖尿病患者だけに限っていたが，少しずつインスリン使用のII型患者に範囲を広め，次に妊娠糖尿病患者を加え，最終的にはI型患者もインスリンポンプ使用の患者も含めすべての治療，処方，教育，カウンセリングを行なうようになった．

クリニックの他の医師やNPが糖尿病患者を私に回してくれるようになったので，2000年に就職した当時は家庭医療を中心として診療を始めたのだが，数年のうちに患者の70～80％が糖尿病患者となった．一般内科医のひとりは糖尿病患者のカルテの治療計画の欄にただ「糖尿病→エリ」とだけ

糖尿病ナースプラクティショナーのやりがい……chapter 10　　175

オーダーを書いて，糖尿病のマネジメントのすべてを任せてくれるように
なった．

CDE さらには BC-ADM の資格取得

ジーニーの指導があったとはいえ，職場には糖尿病の専門家がいなかった
ため，最初の 1 ～ 2 年間の糖尿病ケアは火の車といった感じで，自分なり
に糖尿病関係の文献を読みあさり，勉強会などで糖尿病の専門家に会う機会
があると質問攻めにした．また，地元の CDE グループとネットワーキング
するようになり，ADA（American Diabetes Association：アメリカ糖尿病
協会）や AADE（American Association of Diabetes Educators：アメリカ
糖尿病療養指導士協会）の総会に毎年のように参加し，地元で開催される勉
強会にも欠かさず参加するようにした．

2 年ほどで CDE となるのに必要な 1000 時間の糖尿教育時間を満たし，
資格試験に合格して，2002 年に正式に CDE となった．さらに 2 年後には
修士号を持つ経験ある CDE 向けの資格 BC-ADM（Board Certified in
Advanced Diabetes Management）を取得した．その間糖尿教育に役立つ
カリキュラム，患者用のパンフレットや教材など，AADE や ADA などを通
して購入しグループまた個人の患者用の糖尿病教育のリソースを充実させて
いった．

──────•糖尿病マネジメントの醍醐味

涙を笑顔に変えるヒューマンファクター

糖尿病教育とマネジメントを始めて間もない頃，30 代半ばの男性患者ロ
バートに出会った．彼は身長が 2 メートル近く，体重は 100 キロ以上の大
柄で，体格だけでなく振る舞いも堂々とした，快活で頭脳明晰な研究者タイ
プだった．頻尿，口渇の典型的な糖尿病の症状を訴えて，自ら糖尿病かもし
れないと察して診察に来たところ，その場で血糖値を測定すると 300mg/
dL 以上だった．

注意深く言葉を選びながら，彼に糖尿病の診断を告げると，この体格のい

176

い怖いものなしのように見えた彼が突然黙り込んで，目にはテレビのスローモーションのようにじわじわと涙が溢れていったのを今でも忘れられない．自分で病気を予想していたにもかかわらず，それが現実となったのはやはり大きなショックだったのだ．

　しかし彼の場合しばしの沈黙の後自分を取り戻し，決心をしたように「糖尿病のマネジメントのすべてを教えてほしい」と私に頼んだ．そこで血糖自己測定から，運動療法，食事療法，薬物療法まで，彼の糖尿病マネジメントに必要な事項を一つひとつ指導した．彼はすべての分野に前向きに取り組んで，処方された薬を取り，ソーダや甘い物など炭水化物を控え，毎日運動をして体重を減らすなどの生活改善をし，数カ月のうちにみるみると血糖値を下げていった．最終的には経口剤を停止して，食事と運動療法だけで血糖値をターゲット内に抑えられるか試すことになり，フォローアップの診察に訪れた彼は血糖値のノートを私に見せると，満足げな笑顔を見せた．

　私にとってはロバートが初めてだったが，その後糖尿病の診断を受けて，涙を見せた患者は老若男女を問わず何人もいる．しかし糖尿病マネジメントの場合，その涙を徐々に笑顔に変えていくことができる場合が多いのだ．

　糖尿病はまだ現時点では完全治癒のない病気で，ほとんどの患者にとってこの診断はやはりかなりのショックでうつ状態に陥ることさえ少なくない．少なくともアメリカでは糖尿病とうつ病には正の相関性があるという．しかしうつ病の有無にかかわらず，NP は常に患者の心理的なアセスメントとカウンセリングを行ない，医療ソーシャルワーカーやカウンセラーや心理学者に紹介することも少なくない．特に I 型糖尿病患者の場合，毎日食事や運動のたびに糖尿病のことが思い出されて，生涯一時も病気から逃れられないというストレスから「燃え尽き症候群」になってしまう人がいる．

　患者の家族間や仕事上でのストレス，さらには他の病気の影響が糖尿病のアウトカムを大きく左右することも多い．病状や血糖の数値や薬剤などの医療科学的な分野だけを取り扱うのではなくて，患者の生活上または心理的な葛藤や悩みをじっくり聞いて，どうやってストレスを減らすかアドバイスし感情のカタルシスを促すのも大事な仕事の一部だ．

　現在のアメリカの医療経済事情の中，糖尿病の専門医師にはそのようなア

糖尿病ナースプラクティショナーのやりがい……chapter 10　　177

ドバイスやカウンセリングをする時間の余裕を持つ者は少ない．CDE として ナースとして時間をとって患者の「聞く耳」になってあげることが私の何 よりのやりがいで，それは患者にもよく感謝される点である．

　時折私の糖尿病患者の中には，診断時のショックを乗り越えた後「糖尿病 になってよかった」という人がいる．糖尿病と診断される前は，生活習慣に あまり気を留めず，好きなものを好きなだけ食べて，運動もせず，体重も 年々増えていって何とかしなくてはと思いつつ何もしていなかった，またダ イエットをしても長続きせず結果が出なかったという人が多い．

　一旦糖尿病と診断されて，糖尿病教育を始めると，その診断と予後，合併 症の可能性の深刻さのため，本気で食事と運動療法の改善に取り組み始めて， 生活全体が以前よりぐんと健全になったという患者は数多い．いわば糖尿病 の診断と教育がターニングポイントとなり，それがなければ多分一生生活の 改善をすることもなく，成人病のため早死にすることになっていただろうと 考え，糖尿病の診断が下されたことに感謝しているというのだ．

　昨今は雑誌やインターネットに糖尿病療法の情報が溢れているが，相反す る情報の中，どの療法が研究に基づいた信頼できるもので個々の患者に一番 適するものであるかを指導サポートしていくのが NP として，CDE として の力の発揮どころである．糖尿病のマネジメントに関して「知識は力なり」 というのは真実だが，多くの患者の場合，知識だけでは十分でなく，それを サポートするコーチやチアリーダー的な存在が必要なのだ．糖尿病にかかる こと自体よいはずはないが，患者のそういった言葉は糖尿病療法チームの一 員として良いアウトカムにつながる手助けができたという意味で喜ばしい．

科学と数値とテクノロジー

　包括的に患者の人間性と直面するヒューマンファクターの醍醐味とは別に， どんどん発展していく糖尿病関係の機器を取り入れて，患者に適したものを 紹介・指導していくこともこの仕事の面白みの一つである．

　糖尿病といっても I 型と II 型だけではなく，もっと細かい分類や，原因， 合併症も様々で，医療科学の分野に興味を持つ人にはとても奥深い世界であ る．私も常に最新の研究結果，薬剤療法や糖尿病関係機器のことを勉強する

ように努めている．特に薬剤とたくさんの機種のある血糖自己測定器やインスリンポンプやCGM（Continuous Glucose Monitoring：随時血糖モニター）は常に勉強していないと，その機能やコンピューターとのインターフェイスなどどんどん変化していくものだ．糖尿病自体には精通している内科医や内分泌系医師でも，新しい器具のバラエティにはついていけず，私にコンサルトしてくる場合もある．

　糖尿病の合併症は人体の全体に影響するので，もちろん血糖値だけではなくその他の血液検査や尿検査の数値を常にモニターしていかなくてはいけない．生活改善と薬物療法による，血糖値の改善の様子を血糖自己測定器や3カ月に1度のA1cの血液検査でモニターすることができる．

　患者と協力して各自のゴールを達成し，それを数値として確認していくことが，糖尿病担当者にとってのやり甲斐の一つだともいえよう．私はA1cの値を大幅に改善できた患者には小さなトロフィーに，例えば「ジュディ・スミス　A1c 14%から7%に！」と名前とA1cの数値を印刷してプレゼントすることにしている．生涯トロフィーなどもらったことのないメキシコ移民のハウスキーパーから大学の教授まで，ほとんど皆が自分の健康状態の改善を証明する記念品として喜んでくれる．

　最近，患者のひとりが名前とA1cだけでなく「ベストの患者と書き足して！」と催促したので，「ベスト患者」とレベルに付け加えると，彼女は「宝物にする」と言って子供のように喜んでくれた．

●糖尿病専門の NP の必要性

外来クリニックの NP 職のセットアップ

　医師グループでの患者がほとんど糖尿病患者となってきた頃，地元の病院の糖尿病外来クリニックでRN/CDEの募集のあることを知った．糖尿病のことを深く追究しながら，家庭医学の底なしに広い分野に精通していくことへの限界を感じ始めてきてもいた．糖尿病を専門とできる良い機会だったので，Community Hospital of the Monterey Peninsula に転職することにした．ただ当初この病院ではNPを雇用していなかったため，マネージャーと

の間で当初は RN/CDE として契約し，しばらくして NP として機能できる方向に移行させていくという取決をした．

　新しい職場に移ると早速，NP 用のポリシーを一から書き，NP を雇用するインフラストラクチャーを整え始めた．その間 RN/CDE として患者教育やカウンセリングをすることはできたが，NP として糖尿病の診断，治療，処方をすることは許可されていなかった．数年かけて，NP の雇用ポリシー，病院との契約，保険会社との契約，NP 用の電子カルテ，監督医師との合意をセットアップした後，晴れて糖尿病専門の NP の仕事を再開した．

糖尿病チームのリーダーとして

　アメリカでは糖尿病専門医師が全国的に不足しており，モントレー近辺には 2 人のみで，しかも彼らは貧困者用の保険（メディケイド）を受付けない上，保険が受け入れられても待ち時間が数カ月と長い．

　一方，地区病院のクリニックで働く私は患者の支払い能力は問わずどの保険も受け入れる．保険を持たない患者でも，条件を満たせばスポンサーケアという病院の無料サービスを利用できる．診断治療だけでなく教育とカウンセリングも取り入れているので，診察は普通 30 分から 60 分かける．担当医師とは必要時に相談，アドバイスを受け，月に 1 〜 2 度のカンファレンスを持ち，困難なケースや新治療法の使用などを話し合う．

　患者の紹介は病院の ER や，ホスピタリスト，また地域の医師から来る．地元の医師からの紹介の場合，糖尿病のケアの一部（血糖自己測定や注射の技術の教育など）のみを委託されることもあるが，むしろ糖尿病に関してのケアを一手に任される場合が多い．私の尊敬する内科医のひとりから「糖尿病のことはあなたのほうがよく知っているのだからお任せしますよ」と言われた時には驚き嬉しくもあったが，改めて責任の重さを感じたものだ．

　他の病院の医師や地域の医師とも協働，相談しながら診療し，手紙，電話，ファックス，メールなどでこまめに連絡を取る．ちなみに当クリニックには 4 人の栄養士／ CDE がおり，常に患者の糖尿病または肥満や腎臓病関係の食事療法を行なっている．同じクリニック内で協働，仕事を分担しているので，連絡がとりやすく，信頼関係も強い．

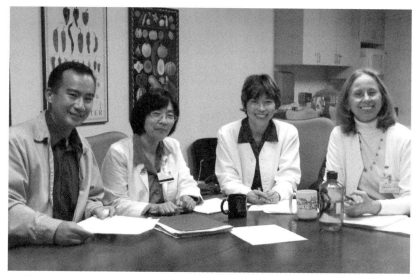

▲ （向かって左から）糖尿病専門医ジェームズ・チュー医師，栄養士マリリン・ウワテ，筆者，栄養士ミッシェル・バース

　2009年から病院の要請でわれわれ糖尿教育チームはCDEだけではなくコーチングの資格を取った．当初院内の従業員で糖尿病の者を中心に定期的なコーチングをするのが目的だったが，現在はすべて患者との面談でそのコーチングの技術を使っている．コーチングは患者自身のモチベーションを大切にして，患者自身が定めたゴールを達成できるように促していくテクニックで，慢性病のマネジメントに役立つだけではなく，われわれプロバイダーの精神的なバランスを保ちバーンアウトも防げるという有益なツールである．

　昨年（2015年）まで私は病院内外の糖尿病教育クラスのうち，栄養士が教える部分以外はほとんど一手に引き受けて教えていたが，今はNPとして個人の診療が忙しくなってきたので，他のナースや栄養士にクラス指導を移行している．ただ必要な時には随時患者向けや，ナースなど医療関係者用や一般市民向けのクラスを教えるし，時間のあるときにはまた週に1度の保険不保持者向けの無料クリニックや，市内の中小企業や教育機関に出向いて

糖尿病のケア，スクリーニング，教育も行なう．

　今の病院に移り10年が経つ．このところは糖尿病チームのリーダーとして，カリキュラムの作成や，新しいスタッフの訓練教育や，ポリシーの設定，コミュニティぐるみの糖尿病ケアの計画実行で忙しくしている．

●The best job in health care

　糖尿病NPの仕事が軌道に乗って余裕が出てきた現在，機会のある時には本業以外のプロジェクトにも携わるようになった．アメリカ人の夫は一般内科医であるが，イェール大学のPA（Physician Assistant：医師助手）講座を創始した経緯があるので，PA関係の本を執筆したり，PA/NPの学校で講演をしたり，PA/NPのプリセプター役も頻繁に引き受けてきた．

　私も夫とともに時々，NP/PAに関する執筆や講演を日本とアメリカの両方で行なってきた．今年（2016年）は日本の関係者とも協力してNPの創始者ロレッタ・フォード先生のビデオインタビューを収録した．フォード先生は1965年に小児科医師のヘンリー・シルバー医師とともに，アメリカで最初のNP講座を創設した女性で，われわれ「NPの産みの母」といっても過言ではない．彼女は95歳の現在もアメリカ各地の学校や会合で精力的に講演を行なっている．

　この個人インタビューでは，50年前の，NPという職種の誕生にまつわる当初の意図や，その後の苦労話，現代のナースへのアドバイスなどをお聞きした．その内容をまとめた1時間のビデオはいつか日米両国のナースやNP関係者の方々へ配布ができればと願っている．

　NPになってかれこれ16年以上経つが，CNA，LVN，RNの経験，最初の数年間のFNPとしての経験が糖尿病専門家としてどれだけ役に立っているか計り知れない．糖尿病専門のNPとして毎日患者を診療しながら，日常的なまた心理的な障害を克服していく上で，その経験が力になっているという実感があり，私は毎日の仕事が楽しくてたまらない．

　もちろん医療システム，特に保険システムに対しては思うようにいかないフラストレーションも多々あるが，アメリカで開業している多くの医師に比

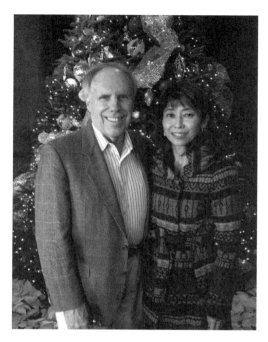

▲夫アルフレッド・サドラーと

べると，私の専門職種，職場の状況はとても恵まれていると十分自覚している．最近医業から退いた夫にはいつも "You have the best job in health care!" と言われていて，その度に "I know I do!" と答えている．

[参考文献]
1) 森川浩子，松本絵理，James A. Fain ら．Diabetes Care from the USA 〜米国 CDE 事情〜．DITN．メディカルジャーナル社，2009 〜 2017（月刊連載）．
2) 森加苗愛ら．チーム医療とコメディカルの役割特集「米国の CDE 事情は？」．Q&A でわかる肥満と糖尿病．丹水社，2011, 10 (5)．
3) 松本絵理．米国の糖尿病領域における医師と NP の協働（特別寄稿）．日本外科学会誌．2015, 116 (4), 272-275．
4) ビデオインタビュー DVD,「Nurse Practitioner: Founding of a New Profession: A Conversation with Loretta Ford」．Edi Matsumoto Fine Art, 2016．

NP…NURSE PRACTITIONER

古屋麻奈美

ユナイテッドヘルス・グループ医療部門オプタム社
MSN, RN, APRN, FNP-BC, GNP-BC

chapter 11

欲しかった Geriatric Nurse Practitioner の 資格

はじめに　日本の大学の英文科を卒業後，アメリカのビジネス専門学校に１年間の短期留学をしましたが，帰国直前に現地で結婚し，永住することになりました．子供が２人生まれ，経済的に苦しかったことから，手に職をつけるため，一念発起してナースプラクティショナー（Nurse Practitioner: NP）を目指すことにしました．

医療のバックグラウンドがゼロからの挑戦であり，まずオレゴン健康科学大学（Oregon Health & Science University: OHSU）の３年次に入学して，米国・正看護師（Registered Nurse: RN）資格を取得しました．臨床経験を積みながら，大学院修了後に Family Nurse Practitioner（FNP），Geriatric Nurse Practitioner（GNP）の資格を取得しました．

高齢者医療に興味があり，現在は米国医療保険最大手の健康保険会社 United Health Group（UNH）の医療部門であるオプタム社の NP として働いています．

185

ふるや・まなみ

静岡県出身
1988年　神奈川大学英文科卒業
同　年　渡米．Western Business College に 1 年間の短期
　　　　留学
1995年　Portland Community College, OR 入学
1998年　Oregon Health & Science University（OHSU），
　　　　OR 看護学部に入学
2000年　同　　学部卒業．看護学士号（BSN）取得
同　年　米国・正看護師（RN）資格，オレゴン州免許取
　　　　得
同　年　Robison Jewish Health Center, OR に勤務
2001年　Providence St. Vincent Medical Center, OR に転
　　　　職
2002年　OHSU Hospital, OR の心臓内科・外科の ICU 勤
　　　　務（その後，研究部門に異動）
2004年　OHSU 大学院看護修士課程入学ファミリーナー
　　　　スプラクティショナー（FNP）専攻
2008年　同　　課程修了．看護修士号（MSN）取得
　　　　ANCC FNP（Family Nurse Practitioner）資格，
　　　　Advanced Practice Registered Nurse（APRN）
　　　　－Nurse Practitioner オレゴン州免許取得
同　年　OHSU Hospital 脳神経外科に NP として就職
同　年　OHSU Post-Master 課程入学
2009年　OHSU Hospital 血液内科，がん科に異動
2010年　OHSU Post-Master 修了．Post Master Certificate
　　　　取得．ANCC Geriatric Nurse Practitioner（GNP）
　　　　の資格を取得．また，APRN–Nurse Practitioner
　　　　ワシントン州の免許を取得
2013年　OHSU Hospital を退職後，いくつかの高度看護
　　　　施設で NP として勤務
2016年　United Health Group（UNH）の医療部門 Optum
　　　　社，OR に入社
現在に至る
e-mail：manami.sk8@gmail.com

1988年に神奈川大学英文科を卒業し，1年間の短期留学の予定で渡米して，オレゴン州にあるビジネス専門学校で仕事を学ぶことにしました．しかし，学生ビザが切れる前に最初の夫と知り合い，結婚．当初の計画に反してアメリカに居を構えることになりました．

　すぐに2人の子供に恵まれましたが，経済的には苦しく，土曜日の日本人補習校の教員をしたり，いくつもの仕事を掛け持ちしながらやってみましたが，収入に限界があることを実感しました．この現状を打破するためには，何かスキルを身につける必要がありました．

　そこで，アメリカで医師を目指すことを考えました．小学生の時に，将来は医師になりたいと思っていたことを思い出しました．しかし現実は厳しい状況でした．アメリカで医師になるには，大学卒業後に大学院の医学部で4年間学び，さらに数年間の研修を受けなければならないため，大変な年月と費用がかかります（大半の医師は25万ドル以上の学費を借金して卒業します．医学部卒業後は数年の研修のために国内を移動するのが当たり前です）．経済的に苦しくて2人の子供を抱えている現状では，とても無理なことがわかりました．

　そんな時に，Nurse Practitioner（NP）の存在を知りました．NPであれば，医師を目指すよりも経済的な負担が少なく，引っ越しの可能性もあまりありません．NPの資格でできることは州によってかなり違いますが，オレゴン州ではほとんど医師と相違ないし，自分の診療所を持つことさえできます．

　NPになるためには，まず正看護師であるRegistered Nurse（RN）の資格を取得しなければなりません．もし，途中で勉強につまずいても，正看護師の資格があれば家族を養っていくことができます．そこでNPを目指すことに決めました．

看護学部入学申請のエッセイに込めた思い

　最初にPortland Community College（PCC）のカウンセラーに会って，

欲しかったGeriatric Nurse Practitionerの資格……chapter 11　　187

医学部へ行くための準備の仕方を相談しましたが，カウンセラーが私のことを馬鹿な外人だと見くびっているのが丸見えであり，私は頭にきて，さっさと部屋を出ました．以降，誰にも相談することなく自分の進む道は自分で決めることにしました．

　まずは RN の資格を取得するために，大学に入学しなければなりません．ポートランド界隈には看護学部のある大学が三つありました．二つは私立なので，とても授業料が払えません．ポートランド市内にあり唯一の公立大学であるオレゴン健康科学大学（Oregon Health & Science University: OHSU）は，ほとんどの科目の成績が A（優，90％以上の点）でないと入学選考の対象にならないほどの難関でした．

　しかし，経済的にも地理的にも通える大学が OHSU だけだったので，やるしかありません．OHSU を目指すと決めたとき，「どんなに大変か，知っているの？」と明らかに馬鹿にするような反応をした知人が少なからずいたことで，かえって闘志に火がつきました．

　早速，説明会に参加して，入学の条件を調べました．当時 OHSU の看護学部は 3 年目からの開始で，最初の 2 年間は他の大学で単位を履修することになっていました．一般教養などで日本での単位が認められたのは幸運でしたが，日本での成績が悪く，優，良，可の評定のうち，可が多かったので，全体の GPA（Grade Point Average：A = 4.0，B=3.0，C=2.0 として成績を計算した平均）が低くなってしまうことが分かりました．

　こちらの大学で取得しなければならない Requirement は主に理科系のコースの 60 単位ほどでした．授業料が比較的手頃でスケジュールがフレキシブルな PCC で，幼い子供 2 人を抱え，時々は仕事をしながら，それこそ必死に勉強したところ，すべての Requirement で A の評価を得ることができました．人間切羽詰まればなんとかなるものです．

　OHSU への入学申し込みのエッセイには，日本で大学生だった頃は，勉強をせずに過ごしていたけれども，現在は一念発起して真面目に人生を考えるようになったこと，そして日本の 2 人の祖母が幼少期に私をとても可愛がってくれ高齢者医療に興味を持ったことを書きました．

　そして 1998 年，最初のチャレンジで無事に OHSU の看護学部に合格し

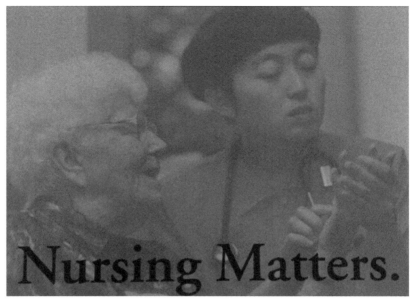
▲2000年，OHSU看護学部のパンフレットのモデルをつとめた（©OHSU School of Nursing）

ました．この時，32歳でした．

　看護学部の2年間は過酷の一言に尽きました．特に最初の1年間（大学の3年目）は宿題及びテスト地獄で，ある時には2000ページのReadingを2週間で読破するという宿題が出ました．同時に実習もあったにもかかわらずです．結局，同級生で2000ページすべてを読んだ人はいませんでした．

　しかしReadingの内容からテストされるので，私も必死で時間をやりくりし，800ページは読みました．まだ子供たちが7〜8歳くらいで世話がやける時です．料理する時間が惜しく，追加の冷凍庫を買ってガレージに置き，学校が休みのたびに冷凍食品を準備して，数週間先の夕食の献立まで決めておくような生活でした．看護学部を卒業する頃には疲れ切っていて，とにかく勉強したくありませんでした．

目指すは Family Nurse Practitioner

介護施設から大病院へ

　高齢者医療に興味があったので，卒業後は老人介護施設で日勤の主任看護師（Charge Nurse）の仕事につきました．患者と同僚は好きでしたが，6カ月でバーンアウトしました．大手の介護施設ではなかったので，人手不足に対処するシステムがありませんでした．時には3人分の仕事をしていました．

　そのため，残業に次ぐ残業で，子供たちは放課後に何もできない状態になりました．また，介護施設で病状の悪化した患者を救急車で病院へと送り出す日々を過ごすうちに，病院では一体何ができるのか，またどのような限界があるのかを知りたくなりました．そこで介護施設を辞め，400床くらいの Providence St. Vincent Medical Center というカトリック系大病院で，ICU からワンランク急性度が下がった患者を受け入れる Step Down 病棟での夜勤の仕事に就きました．これで朝や放課後に子供たちの世話ができるようになりました．

　この病棟では心肺停止がほぼ5日に1回ごとに起きるため，数え切れないくらい心肺停止の処置に参加しました．心肺停止を生き延びた患者は ICU に送られます．次第に，ICU では一体何ができるのか，またどのような限界があるのか学びたくなりました．

大学病院への転職と NP プログラムへの入学

　その頃，看護学部での勉強疲れからやっと立ち直り，また勉強したくなってきました．2010年くらいまで，OHSU はオレゴン州看護師協会（Oregon Nurses Association）と契約があり，2年以上働くと大学院の授業料が1単位 75 ドル，5年以上働くと 50 ドル，10年以上働くと 25 ドルに下がるという，信じられないようなシステムがありました．当時，1単位は 500 ドルくらいです．そこで大学院への進学を念頭に，OHSU Hospital の心臓内科・外科の ICU での夜勤の仕事に移りました．

ICU では 1 ～ 2 人の患者しか担当しませんが，それでも忙しくて，一晩中何も口にできず，トイレに行くことさえできないこともよくありました．また，肥満体の多い心臓内科・外科の患者の大半は私の 2 ～ 3 倍もの体重があり，力仕事に限界を感じていました．

　そこで，ICU で 2 年間働いた後，OHSU の大学院の高齢者（Geriatric）と成人（Adult）の NP を組み合わせたプログラムに入学しました．しかし予算削減のため，入学した途端にこのプログラムはなくなってしまい，ポートランドの Family Nurse Practitioner（FNP）プログラムか，オレゴン州の南でカリフォルニア州に近いアッシュランドという町の Geriatric Nurse Practitioner（GNP）プログラムのどちらかを選ぶことになり，前者を選びました．FNP であれば，新生児から高齢者まで診ることができるからです．

　幸いパートタイムで入学できたので，夜勤をしながら大学院に通いました．週に 20 時間以上大学病院で働くことが，大学院の授業料が安くなる条件でしたし，家族を養わないといけません．入学後，しばらくしてから，OHSU 病院の内来の研究部門の夜勤に移りました．そこでは睡眠障害やパーキンソン病の研究がよく行なわれていました．あまり忙しくないし，力仕事もないし，短時間の仮眠も取れたので，翌日の大学院の授業も，眠いながらも何とか出席できました．

臨床研究での発見

　大学院在籍中に Rapid Response Team（RRT）の研究をしました．RRT はもともとオーストラリアで始まった取り組みであり，心停止患者に二次救命処置（ACLS）を実施する Code Team とは別に，一般病棟の患者のちょっとした異変に対して，経験豊かな ICU の看護師らが窓口となり，処置が必要かどうか判断するために駆けつけたり，一般病棟の看護師のあらゆる質問に答えたり，指導をしたりして，患者のケアと看護師の能力を上げることを目標とした試みであり，このシステムが導入されてから，様々な病院で心肺停止などの致命的な病状が減ったとの報告があります．

　そこで私と同級生は，ICU から一般病棟へ移動した患者の中で，どのような患者が病態を悪化させて ICU に再入院することになるのか，そしてど

うしたらそれを防げるかという研究をしました．観察期間を 1 カ月間とし，その間に ICU から一般病棟へ移動した患者 100 人以上の記録を分析したところ，結果として脳神経手術後に鎮痛剤の副作用で意識や呼吸に問題が起きた場合及び末期がん患者において ICU への再入院が多く認められたのです．

　この研究から，手術後に麻薬などの鎮痛剤を受けている患者が一般病棟へ移動する際には，RRT から一般病棟の看護師に対して鎮痛剤の副作用を防ぐ指導をすること，また，末期がん患者に対しては，ただ治療を継続して ICU と一般病棟を何度も往復するのでなく，ホスピスを含め，現実に向き合い，ケアの目的を考え直すことでした．

　2008 年に FNP プログラムを修了後，国家試験（Board Certification Examination）に合格して正式に FNP になりました．偶然にもその後 NP として脳神経外科とがん科で働くことになりました．

念願の高齢者医療に携わる

就職難を乗り切る

　FNP のプログラムを卒業した 2008 年は，リーマンショックの真只中であり，新卒の NP は皆，仕事探しに苦労しました．なぜなら，NP の求人のほとんどは最低 1 年間の経験を要求したからです．

　そんな時に，OHSU Hospital の脳神経外科で，病欠している NP の代理を募集していることを知りました．しかも NP としての仕事経験は必要とされておらず，一般病棟や ICU で 5 年間以上の RN の経験があればよいとのことで，早速応募しました．24 時間以内に ICU に勤務していたときの上司から電話がかかってきて，彼女が NP の採用にかかわっているとのことで，翌日には脳神経外科の代表と面接し，なぜか気に入ってもらえて，たった 2,3 日で仕事が決まりました．

　こうして NP としての第一歩を踏み出しましたが，実際に病棟に出向いてみると，仕事を教えてくれる人が誰もいません．そこでひたすら患者の記録を読み，何をしたらいいのかを考えました．具体的な質問ができるようになると，どの脳神経外科医も親切に答えてくれました．そのうちに患者を ICU

から一般病棟へ移動させるオーダーを出すようになり，手術後の管理や退院の準備にも，多く関わるようになりました．働きやすい職場でしたが，この仕事は一時的なポストだったので，長期でできる仕事が必要でした．

　結局，血液内科・がん科に異動しました．白血病が主であり，骨髄移植も経験しました．OHSU Hospital はオレゴン州では唯一の移植センターであり，重度患者の受け入れも行なっていたので，オレゴン州，ワシントン州南部，カリフォルニア州北部，アイダホ州，モンタナ州などと，かなり広い範囲から患者を受け入れました．特にワシントン州に戻る患者に処方箋を書くことが多かったので，ワシントン州の NP の資格も取得しました．

　ここでは医師と一緒に，ありとあらゆる合併症の管理をしました．脳神経外科の時とは違って，仕事は最初から教えてくれましたが，患者の数が多く，複雑で，仕事の量も学ぶことも山のようでした．時には，保険会社に薬や治療を認めてもらうため，電話で交渉したり，患者の退院オーダーをしたりしました．

　保険がなくて，経済的に困っている患者のために，ウォルマート（Wal-Mart Stores, Inc）の 4 ドルの薬のリストを使って，退院時の処方箋を作ったこともあります．ウォルマートはアメリカ中にある大きなスーパーマーケットで，一般的によく処方される薬が 1 カ月分でたった 4 ドルという画期的なプログラムを数年前に始めていました．また，他の専門医へのコンサルテーションを必要に応じて依頼することも NP の大切な仕事でした．

　こうして OHSU Hospital の脳神経外科と血液内科・がん科で FNP として働いた 5 年間の間に，GNP の Post-Master プログラムをパートタイムで修了しました．幸運にも奨学金を受けることができ，2010 年には国家試験に合格して GNP も取得しました．FNP の資格があれば高齢者も診ることはできるのですが，やはり GNP の資格がほしかったからです．

大学病院を辞め高度看護施設へ

　2013 年くらいから，高齢者医療に関係する NP の求人が出始めました．病院での高額な医療費を削減するために，患者をできるだけ早く病院から介護施設に送り出そうという動きが出てきたこと，そして 65 歳以上または障

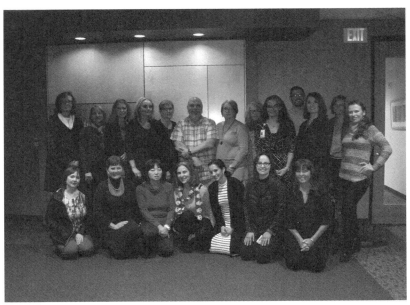

▲ Optum 社の同僚と──筆者，前列向かって左から 3 人目

害のある人のための政府の健康保険であるメディケア（Medicare）を補う保険である，メディケア・アドバンテージ（Medicare Advantage）の活動が大きくなってきたことからだと思います．

　NP を目指したそもそものきっかけは高齢者医療への興味であり，その思いはずっと心の内にありました．そこで思い切って 10 年以上働いた大学病院を去り，いくつかの高度看護施設（Skilled Nursing Facility: SNF）で約 2 年半働きました．SNF は常時監視が必要な患者を病院から直接受け入れる施設であり，経費節減のために 10 年前だったら一般病棟にいるような患者が次々に送られてきていました．

　病状の複雑な患者が多い中で，血液内科・がん科で学んだことが非常に役に立ちました．その後，労働条件が良い会社に 2 度移り，そして，さらに労働条件が良かった United Health Group（UNH）という米国医療保険最大手の健康保険会社の医療部門である Optum 社に入社し，現在もここで働いています．

194

アメリカの医療現場で生き生きと働くコツ

芸は身を助ける

　日本にいた頃，ウエイトレスのバイトを何年もしました．ウエイトレスは忙しい中で常に仕事の優先順序を考えて動き，難しい客がいても冷静に対応しなければならない仕事です．客を患者に置き換えると，看護師にも同じことがいえます．日本でのウエイトレスの経験が看護師の仕事にも NP の仕事にも，どんなに役立ったかわかりません．

　また，私は料理が好きで，患者と食べ物や料理の話をよくします．食べることは誰もが好きなので，話が盛り上がります．レストランで食べた料理や異文化の料理からヒントをもらったりして，オリジナルのレシピもよくつくります．以前，知り合いの寿司屋の板さんに寿司飯の味自体がどんなに大事か教えてもらい，安いカリフォルニア米でも美味しい寿司飯をつくることができるようになりました．

　ICU で夜勤をしていたころ，たまに皆で食べ物を持ち寄って仕事中にパーティーを行なっていました．看護師と漁師のダブルワークをしていた同僚が差し入れてくれるマグロと鮭を使い，手作りの寿司やいろんな料理を振舞いました．少しくらい機嫌の悪い看護師の先輩も，美味しいものを食べたら機嫌がよくなるものです．夜勤の医師や薬剤師も呼んで，とてもよいチームビルディング（Team Building）のイベントでした．私にとり料理は，アメリカで看護師としてサバイバルするための強い武器だったと思います．

　また，渡米してからの趣味の一つに，フィギュアスケートがあります．ポートランドで最初に行ったショッピングモールの真ん中にスケートリンクがありました．リンクで高齢者がスピンをしているのを見て，きっと私でもできると思い，さっそくグループレッスンを受け始めました．

　その後，すっかりはまってしまった私は，今はコーチについて練習しています．決して呑み込みがよいとはいえませんが，年齢を考えると満足できる上達ぶりではないかと思っています．

　不思議なことに，スケートをする大人には医療関係者が多いような気がし

欲しかった Geriatric Nurse Practitioner の資格……chapter 11　195

ます．そのため，スケートを通して，医療関係者の友人が増えました．また，患者やその家族とも，よくスケートの話をします．共通の話題のおかげで関係をつくりやすくなることもしばしばです．特に骨髄移植では，骨髄液を静脈のカテーテルから注入するのに1～2時間かかるため，患者や家族と共通の話題が是が非でも必要となります．また，骨髄移植中の吐き気，血圧低下などの副作用も，会話に夢中になる患者にはあまり見られないことから，いつどこで趣味や特技が役に立つかはわからないものだと実感しています．

学校や仕事に行き詰まった時にも，大事な趣味があれば気持ちを強く持って切り抜けられるのではないでしょうか．自分の趣味と特技を大事にして，誇りを持ってください．

人間関係が大事

最近，アメリカでは人材を採用するときに，知識や経験の豊富さよりも人間性を重視する傾向があります．仕事は教えられても，性格は直せないからです．アメリカは医療訴訟の多い国ですが，訴えられるのは必ずしも実力のない医療者でなく，多くは患者や家族との関係が悪いことが原因だと思われます．

留学中，「こんなことも知らないの？」と他人を見下すような態度をとる人に出会うこともあるでしょう．そんな時には，ちょっとしたコツがあります．まず，難しい質問を探し出し，こっそり猛勉強して，その答えを自分のものにしましょう．それから，あくまでも礼儀正しい態度で，自信満々な相手にその難問をぶつけるのです．その人が答えに窮するようであれば，「あなたなら知っているかと思ったけど，知らないなら他の人に聞くわ．どうもありがとう」と礼儀正しく言って，立ち去りましょう．相手はもう馬鹿にして来ないはずです．それに，猛勉強することで，自分の力にもなり，一挙両得です．

カトリック系の病院で働いていた時，ロッカールームに「笑顔は皆を迷わせる」という張り紙がされていました．意味深長な言葉ではないでしょうか．大嫌いな人がにこにこしていたら，嫌な気持ちよりも困惑がまさります．それに笑顔でいることで周りからは好感を持たれます．だから私は仕事でいつ

も笑顔を心がけています．

　沈黙も効果があります．これは私の子供に「ママが静かになると一番恐ろしい」と言われて気がつきました．口は災いの元といいますが，沈黙は金です．それに沈黙していると威厳があってスマートに見えます．だから，難しい状態に置かれたり，何を話していいのかわからない時は沈黙を保つことにしています．

アクセントのある英語だって良い

　当時，OHSU の看護学部には，他文化圏からの移民の学生が私を含めて4人いました．イラン系が2人とベトナム系が1人，そして私でした．皆多少アクセントがあってもきれいな英語を話しました．少数ではありましたが，講師や教授の中には，アクセントのある英語を話すと，途端に見下すような態度をとる人たちもいました．

　ある実習のクラスのS講師は，私が話すたびに「みんな，Manami の言ったことがわかる？」という言葉を付け加えました．私はあまり深く考えず，周囲のみんなより英語が下手なのが気になるのかなと思っていました．ところが，アメリカ人の同級生たちは「S講師の発言は差別だ．あなたの英語はちゃんとわかりやすいのに」と憤慨し，私の了解を得てから学校に訴えたのです．私自身も，S講師から見下されていることに少しずつ気がつき始めました．

　この事件をきっかけに OHSU 全体のダイバーシティ（Diversity）を向上するための活動に参加するようになりました．当時，様々な文化圏についての概要を学ぶ授業はあったものの，他の文化圏からきた人たちを自分たちと同様に尊重することについては，十分に認識されていませんでした．そこで医学部の学生と一緒に，学生のためのダイバーシティトレーニング（Diversity Training）のイベントをいくつか計画しました．その活動が認められ，大学から Transcultural Award という，文化交流に貢献したことを称える賞を卒業時にいただきました．

　数年後，OHSU Hospital に看護師として戻った時，新しいスタッフのトレーニングプログラムの中で，アクセントのある英語を話す人を差別するの

は間違っていると教育していたのは印象的でした.

　アメリカで臨床する外国出身の医師の多くはアクセントがあってもとても分かりやすい英語を話します. 私は, フランス語はできませんが, きれいなフランス語のアクセントがあるとよく言われます. 多分, 私の話し方自体の特徴なのでしょう. しかも Manami の Mi の部分にイントネーションを置くとフランス語の名前になるそうです. そのため, 私に会うまでフランス人だと思っていた人が何人もいました.

　わかりやすい英語を読み書きするのはもちろん大切です. けれど, アクセントがあることで不当に扱われる理由はありません. もし自分または誰かがアクセントのある英語を話すために不当に扱われたら, それは間違っているとはっきり言いましょう. 多くの人が訴えるほど大きな力になります.

● 父の最後の贈り物

　長年, 慢性の持病を抱えていた父が, 2013 年 7 月に 72 歳で他界しました. 3 カ月の入院生活でした. 父は結構難しい人であり, 健康な時でも手がかかったのに, 脳梗塞と認知症を患ってからはさらに拍車がかかり, 自宅で介護する母は疲れ切っていました.

　生前, 父と私はきつい冗談をよく交わしました. 父は「100 歳まで生きたい」と言い, それに対して私は「100 歳まで生きていられたら, 介護する人間が過労で先に死ぬ」と笑いながら答えました. さらに「お盆とクリスマスと正月には航空券が高くて買えないから, 死ぬなら航空券が安いときにしてね」と頼み, 顔を見合わせて笑うのです.

　この 3 カ月間の入院の間, 父の昔の仕事仲間が数え切れないほどお見舞いに来てくれました. 4 人部屋で毎日お見舞いがあるのは父だけでした. 難しい人であったにもかかわらず, 皆のために頑張った父だからこそです. 何度も危篤になり, 親族や友人が最期を見守るために集まるのですが, そのたびに意識を取り戻し, 何と仕事や株の話を始めるのです. 皆が帰ると, 再び

危篤になりました.

100歳まで生きたいと言っていたくらいですから,余程生きたかったのでしょう. そんなことがあって,私は3カ月の間に日本に3回も行くことになり,「ありがとう」と「さようなら」をこれ以上言えないくらい言いました. お盆に死なない約束も果たしてくれました.

仕事上,患者の死期が近くなると家族に連絡をします. 過去に数え切れないほどの死を看てきて,死期の予想は大体当たっていました. しかし父については,まったく外れてしまったことが不思議でなりません.

今は患者の死期が近いと感じると,迷わず家族に連絡するようにしています. そして父の話をして,「ありがとう」と「さようなら」をこれ以上は言えないほど言えたら後悔することはないと伝えています. 今のところ,父よりも周りを驚かせる患者に会ったことはありません.

●裁量の幅が大きい NP の仕事

健康保険会社の医療部門と契約

現在,働いている Optum は,UNH という健康保険会社の医療部門です. Optum と契約のある介護施設において,Optum の Medicare Advantage に加入している 50 人前後の患者を担当しています. フルタイムでの勤務です.

病院から退院したばかりで観察が必要な患者が数名いますが,大半は病状が安定して長期滞在する患者です. 経過観察が必要な患者の場合は毎週,そして長期の患者の場合は月に 1 回,介護施設へ診察に出向いて医療記録を書きます. もちろん,患者の状態によっては必要に応じて,診察を追加します. 時には,同僚の患者を診に担当以外の介護施設に出向くこともあります.

元々このプログラムは Ever Care といわれ,介護施設にいて外来の医師のもとへ出向くことができない患者のために NP が始めたものです. 会社は患者の健康管理を徹底的に行ない,合併症を予防し,病院への入院を防ぎます. 現在は医療費節約のために,一昔前なら一般病棟にいた状態の患者が当たり前のように介護施設に送られてきます. 患者が末期の時には,患者本人

欲しかった Geriatric Nurse Practitioner の資格……chapter 11　199

と家族に現状を伝え，病院と介護施設を往き来するのでなく，ケアの目的を考え直して残された時間を充実させるのも私たちの仕事です．

　会社の大きな収入源は Medicare であり，患者の病状は 国際疾病分類（International Classification of Diseases: ICD）という，統計と医療報酬を決めるためにできたコードシステムに則って記録されます．2015 年に ICD-9 から ICD-10 という新しい分類の仕方にかわりました．ICD のコードの記録によって，Medicare が保険会社に支払う額を決定します．ICD10 のコードの選び方というのは非常に複雑なので，特別なトレーニングを受ける必要があります．

NP に求められる調整力

　この仕事は人間関係がとても大切です．提携する介護施設がないと，患者を担当できないため，介護施設との関係が大切になります．

　介護施設は州政府によって非常に細かく管理されていて，州政府の条件に満たないと処分を受けることになります．州政府の条件とは，すべての薬は使用されるための医療診断が指定されてないといけない，高血圧の薬を投与するための血圧はこの範囲以上でなければならないといったものまで数限りなくあり，すべてにおいて医療者による指示が求められます．

　施設にも担当の医師はいますが，回診はたまにしか行なわないケースがほとんどです．外来で主治医に診てもらう患者もいますが，回数は限られています．

　Optum の NP は平日であればほとんど毎日のように施設を訪問しますし，電話などでも簡単に連絡を取ることができます．医師は細かいことまで患者のケアや介護施設の要求に応えることができないので，NP が医師の手が届かないところを補うのです．

　大半の医師は NP が現場で補佐することを好ましく思い，共同で患者のケアに当たってくれるものの，最初は抵抗を感じる場合も多いようです．医師と信頼を深めるのも NP の重要な資質です．時々，自分の患者の病状をまったく理解していない上に，診察もまともにしない医師もいるので，患者にとって NP の存在は必要不可欠です．

200

NP になって良かったと思う点

常に勉強が必要でやりがいが大きい

　NP の仕事は RN の仕事とは比べものにならないほど医学の知識を要求されますが，その分やりがいがあります．オレゴン州では資格を更新するために，2 年間で 100 時間以上の継続教育（Continued Education）を義務づけています．その内の 50 時間は医療教育機関に正式に認められたコースでなければいけません．残りの 50 時間は自主的な勉強となりますが報告の必要があります．しかし，実際には軽く 100 時間を超える勉強をしています．

　学んだことを詳しく覚えていられないので，後で簡単に確認できるようなメモを常にパソコンに残し，疑問が浮かんだら調べられるように参考文献名も載せて，必要に応じて内容をアップデートしています．緊急で対処する時や忙しい時にはいちいちデータベースを調べる時間はありませんが，このメモを用意しておけば 5 分くらいで答えが出せます．こうした一連の作業を繰り返すことで，RN の時よりもずっと医学の知識が上がりました．

看護師より少ない身体的負担

　RN の仕事は体への負担が大きく，自分の 2 〜 3 倍の体重の患者の世話をすることもある過酷な現場です．私も腰痛もちでしたが，病棟から研究に移ったときから軽くなり，NP になったらさらに状態が改善しました．汚物の片付けをしなくても済むのも NP になってよかった点です．

　どこの病院でも緊急時に院内放送するためのスタッフだけにわかるコード（Code）があり，一般的にコードレッド（Code Red）は火事，コードブルー（Code Blue）は心肺停止を意味します．しかし，一般にはあまり知られていない，どの病院でも共通のスラング，コードブラウン（Code Brown）は何か想像できますか．それは大便のことです．

　カトリック系の病院に勤務していた時のある 2 〜 3 カ月間，私は "コードブラウンの女王" と呼ばれていました．毎晩のように，大便にかかわる恐ろしいことが起こった時のことです．例えば患者が壁にも床にも大便を塗り

欲しかった Geriatric Nurse Practitioner の資格……chapter 11　201

たくっていたこともあれば，患者に近寄った途端に大便を塗りつけられたこともありました．そのうちにこの呪いは解け，不名誉な称号はなくなりました．

スケジュールをフレキシブルに組める

　現在の Optum での仕事は，患者の健康状態を保ち，ICD-10 を用いて病状をしっかり記録し，医療知識を常にアップデートして患者，家族，介護施設，医師などと良い関係を保つというものです．平日の午前 8 時から午後 5 時まで連絡が取れればよいので，仕事とプライベートのオン・オフの切りかえがはっきりしています．個人事業主のような感覚で，スケジュールをフレキシブルに組むことができます．

安定した収入

　この数年の医師不足で NP の給料が上がったこともあって，私の収入で何とか息子 2 人を大学に送り出すことができました．アメリカ政府の労働局の 2015 年 5 月の報告によると，オレゴン州の NP の年間所得の中央値は約 11 万 1000 ドルでした．

家族や社会の助けになれる

　長男が大学に入学する頃に最初の夫と離婚し，数年後にコンピュータエンジニアの現在の夫と再婚しました．夫は中国出身で，10 年前に鼻咽頭がんを患いました．幸運なことにがん自体は完治し，仕事も継続できるほど元気になりましたが，放射線治療の後遺症で左側頭葉と脳神経に障害が残りました．誤嚥の危険，言語障害など，様々な問題が生じたため，8 人くらいの専門医に診てもらっています．これだけ専門医の人数が多いと，医師間のコミュニケーションをとるのが難しくなるため，私がメッセンジャーになっています．これは医療の知識がないとできません．

　以前，夫は脳神経内科医から血管を収縮させるアバスチン（Avastin）という薬で側頭葉の浮腫を治す治療を勧められました．Avastin はこのような病状の治療によく使われているにもかかわらず，アメリカ食品医薬品局

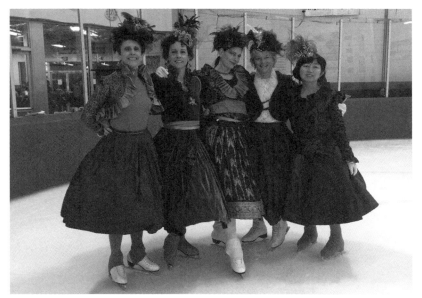

▲ 2016年クリスマスのアイスショーにて

(Federal Drug Administration: FDA) で認可された治療方法ではありませんでした．また，治療に約5万ドルもかかるため，保険会社が支払いを認めませんでした．

　そこで保険会社の代表医師の連絡先を見つけ，夫の専門医の中で最も親切で頼りになる医師に交渉を依頼しました．その医師が電話すると，たったの2〜3分で保険の支払いが認められました．これも医療者が直接交渉すると保険会社が例外を認めることを知っていたからできたからです．

　その後，Avastin が効きすぎて，夫はてんかんを起こしました．完全な呼吸停止状態で，応急処置をしながら救急車を呼びました．脳の腫れは膿胞となり，手術で摘出することになりました．手術後の3カ月は仕事をしながら自宅介護をしました．誤嚥の危険性が高くなり，チューブ栄養にするように言われた時には，夫の意志を尊重して危険を承知で拒否しました．病院側は私がNPであることから，チューブ栄養をしなかった時の危険性を十分に理解していると認めてくれ，チューブ栄養を免れることができました．ス

欲しかった Geriatric Nurse Practitioner の資格……chapter 11　　203

ピーチセラピスト（Speech Therapist: ST）によるトレーニングをお願いしたところ，夫は咬む力も飲み込む力もかなり回復し，今では遅いながらも普通の食事がとれて，体重も 5 キロ以上増えました．

中国の義父と義母がとても感謝してくれて，いつも何か欲しいものはないかと聞いてきます．私は中国語は一切できません．夫とは英語で話します．夫を介してしか，義理の父母と会話できないというのは少し寂しい気もしますが，そう悪いことではないのかもしれません．なんといっても，夫が双方に都合よく訳してくれますので．

────• これからも高齢者医療との関わりを深めたい

年をとることは決して悪いことばかりではありません．かくいう私も年齢を経たことによって，いい思いをした経験があります．
"Be The Match" という，骨髄移植が必要な患者を支援し，提供登録者を増やす活動を行なっているグループの主催する 5 キロレースに参加したときのことでした．何と 40 代女子の部門で優勝してしまい，受賞式では「本当に 40 代なの？」と驚かれ，とても嬉しかったです．この時 46 歳でしたが，年齢としては良い記録だったのです．

リオオリンピックに出場した 41 歳のウズベキスタンの体操選手は，オリンピック出場 7 回目であり，2020 年の東京オリンピックも目指しているとのことでした．オリンピックの間，ナイキのテレビコマーシャルに出ていた 86 歳のワシントン州の尼さんはアイアンマンレースに 45 回も出場したことがあり，今も現役でトライアスロンをしています．70 代後半でありながら，クレイジーグランマ（Krayzee Grandma）の名でブレイクダンスをする女性は，10 代や 20 代の男子に混ざってダンスバトルをする現役です．彼女たちを見ていると，元気が湧きます．私も高齢者医療に携わる者として自分の健康管理に気をつけて，80 歳を過ぎてもフィギュアスケートをするおばあちゃんでいられたらと思います．

私自身の今後についても考えていかなければなりません．アメリカには

55 歳以上の人が住むコミュニティーがあります．いずれ夫と一緒に，そういうところに小さな家を買って移ろうと考えています．多くの住民が退職して日中自宅にいるので，盗難は少ないし，騒がしい若者はいないし，近所で助け合うことができるし，いい点がたくさんあります．多くの高齢者が困ることといえば，コンピュータと健康問題です．コンピュータエンジニアの夫と NP の私は大歓迎されるでしょう．

　高齢者向けの介護施設は人生の墓場だという人もいますが，私が担当する介護施設はスタッフが親切で，様々なイベントもあって楽しそうです．もし自分の世話ができない状態になったら，家族の世話にはならずに介護施設に行くつもりです．認知症専門の介護施設が大好きです．認知症の施設は静かでほっと落ち着きます．認知症の患者が話しかけてくると，一緒に楽しくボケます．できれば良い施設に行きたいので，今から貯金に励んでいます．

　アメリカでは寿命が延びて，かつベビーブーマーが高齢期に差しかかってきたので，高齢者の数が増える一方です．医療費は高騰し，資金が限られる中で，高齢者医療の質をどのようにして維持し向上させるかが大きな課題です．充実した老後を送るためにも，医療者として高齢者医療への理解を深め，改善していきたいと思います．

NP...Nurse Practitioner

岡村夏子

サンフラワー・コンシェルジュ・メディカルサービス
MSN, RN, FNP-C

chapter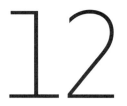

ナースプラクティショナーとしての自覚と意識が高まったとき

はじめに　海外で看護を勉強したいと思う看護学生や看護師の方は少なくないと思います．私もアメリカで看護を学びたいと思い立ち，いま現在，フロリダ州でナースプラクティショナー（Nurse Practitioner: NP）として働いています．ここまでの道のりは決して容易なことではありませんでした．言葉の壁だけでなく，文化の違い，ビザの取得など様々な難関があります．これから述べるのは，アメリカに留学しナースプラクティショナーになるまでの経緯と，アメリカで実際に働いた私の経験になります．アメリカへの看護留学を考えている方の参考になればと思います．

おかむら・なつこ

神奈川県出身
1999年　横須賀共済病院看護専門学校卒業
同　　年　横須賀共済病院消化器外科勤務
2004年　渡米
2005年　Brevard Community College, FL 入学
2006年　同　　　大 学 卒 業. AS（Associate of Science）
　　　　　Degree 取得
同　　年　米国・正看護師（RN）資格，フロリダ州免許取
　　　　　得
同　　年　Wuesthoff Medical Center, FL 就　職. PCU
　　　　　（Progressive Care Unit）勤務
2008年　University of Central Florida, FL RN to BSN プロ
　　　　　グラム入学
2009年　同　　プログラム修了. 看護学士号（BSN）取得
2010年　University of Miami, FL 大学院看護修士課程入学
　　　　　ファミリーナースプラクティショナー（FNP）専
　　　　　攻
2011年　同　　　課程修了. 修士号（MSN）取得
同　　年　AANP Family Nurse Practitioner 資格，Advanced
　　　　　Registered Nurse Practitioner フロリダ州免許取
　　　　　得
同　　年　Space Coast Volunteer in Medicine, FL にて NP
　　　　　としてボランティアで患者を診る
2014年　フロリダにて個人クリニック（Sunflower Con-
　　　　　cierge Medical Service）や Walk in Clinic に勤務
現在に至る

英語に興味を持ち始めたのは小学校5年生くらいの時でした．同じクラスにアメリカ人の女の子がおり，その子は日本語を話せるのですが，両親と話す時は英語でした．その子が両親と英語で話すのを聞いたとき，日本語にはない発音にとても惹かれたのを覚えています．彼女が住んでいる米軍住宅にも遊びに行き，ますますアメリカの文化と英語に興味を持ちました．

　高校生になって進路を考えた時に，人の役に立つ仕事がしたいと思い看護師になろうと決めました．ちょうどその頃アメリカのテレビドラマ『ER』が大好きだったのと，英語が話せたらもっといろんな人の役に立つのではないかと考え，英語が話せる看護師になりたいと思いました．そうして日本の看護師になり就職した時に，師長に5年後にはアメリカに行きますと話した記憶があります．今となればその自信がどこから来ていたのかわかりませんが．

　アメリカに行くと決めたものの，どこから手を付けていいのか分からなかったし，その頃はインターネットも今ほど便利ではなく，本屋で看護留学関係の本を探して情報を集めました．

　英語は好きでしたが決して得意ではなかったので，英語で書かれている情報を読むのにとても苦労し投げ出したくなる時もありました．日本で看護師として働くことはとても楽しかったし，このままずっと日本でキャリアを積むのも悪くはないと留学を諦めようかとも思った頃でした．

　そんな時，アメリカ人の旦那さんをもつ日本人女性の患者さんを受け持ちました．患者さんが昏睡状態になったとき，寝泊りが続く旦那さんに声を掛けたいと思ったのですが，旦那さんは日本語が話せなかったので，英語で何と言っていいのか分かりませんでした．その後，患者さんは亡くなり，あのとき英語が話せていたら旦那さんにもっと声を掛けてあげられたのに，そして家族の負担や不安を軽減できたかもしれないのにと思うととてもやりきれませんでした．情けない思いさえしました．この時の思いがアメリカ留学への決心を固めるきっかけの一つになったと思います．家族にも留学の意志を伝え理解を得ることができました．

ナースプラクティショナーとしての自覚と意識が高まったとき……chapter 12　209

● 夢への一歩を踏み出す

二つの目標

　アメリカで看護師になること以外に，大学を出て学士を取りたいという目標もありました．アメリカではどこの大学が看護で有名なのかをリサーチし，何校かには学校のパンフレットを送ってもらえるよう手紙を出しました．辞書を引きつつ書いた手紙でしたが，きちんとパンフレットが届いたのにはやればできるという自信になりました．

　とりあえず受けた TOEFL の結果は散々でした．ある留学センターに行って看護留学の相談をしたところ，今のままでは希望の大学は難しいけれど，コミュニティカレッジ（以下コミカレと略す）なら比較的入りやすいという話で，その方向で留学を決めました．とはいえ，その時の英語力ではコミカレさえも難しかったので，アメリカの語学学校を卒業してその後にコミカレに行くという計画を立てました．有名なクリーブランドクリニック（オハイオ州）が近くにある Case Western University の語学学校への入学手続きを済ませ，2004 年 3 月に家族や友達に見送られ渡米しました．

フロリダへ

　5 カ月ほど語学学校で勉強し，インディアナ州にあるコミカレに入学しました．1 セメスター後，フロリダのコミカレ Brevard Community College に編入しました．

　学校ではアメリカ人に混じって数学や文学，哲学など色々な分野を勉強し，とても刺激的な毎日を過ごしました．英語での勉強は大変でしたが，少しでも分かることが嬉しくて，楽しく勉強できました．先生もとてもフレンドリーで，分からないことがあると分かるまで丁寧に教えてくれたり，一番苦手なエッセイはチューターに添削してもらったりと学びやすい環境でした．

一つの目標を達成

　コミカレでは AS（Associate of Science）Degree の取得を目指しながら，

アメリカの看護師免許試験NCLEX-RN（National Council Licensure Examination-Registered Nurse）の準備をしました．試験勉強も大変でしたが，一番厄介だったのは受験手続きのための書類準備でした．日本の高校や看護学校から英訳の卒業証明書や成績表，厚生労働省から英訳の看護師免許証をCGFNS（Commission on Gradates of Foreign Nursing Schools）という機関に郵送しなくてはいけないのですが，CGFNSのカスタマーサービスの対応がとても悪くて嫌な思いを何度もしました．NCLEX-RNの試験はかなり緊張してダメかと思いましたが，数日後ネットで合格を知り心の底から喜びました．アメリカに来て一つの目標を達成できた瞬間でした．

新人ナースとして一から学ぶ

最初の就職

2006年RN免許を取得．その喜びに浸る間もなく，次の課題はどうやって現地で働くかということでした．学生ビザ（F-1）でしたし，まだコミカレに在学中だったので，大学キャンパス外でのフルタイムの就労は禁止されていました．加えて英語や看護の知識にまだ自信が持てなかったこともあり，近所の病院のERでボランティアをすることにしました．在学中のボランティアは単位ももらえるので一石二鳥でした．

卒業した後はOPT（1年間に限り与えられる就労許可書，ただし学校で取得した専門に関係する職種に限る）を利用してRNとして働くことを考えていました．とはいっても，アメリカでナースとして働くのは初めてなうえ，日本を離れてからしばらく働いていなかったので正直とても不安でした．

面接ではアメリカでの経験がないということ，グリーンカードのスポンサーが必要だという話をし，新人研修が充実しているかなども確認のうえ，最終的に自宅の近所にあるWuesthoff Medical CenterのPCU（Progressive Care Unit）という部署に就職が決まりました．

RN to BSN コースへ再入学

PCUでは主に心筋梗塞の疑いのある患者や脳梗塞の患者，ICU（集中治

療室）から出た患者などを看ました．日本で経験があっても新人扱いにしてもらって，先輩ナースについて一から学びました．最大の難関はやはり英語でした．薬の発音，看護記録の書き方，患者や医師とのやり取りなど苦労することがたくさんありました．

　日本との違いは，清拭や足浴，環境整備などといったことは CNA（Certified Nursing Assistant）と呼ばれる看護助手が行ない，ナースの仕事は主に投薬，患者の容態の変化を医師に連絡，報告すること，記録をとることでした．ベッドサイドで過ごす時間が限られ，残念に思えることもありましたが，アメリカのナースにはいろんな専門的資格があり，キャリアアップを図りやすい良い環境にあると思いました．

　OPT の期限が切れたあと，2008 年 5 月に今度は BSN（Bachelor of Science in Nursing：日本の看護学士号）を取得すべく大学に戻りました．RN 免許があれば通常のカリキュラムよりも短い期間で学士号を取得できる RN to BSN というプログラムがあります．また，CPT（Curricular Practical Training）というパートタイムならキャンパス外でも働ける許可証があったのでそれを学校に申請し，仕事をフルタイムからパートにかえて勉学と仕事を両立させました．

　大学では公衆衛生やリサーチなどを中心に学び，実習にも行きました．授業の一環として卵巣がん予防の講義を実習先のクリニックで行なう機会があり，人前で英語で話すのはとても緊張しましたが，良い経験になりました．

　2009 年 6 月に RN to BSN プログラムを修了，念願の学位（Bachelor of Science in Nursing）を得，当初立てていた目標の二つを達成したのです．

●夢のまた夢，三つ目の目標に挑戦

大学院入学と結婚

　留学を考えた時は Nurse Practitioner（以下 NP と略す）になるのは夢のまた夢と思っていたのですが，貯金をほぼ全部取り崩し大学院へいくことを決めました．

　色々探して何校かアプライした後，University of Miami に進学すること

になりました．学校を探すポイントとしては学校の評判はもとより，交通の
便や治安，カリキュラム，NP認定試験の合格率などをチェックすることが
大事です．NPはいくつかの専門に分かれていて，私は小児から老人までを
診るFamily Nurse Practitioner（以下FNPと略す）に進みました．ちょう
どその頃，語学学校の時からずっと支えてくれていた台湾人の彼と結婚しま
した．

超多忙なコース

　マイアミでの学生生活はとても刺激的でした．通常のFNPプログラムは
フルタイムでも1年半から2年かかるところを，University of Miamiのプ
ログラムは1年で終わらせるため，とても忙しいカリキュラムでした．し
かも平均点がB（85点）以上なければ容赦なく退学させられ，次の年まで
再入学はできません．学生ビザで滞在している私は，何としてでもクラスに
残らなければいけませんでした．

　短期集中型のコースなので，授業のペースは速く，ついていくのにとても
大変でした．午前中は病院で実習，夜は9時ごろまで授業，その後図書館
で夜中まで勉強の毎日です．ハードでしたが充実していました．幸い仲のい
いクラスメートもでき，テスト前にはグループで勉強し，分らないところを
教え合い何とかテストをパスできました．

　入学当初は50人くらいいたクラスメートが，卒業間近には30人くらい
になっていたと思います．

またもやビザの壁に

　2010年大学院を卒業した後はいよいよNP Certification（認定証）の取
得です．私は3カ月間ほど受験勉強をし，受験勉強と同時に就職活動をは
じめました．無事試験に合格し，NPとして働けると思った矢先，またもや
ビザの壁にぶち当たりました．

　予定としてはOPTの1年の間にH-1B（就労ビザ）のスポンサーとなっ
てくれそうな職場に就職し，ゆくゆくはグリーンカードを申請するつもりで
したが，現実はそう甘くはありませんでした．不況も重なり外国人NPのた

ナースプラクティショナーとしての自覚と意識が高まったとき……chapter 12　213

めにお金のかかるビザスポンサーになってくれる病院や個人のクリニックなどは皆無でした．他の州での仕事も考えましたが，夫はすでにフロリダで働いており，今住んでいる所から通える職場をそれでも必死に探しました．

➡ ひたすら我慢の2年間

非営利クリニックでのボランティア

　結局，就職はできませんでした．ただ，その頃 H-1B ビザで働いていた夫が，グリーンカードの申請をしていました．いつ取れるかも分らない状況でしたが，夫のグリーンカードが取れるのを待つことにし，私自身は H-4（配偶者ビザ）に切り替えました．

　働かないことでせっかく得た知識を忘れていくような気がして，焦りと不安が募りました．しかし，待つよりほか方法はありません．また，就労はできなくても，ボランティアはできました．NP としてボランティアができないか色々探し，家の近所の非営利のクリニックでたまたま NP の募集があるのを知りました．そこのクリニックでは，健康保険を持たない人，低所得者用の健康保険の申請ができない人たちを受け入れ，無償で医療サービスを提供していました．スタッフは退職した医師や NP，歯科医やナースが多く，当時クリニックのディレクターをしていた NP に直談判し，私も NP として働かせてもらうことになりました．

2年間待ちに待ったグリーンカード

　1日4時間，週2～3日でしたが，まだ経験も少ない私にとってはちょうど良く，給料がもらえなくても NP として患者を診ることができるのが何よりありがたかったです．クリニックにやって来る患者には，高血圧や糖尿病などの持病をもちながら医療保険がなく薬が買えない人や，今まで一度も健診に行ったことがないといった人がいました．

　印象に残っている患者さんに19歳の男子学生がいます．体調不良と体重減少を主訴に訪れ，背中のニキビのような湿疹が気になりました．クリニックのディレクターでもある NP（すでに退職した70代の NP）に相談にし

たところ，パッと見ただけですぐに糖尿病を疑い，検査の結果，糖尿病と診断されました．素早い診断と適切な治療で彼の血糖値も安定し，良くなっていく様子を見たときはとても感銘を受けました．色々なことをその NP から学びました．

　毎回様々なケースの患者を受け持ち，とても勉強になりました．中には私のことを「ドクター」と呼ぶ患者も何人かいました．NP としての自覚と意識が高まり，あらためて正式に NP として働きたいと念じるのですが，あと一歩が遠く長い道のりに思えました．

　この時期，今は我慢の時期とひたすら自分に言い聞かせ，今のうちに学べることはどんどん吸収しておこうとオフの時間は勉強したりしました．また，海が近いので，息抜きに海へ出かけたり，家で好きなお菓子を焼いたり，ストレスをためない生活を心がけました．そうやって非営利クリニックで 2 年ほど働いた後，待ちに待ったグリーンカードを手に入れることができました．気づけばアメリカに来て 10 年が経っていました．2014 年 3 月のことです．

　あの時の解放感は今でも忘れられません．何よりも，夫の理解と支えがなければ 2 年間もボランティアを続けることは難しかったでしょう．就職先が見つかってクリニックを去るときには申し訳ない気持ちもありましたが，スタッフや患者さんが快く送り出してくれたので，みんなの思いに応えられるよう頑張っていこうと思うことができました．

●一人前の NP を目指して

3 度目の就職はクリニックを希望

　グリーンカードを取得後再び就職活動を始めましたが，以前とは気持ちの余裕がまったく違いました．焦って就職先を探す必要もなくなり，どんな所で働きたいのかじっくり考えることができました．病院で働くという選択肢もありましたが，RN として働いた時に病院は規則に縛られ過ぎている印象があったので，融通の利きそうな個人のクリニックで働きたいと考えました．

　知り合いにも紹介をお願いし，NP のミーティングなどにも参加して情報

ナースプラクティショナーとしての自覚と意識が高まったとき……chapter 12　215

を収集しました．色々探しているうちに，一つだけ興味の持てるクリニックが Cocoa Beach にあったので早速履歴書を送るとすぐに連絡があり，面接となりました．院長兼経営者は女医さんで，とても雰囲気が良く環境も気に入ったのでここに決めました．NP として就活するポイントとしては，給料はもちろん，1 日に診る患者の数，そして一緒に働く医師が NP の役割についてよく理解していることが大事だと思います．

FNP としてのキャリアをさらに志向

　非営利クリニックでは患者の数も少なく，できる検査や出せる薬も限られ，十分な経験を積むというわけにはいきませんでした．新しい職場は，1 日の患者の数が多すぎず少なすぎず，医師は経験の少ない私のために色々丁寧に教えてくれました．クリニックで患者を診る以外に，ALF（Assisted Living Facility：日本でいう老人ホーム）を訪問して患者を診ていました．アメリカは車社会でありますが車の運転ができない高齢者も多く，またクリニックでは 1 ～ 3 時間待たされる場合もあるからです．他にも，月に 1 回クリニックの患者以外に近所の人たちを集めて高血圧や糖尿病などの教育や指導をしました．

　2 年ほど働いた後，それまで片道車で 50 分くらいかけて通っていたクリニックから近場のクリニックに転職し，今までと同じように ALF の他に，Rehabilitation Facility（病院を退院した人が家や ALF に帰る前にリハビリが必要な患者がいる施設），Retirement　Community（退職した高齢の方が格安で住めるコミュニティ）の患者を診ています．

　また，せっかく FNP の資格をもっているのだから，成人や高齢者だけでなく幅広い患者層，疾患を診たいと思うようになり，パートタイムで近所の Walk in Clinic（予約不要の民間準救急医療診療所）でも働くことにしました．そこでは小児から老人までの一般的な疾患を診て治療し，簡単な処置も行なっています．学校に通うために必要な School Physical という学童を対象とした健康診断も良い経験になっています．

NP になって良かったこと，将来のこと

　RN の時とは違って NP として自分が指示する立場になります．患者の容態に応じて必要な検査や薬を処方するので，様々な知識や的確な判断力が求められますし，家に帰ってからも自分の判断は正しかったのだろうかとよく考えます．また，簡潔明瞭に指示を出すように心がけています．これは自分が RN の時に医師の指示を理解するのが大変だった経験から来ています．

　FNP の免許を取ってすでに 5 年になりますが，日々勉強です．英語の勉強はもとより，医学は日々進歩し，新薬が次々と出るので常に新しい情報に接していることが大事です．不思議なことに，色々なことを学べば学ぶほど分らなくなってくることもありますが，医学はとても奥が深く学ぶことが楽しいです．アメリカでは NP や医師のために多くの学会が各地で行なわれているので各州からの医療従事者との交流が深まり，良い刺激にもなります．

　ひとりの患者の治療をめぐり，患者家族や医師，訪問看護師とのやり取り（調整）が複雑で大変なときもあります．しかし，患者が良くなっていく様子を目にすると苦労が報われた思いがします．ここまで来るのにたくさんの年月がかかり多くの苦労もしましたが，私は NP の仕事に大変やりがいを感じています．

　現在，アメリカも高齢者が増えており，医療費の高いアメリカでは以前にも増して疾病予防，健康維持が重要になっています．NP としてひとりでも多くの高齢者が最後まで楽しい人生を送れるようサポートしていていきたいと思っています．今後は他の資格取得も目指し，色々な経験を積んで NP としてさらに自信をつけ，より幅広い患者層を診られるよう日々精進していきます．

　今回，自分が NP になるまでの道のりを振り返ることで，今，留学を目指している方たちの参考になればとの思いがありました．また，初心に戻り自分自身を叱咤する機会にもなるのではないかと考えた次第です．

　最後になりましたが，これまで支えてきてくれた家族や友達，看護学校の

恩師，およびお世話になった方々にこの場を借りて心からお礼を申し上げたいと思います．

NP...NURSE PRACTITIONER

中村誠一

聖ルカクリニック　アラ・モアナ
MSN, RN, APRN, FNP-C

chapter 13

日本人男性ナースプラクティショナーの先駆けとして

はじめに　現在，アメリカ合衆国ハワイ州オアフ島でナースプラクティショナー（Nurse Practitioner：NP）として働いています．渡米して12年半が経過しましたが，今まで日本の男性看護師で留学してハワイでNPになった人は見たことも聞いたこともありません．おそらく私がハワイでは第一号なのだろうと自負しています．

そんな私ですが，留学当初は英語がまったく話せないどころか，高校受験レベルにも達しない英語力でした．それだけではなく，医療系とはまったく異なる経歴で社会人を経験した後に看護師になったという，少し変わった経歴の持ち主でもあります．

留学後も様々な壁にぶつかりました．挫折もありましたが，その都度何とか乗り越えて，現在に至ります．

なかむら・せいいち

埼玉県出身

1995年　埼玉県立三郷工業技術高等学校電子機械科卒業

2000年　平和学院看護専門学院看護科卒業

同　年　埼玉医科大学付属病院本院勤務

2004年　渡米

同　年　Hawaii Pacific University（HPU），HI 看護学部入学

2007年　米国・正看護師（RN）資格，ハワイ州免許取得

2008年　浅井力也ミニストリー専属正看護師就任

同　年　HPU 看護学部卒業．看護学士号（BSN）取得

2010年　HPU 大学院看護修士課程入学

2013年　同　　課程修了．看護修士号（MSN）取得

2014年　AANP Family Nurse Practitioner（FNP）資格，
　　　　Advanced Practice Registered Nurse（APRN）−
　　　　Nurse Practitioner ハワイ州免許取得

同　年　St. Luke's Clinic-Ala Moana, HI 勤務

同　年　NPO 若葉ネットワーク理事兼 NP 就任

現在に至る

e-mail: seiichi_nursing@hotmail.com

一念発起して看護師に

私の所属する St. Luke's Clinic はハワイ州屈指のショッピングセンターがある Ala Moana にあります．患者は日本人をはじめ，海外旅行者，ハワイ在住の方，ローカルの方，移民ビザのための方など，言語も人種も宗教も疾患も多岐にわたるため，勤務中は主に日本語と英語，そして時々は片言の韓国語での対応をしています．

そんな私ですが，留学当初は英語がまったく話せないどころか，高校受験レベルにも達しない乏しい英語力でした．

1995 年に工業技術高等学校の電子機械科を卒業した後，飛び込み営業や派遣社員，ガソリンスタンド店員，パチンコ店店員，工場勤務，解体業など，いくつもの職を経験しました．飛び込み営業時代には営業成績トップに立ったこともあります．

医療とはまったく無関係な世界で働いていた私が看護師を目指したきっかけは，工場勤務時代に，よく通っていた食堂の女性店主に料理人になりたいと打ち明けたところ，「料理人の世界は厳しい．これからは男性も医療職の時代だ！」とアドバイスされたことでした．当時，看護助手として病院に勤務していた母に相談し，ものは試しと看護学校を受験してみることにしたのです．

「救急車」を「急救車（!?）」と書いたり，動脈と静脈の区別もつかなかったりするような有り様でしたが，補欠合格となって奇跡的に入学することができました．入学後は社会人経験のある仲間たちと勉学に励み，成績優良者として無事に看護学校を卒業できました．国家試験にも合格して正看護師になり，埼玉医科大学付属病院本院に就職しました．アメリカ留学をするまでの 4 年間の病院勤務では，混合病棟および脳神経内科・外科，救急部後方 ICU 勤務，呼吸器内科・外科を経験しています．

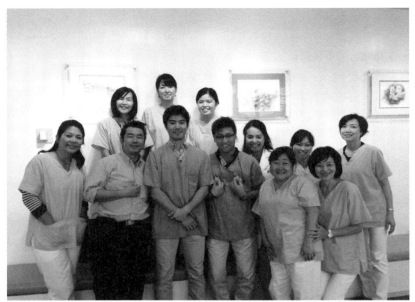
▲聖ルカクリニック　アラ・モアナのスタッフと――筆者，前列（向かって）左より2人目

数々の奇跡

　留学を志したのは看護師3年目の時でした．当初は国立大学や私立大学への進学を考えましたが，受験は難しく，また，せっかくお金を使うのであれば，海外留学だったら英語が話せるようになるし，さらに海外で看護師の資格を取得して，現地で働くことができれば，将来が開けるのではないかと思ったからです．当時，臓器移植やエイズ治療に興味があったこともあり，アメリカで医療現場に携わることができたら，最新の医療が学べるのではないかとも考えました．

　そんな時，偶然持っていた雑誌に看護師のための進学特集があり，Hawaii Pacific University（HPU）の記事が掲載されていました．これだと思って好奇心からE-mailを送ったところ，日本語で返事が返ってきたのがきっかけとなりました．

　その後やり取りが進み，英語の入学願書が送られてきました．まったく英語が分からないので，一字一句辞書を引きますが，歯が立ちません．そんな

折に日本肺癌学会がありました．当時，私は毎日その願書を持ち歩き，とにかく誰か助けてくれる人を探していました．学会後の夕食会でたまたま同席したある教授に，私の留学への希望と頓挫している絶望的な現実を打ち明けたところ，奇跡が起きました．その教授が忙しい時間の合間にプライベートで丁寧に教えてくれたのです．おまけに大学側に推薦状まで作成してくれました．

さらに奇跡が続きます．日本での基礎科目の単位のいくつかが認められて，留学時に履修クラスを少なくできたのです．このことは，後になって，看護学部に入る時にも大変役に立ちました．というのも，多くの看護留学生がつまずくといわれるほど難しい授業である解剖生理学（Anatomy & Physiology）の単位も，私の場合は日本でのものが認められ，授業を取らずに進級できたのです．

アメリカ正看護師免許の取得と看護学部への進学

語学コースでの2年間

留学先に HPU を選んだ理由は二つあります．一つは，大学のプログラムとして，併設されている語学コースを履修すると，学部に入学できるシステムがあったからです．当時の私には TOEFL や TOEIC で高い点数をとるのは無理でした．そのため，最初の2年間は英語に取り組みながらアメリカ正看護師のライセンス（Registered Nurse: RN）を取得し，その後，看護学部の短期プログラムに2年間を費やし，合計4年で卒業するつもりで留学計画を立てました．もちろん，それでは終わらないどころか，大学院まで出ることになり，最終的に10年近くも費やしてしまいましたが．

もう一つの理由は，ハワイであれば，日本人コミュニティーもあるし，日本語が話せる外国人も多いはずで，英語力が身に付いていない間もなんとかやっていけるだろうと考えたからです．結果的に，その読みは正しかったです．

実は一番初めのアパートは日本で探して，日本人の大家さんと短期契約し，ルームシェアという形で一軒家のひと部屋を借り，共同キッチン＆トイレと

いう条件のところから始まりました．実はこの大家さん，普段から日本人ルームメートを探していたわけではなく，たまたま短期に部屋が空くため，ヤフージャパンに掲載してみたところ，私から連絡があり，スムーズに決まったそうで，私にとっては非常に幸運でした．

　こうして出だしは順調でしたが，次は下宿先を探さなければなりません．大学の掲示板やウェブサイトには募集がたくさんありましたが，どんなポイントで探したら良いのか，まったく分かりません．デジカメで掲示板の案内を写真に収め，家に帰って調べました．募集には略語も多く，"1Bd1Br share kitchen no Pkg" など，意味が全然分かりませんでした．そこでルームメイトのアメリカ人に一つずつ質問して，意味を教えてもらうことからスタートしました．

　現地での携帯電話も必要になり，契約しようにも，どうしたらいいのかまた分かりません．そこで，一番親切な対応をしてくれた店員の方にお願いして，手紙を書いてもらい，その手紙をルームメイトに見せて，また手紙のやり取りをする．そんな風に手助けをしてもらい，苦労して電話番号を手に入れました．

　携帯電話の問題は一段落しても，下宿先を探す問題はまだ残っています．英語ができないということで，ほとんどの場合は話にもならず頓挫しました．

　そんな折に大学の掲示板に，3人の人物がまったく同じ住所と値段でルームシェアの募集をかけているのに気がつきました．値段も手頃で大学の近くだったこともあり，3人にそれぞれメールを送ってみました．その後，連絡はなく諦めていたところへ日本語で返事が返ってきました．彼らのうちのひとりの恋人が日本人だったので，間に入って手伝ってくれたのです．実際に会うと，デンマーク人，アメリカ人，インド人のとても良い人たちだったので，その場で決めました．

　後から聞いた話ですが，私の送った英語のメールは翻訳ソフトを使って書いたもので，何だか意味の分からない恐ろしい内容になっていたそうです．いまだかつて，このようなメールをもらったことはないと大笑いしていたとのことでした．彼らとは今でも関係が続き，結婚式にも招待されるほどの良い友達です．

224

いろいろとありましたが，何とか最下位に近いレベルから，大学の語学コースをスタートすることができました．周りはアジア系の学生ばかりで，できる人もいれば，私のようにまったくできない人もいました．

　語学力の問題は当初から山積みでした．そもそも宿題が分からないのです．学力もさながら，講義中に出された次回の宿題がまったく理解できません．そこで，講師の部屋に質問に行き，クラスについていけそうにないから，もっと下のレベルにしてほしいと頼みました．すると，講師が泣き出してしまい，「これが一番下のクラスなの．先生も頑張るから，一緒に頑張りましょうね」と，とんでもないことを言われてしまいました．

　そんな私も，クラスメートやルームメイトの助けを借りて，そこそこの成績で語学コースを修了できました．さすがに，聞き取り，書き取り，プレゼンテーション，論文などは非常に苦労しました．

医療英語の壁

　語学コースは修了したものの，まだやることが残っています．RNライセンスを取ることです．そのためには大学の看護学部に入学し，アメリカの看護に必要な一般教養や基礎，専門を一通り学び，卒業してNCLEX-RN（National Council Licensure Examination-Registered Nurse）の試験に合格するのが一般的でしたが，私はNCLEX-RNに先に合格してRNになった後に，RN to BSNのコースを卒業することを選びました．そのほうが時間と費用の短縮になるからです．

　RNの勉強が始まりました．Kaplanという専門学校のような所に通いました．日本人でやはりRNを目指している女性看護師の先輩から，とにかく配点の高い分野の問題を解きまくることがコツだとアドバイスを受けました．しかし医療英語が難解で，そもそも問題が読めません．一つひとつの単語を調べてノートをつくり，暗記し，間違えたらまた練習．そんな繰り返しで毎日が惨めでした．

　しかし，これをクリアしないと先には進めません．臨床経験が多少はあったので，何となくは分かります．しかし，頑張っても模擬テストの合格点には届きませんでした．

日本人男性ナースプラクティショナーの先駆けとして……chapter 13　　225

そんな時に，「試しに受けてみよう！」と思い立ちました．さて試験はというと，周りの受験生はさっさと終えて帰ってしまう中，私ひとり残って5時間以上も試験会場にいました．もうだめかなと思っていた矢先に時間切れです．

しばらく悲嘆に明け暮れているうちに，封筒が届きました．"You have been passed NCLEX" と書いてあります．当時の私はその意味すら分かりません．そこで普段からお世話になっているクリニックの院長先生に読んでもらうと「おめでとう！」との一言．なんと奇跡の合格でした．これで晴れてアメリカでRNとして認められたのです！

アメリカならではの看護研修

その後，私はHPU看護学部に入学し，Pre-nursingのコースを履修しました．一般教養で，アメリカや世界の歴史，数学，リサーチなどを英語で勉強するのは大変でした．苦労をしている私を教授たちは本当に親切に指導してくれました．

RNの実習は基礎実習の履修を免除されていたので，アドバンスから入ることができました．コミュニティーでの実習でホームレスケアに関わりました．ハワイにはたくさんのホームレスがいます．コミュニティーを作って生活をしているところへ健康診断に行ったり，薬や食料を届けたり，足の傷の手当をしたりしました．元弁護士や，元看護師のホームレスの方もいました．ハワイの家賃や生活費は高いので，一時的にホームレスになる方もいるとのことです．難しい問題の一つだと思います．

HIVクリニックでも研修をさせてもらいました．ハワイにもHIV 感染者はたくさんいます．採血や処置をする際は大変緊張しました．

ケアの中で非常に勉強になったのは，ジェンダーについてです．私は研修という立場だったので，「ミスター〇〇〇」「ミズ〇〇〇」と患者さんを呼ぶようにしていました．関係ができていればファーストネームでも良かったのですが，そうはいかないと勝手に思っていました．あるとき，男性と思しき患者さんに「ミスター〇〇〇」と呼びかけると，その方は大変怒り，「もうあなたの顔は見たくない！」と言いました．後で，彼は「ミズ〇〇〇」にな

りきるために手術までしていた方だと知りました．そのときはただ面くらっ
だけでしたが，その後も何度かそうしたことがあり気を付けるようになりま
した．

　もう一つはドラッグ乱用の問題です．注射の回し打ち，危険な性行為など
はどんなに防いでも防ぎきれるものではないので，せめてもと，コンドーム
の無料配布と HIV の無料検査の提供を行なっていたと記憶しています．

　病院での実習は，とても優しくて腕の良い看護師の指導員のもと，ICU で
行ないました．そこでも日本人女性看護師が活躍していました．主に私は夜
勤の実習でしたが，患者のご家族にいろいろ説明を求められて非常に苦労し
ました．やはりコミュニケーションはとても大切だと，改めて思い知らされ
ました．

　しかし，仕事のほうは，まだ現場の勘が残っていたため，苦労することも
少なくて済みました．指導員だった看護師に「あなたは無口だけど，しっか
りとやることはできるのね！」と褒められました．日本の ICU で培った経
験が役に立ちました．

「求めよ！」「尋ねよ！」「門を叩け！」

岐路

　大学のプログラムも終わり，ついに卒業，そして就職となりましたが，就
職先が見つかりませんでした．いろいろ探しましたが，ビザサポートが必要
な人間を雇ってくれる就職先はほとんどありません．

　ほとほと困り切っていたところへ声をかけてくださったのが，以前からお
世話になっていた小林恵一先生です．先生のクリックで，ひとまず働かせて
もらえることになり，なんとビザ申請の手伝いもいただけるという話になり
ました．しかし不運にもビザは下りませんでした．そんなとき，先生に
「ナースプラクティショナー（NP）を目指してはどうですか？」と勧められ
ました．しかしお金もなければ，ビザの期限も迫る状況に，不可能としか思
えませんでした．

　絶望に沈む中，私はある教会の牧師に祈ってもらいました．牧師から「お

日本人男性ナースプラクティショナーの先駆けとして……chapter 13　227

金がなければ車で生活すればいい，なんとかなると思う」と告げられたとき，「無茶を言う」と思いました．ところがどうでしょう，それからというもの，私は自分の決意を周りに話すようになったのです．奨学金にも応募し，親にも相談しました．ただ親に会いに行くお金がありませんでした．

　そんなとき，小林先生から「日本に付き添いが必要な患者様がいる．飛行機代と滞在費は出るがどうか？」と奇跡のようなオファーがあり，二つ返事で引き受けました．飛行機の中は緊張の連続でしたが，幸い患者さんの容態も落ち着いており，無事日本に送り届けることができました．

うつ病の診断
　資金面およびビザの問題は結局何とかなり，大学院に進むことになりました．まさか自分がアメリカの大学院に進学できるとは思いもしませんでした．
　NP の授業はびっくりするほどの速さで進みました．最初は病理学や薬理学などの科目だったので，復習を兼ねていると安易に考えていたら，非常に専門的な内容であり，病態マップから治療までのシミュレーション，薬の暗記など，覚えることばかりで苦労しました．
　次の学期では，論文を課題とする授業が三つもあり，とてもついていけなくなりました．授業の内容は分からないし，人にも会いたくなくなるし，まったく集中できない状態です．「心配だから診てもらったほうがいい」と周りから言われ，大学のカウンセラーのもとへ．うつ病と診断されました．ちょうど 3.11 と重なった時期です．
　パソコンの前に座ると震えがくる．教室へ向かおうとする途中で迷ってしまう．生きる希望がまったく持てなくなりました．休学の手続きをし，論文提出の期限の延期を取り付けました．自分はもうダメなんだ，ここまでが限界なんだと，そればかりを思っていました．

3.11 のボランティアへ
　休学している間，脳性麻痺の画家，浅井力也氏のお手伝いをしました．力也氏のスタッフとして，気仙沼の復興支援に行く話は，主治医の先生からも「転地療法になるかもしれないから行ってきなさい」と強く勧められました．

気仙沼の瓦礫だらけの街を目にしたとき，大変なことになったとは思うものの，何の感情も湧かなかったのを覚えています．今から考えると，うつ症状の一つだと思います．しばらくボランティアに夢中になり，現地の人や遠方から助けに駆けつけてきた若者たち，大切な家族を失った人たちと接するうちに，生きなければダメだと，少しずつ思い始めました．

　そして，ある時，ボランティア先の一つだった学童教室で子供がまぶたの上を怪我してしまったことがありました．手元にある救急セット――といってもマキロンくらいしかなかったのですが――で処置し，児童を落ち着かせて，ご両親への説明も思いのほかうまく行なうことができました．この時に，「やっぱり自分は看護師でよかった，看護師だったんだ」と心から思えたのでした．

論文作成を再開

　その後，ハワイに戻り，論文作成を再開しますが，机に向かうとやはりダメです．抗うつ剤と精神安定剤を飲みながら，1日1行でいいからと書きました．でも，どうにもならずに，毎日涙に明け暮れていました．

　見かねた友人が英語のチェックなど手伝ってくれるようになりました．大学が紹介してくれる学生指導員もお願いし，何とか形にでき，最終日ギリギリに論文を提出することができました．

　教官は，「細かいミスはいくつかありますが，全体的には良くできています．でも，授業に出席できていなかったから，良い点はあげられません．他の科目で良い成績をとるのですよ」と励ましてくれました．合格です！やっと臨床実習に進むことができたのです．

見えてきた理想の NP 像

　臨床実習でまず大変だったのは，婦人科でした．男性の NP で英語ができない――そんな人間を受け入れるのは大変だったと思います．それでも，なんとか不妊治療センターで研修させてもらえることになりました．日本人の患者さんがいたので，その点では役に立てたと思いますが，診察となるとさすがに難しく，エコーの画面を見て説明を受けたり，問診ばかりで終わる

日が続きました．いくらプロフェッショナルな職業といっても，やはり患者さんのプライバシーや権利が第一．そこは医療者として，本当に歯がゆかったです．

一方，高齢でも出産を希望される患者さんたちと接することによって，少し考え方が変わりました．高齢出産のリスクがあっても，それを受け入れて自分の子供をもつということ，そして前向きに諦めないこと，両親が自分を生んでくれたことへの感謝——そんなことを学んだ実習でした．

その後の実習先は心臓内科でした．心臓エコーや運動負荷試験などの他に，女性 NP によるプライマリーケアが行なわれているクリニックでした．ワーファリンによるコントロールや一般診察は彼女が行ない，難しいケースはドクターに回す．このクリニックでは NP であるから，また MD（Medical Doctor）であるからとの別があまりないと感じました．女性 NP は「駆け出しの頃は，何か適当な理由を見つけて，患者を待たせてでも，時間をとって調べてから，おっかなびっくり処置したものよ」と教えてくれました．

最後の実習は小児科でした．小児科は本当に難しかったです．毎日，何かの足しになればと思い，白衣のポケットにぬいぐるみを入れて持ち歩いていました．しかし，子供は白衣を見ると嫌がるもの．かつて私も病院の匂いと白衣の姿が嫌で，緊張したのを思い出しました．確かに間抜けでした．

小児科の難しさは，私が不慣れなことと重なり，ワクチンの種類と接種時期の説明が難しく，そして，なんといっても母親と子供の両方とコミュニケーションをとることでした．子供は，大人と違って，こちらが言うことに聞く耳をもってくれません．会話には本当に苦労して，ここまで伝わらないとは正直思いませんでした．

しかし，ある時，小児科実習で私が担当した親子と街でばったり会う機会がありました．その時に，「丁寧に診察してくれてありがとうね」とお礼を言われました．クリニックでは緊張していたので，あまりうまくは話せませんでしたが，このときは普通に会話ができ，子供も笑顔を見せてくれて，とても嬉しかったです．

230

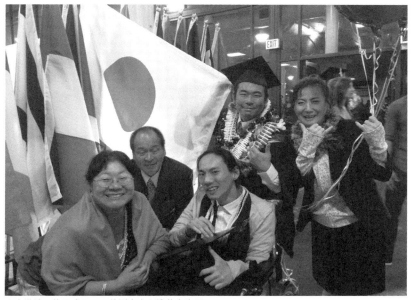

▲大学院の修了式にて．前列中央が浅井力也氏

最後の難関，卒業論文

　ついに卒業前の最後の難関，卒業論文です．1本だけだからなんとかなる，頑張ろうと意気込んでいたのですが，論文作成の時期に，浅井力也氏の個展がニューヨークであり，それに付き添うため期限より少し早めに仕上げなければなりませんでした．

　選んだテーマは高齢者のうつ病スクリーニングツールについてでした．いくつものツールの中から絞り込んでいく作業と，世界各国で実施されているツール，アジア独自のツールなどを比べるのは難しかったです．やはり私は論文書きには向いていないようです．しかし，とにかくなんとか終わらせて無事に卒業することができました．

　卒業式の様子はローカルのテレビで放映され，証書を受け取っている様子も映りました．驚きなのは，証書の自分の名前の脇に小さな十字架が付いていたことです．よく見ると"Honor Student"と書かれていました！　記念になる大きなプレゼントです．

日本人男性ナースプラクティショナーの先駆けとして……chapter 13　231

──● 適切なケアの案内人でありたい

聖ルカクリニック Ala Moana に就職

今度は就職です．無事に H-1B ビザも取れました．そして現在はハワイ州オアフ島にある St. Luke's Clinic のファミリーナースプラクティショナー（Family Nurse Practitioner：FNP）として，患者の診療を行なう毎日です．今もうつ病の治療を継続しながら，理解のあるスタッフたちとともに元気に働いています．

患者さんからうつ病の相談を受けることもよくあります．自分が辛い経験をしてきたからこそ，うつ病の患者の気持ちが痛いほど分かって，薬以外のアドバイスが多少なりともできるのだと思います．

ダブルライセンスのありがたさ

クリニックの患者には高齢の方も多く，ご家族が日本におられるため，治療や療養は日本で行ないたいという方も少なくありません．そういった時に，アメリカと日本の両方で正看護師のライセンスを持っているのが役立ちます．アメリカから日本に同行し，継続して看護することができるからです．

NP の仕事は退院や転院まで一貫して患者に関われることが素晴らしい点だと思います．もし NP が日本でも職種として確立したら，もっと可能性が広がるのではないでしょうか．

NP になってからの気づき

日本人の患者さんは，「NP って何ですか？」から始まります．近年，その存在が知られるようになり理解を得られつつありますが，「医師のほうが良いです」という方も少なからずいます．その逆もあります．患者とのラポールの形成が本当に大切だと思います．医師からの治療を待つのではなく，看護からの包括的ケア──これが私たち NP の特性であり，機動力なのではないかと思います．そして難しい医学的問題が発生した場合，医師との素早い協力体制をとることが本当に大切です．

232

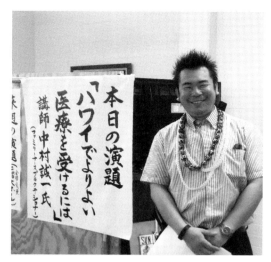
▲理事を務めている NPO 若葉ネットワークの講演会で

治療ガイドラインだけでは対処できないことが多々あります．また，最適の治療プランを提示しても，経済面で無理であったり，保険がカバーしなかったりと，現実的な問題に左右されるといった面もあります．NP はその限界を認めつつ，患者を適切なケアへ誘導する案内人でもあると思います．

　　　　　　　　　＊　　　　　＊　　　　　＊

　ここまで読んでいただき，ありがとうございました．現在，私は永住権を申請中です．取得できたら，ハワイの地域医療，特に高齢者医療への貢献を続けていくつもりです．さらに将来的には，DNP（Doctor of Nurse Practice）を取得したいと思っています．もし帰国するようなことになった場合には，経験を活かし，後輩の育成と日本の医療の国際化に携わりたい．そのように考えています．

　実力以上のことに挑戦した結果，悩み，うつ病になりました．しかし，たくさんの経験をすることができました．周囲の人たちへの感謝を忘れずに，これからも過ごしたいと思います．

　怖くても一歩を踏み出してください．頑張り過ぎなくていいのです．でも，

諦めないでください.

　最後にこの言葉を読者の皆様にお送りします.

「求めよ，さらば与えられん．尋ねよ，さらば見出さん．門を叩け，さらば開かれん」（マタイ 7:7，文語訳）

NP...Nurse Practitioner

鈴木美穂

がん研究会有明病院
PhD, ANP, GNP, RN

chapter 14

一歩踏みだした先に
あるもの

はじめに　私が留学をしようと思ったのは 20 年ほど前で
あり，その頃の本当の気持ちはもはや思い出せ
ない．あまり理由はなく，ただ「留学してみた
い」と思っていたと思う．
半年の語学留学のつもりが，博士課程に入学し，
博士論文を仕上げるのに足掛け 9 年かかり，そ
の間に米国・正看護師（Registered Nurse: RN）
として働くうちに，ナースプラクティショナー
（Nurse Practitioner: NP）というものを知り，
NP 免許を取得して働き，結果的には 13 年間ニ
ューヨークにいた．留学というより生活だった．
本稿は帰国して 4 年余りが過ぎた段階での回顧
録であり，嫌なことも美しく思い出されている
ことがあると思う．在ニューヨーク中のリアルタ
イムなエッセイ[1] も参照いただければ幸いであ
る．

235

すずき・みほ

神奈川県出身

1994年　東京医科歯科大学医学部保健衛生学科看護学専攻
　　　　卒業

1996年　東京医科歯科大学大学院医学系研究科保健衛生学
　　　　専攻博士前期課程修了

同　年　東京医科大学病院脳神経外科・口腔外科勤務

1999年　渡米

2000年　米国・正看護師（RN）資格，ニューヨーク州免
　　　　許取得

2001年　New York University, NY 看護学部博士（Doctor
　　　　of Philosophy in Nursing）課程入学

2005年　Mount Sinai Hospital, NY 血液腫瘍科勤務（RN）

2010年　New York University 看護学部博士課程修了．看
　　　　護博士号（PhD）取得

同　年　City University of New York, Hunter College, NY
　　　　看護学部 ANP/GNP 課程修了

同　年　ANCC Adult Nurse Practitioner の認定

同　年　Memorial Sloan Kettering Cancer Center, NY 造
　　　　血幹細胞移植科勤務（NP）

2012年　帰国．東京大学大学院医学系研究科健康科学・看
　　　　護学専攻助教

2015年　がん研究会有明病院勤務

現在に至る

3年働いたら留学しよう

「どうして留学したのですか」

留学してからというもの，よく訊かれる．そのたび，私は困ってしまう．明確な答えがないのである．よく言えば好奇心，悪く言えば飽きっぽさから，臨床経験2年目の終わりごろから，3年働いたら留学しようと考えていた．5月まで働いたら夏のボーナスが支給されるとのことだったので，3年と2カ月働き，1999年6月に渡米した．

「英語が好きだったのですか」

高校まではどちらかといえば嫌いな科目だった．大学に入って，海外旅行に行くようになり，米軍基地内のマクドナルドでアルバイトをしたり，ミュージカルソングを英語で歌う上智大学の社会人講座を受講したりしていたので，英会話への関心はあったと思う．

英会話のためなら，留学先はアメリカだけでなく，イギリスやオーストラリアも検討したかもしれないが，迷わず「アメリカ」だった．それは，私が大学で習った看護学がアメリカ由来のものばかりだったからかもしれない．だからと言って，留学前にアメリカの看護大学を調べた記憶はまったくない．ただバレエやミュージカルなどを観劇三昧できる「ニューヨーク」に行きたかったのだと思う．

「ニューヨークに行く」と決めてから，語学学校選びには少しだけ気を使った．ニューヨークには多くの日本人がいることが容易に想像できたため，できるだけ日本人がいなさそうなところという基準でスタテンアイランドにある大学附属の語学学校を選んだ．結局，クラスに日本人が1人いたのだが，その後通った三つのマンハッタン内の語学学校には，日本人というだけでは知り合いになれないほど多くの日本人がいたので，初めの選択としてはよかったと振り返る．

「ニューヨークに行く」と決めてから，英語の勉強をし始めた．まず，アメリカのRN免許取得に必要なCGFNS（Commission on Graduates of Foreign Nursing Schools）Examinationの問題集を取り寄せていた．日本

で受験してみたが，この時は不合格だった．その他，留学先の学校との英文手紙のやり取りも，日本に居ながら英語を使う絶好の機会だった．最近は留学エージェントを利用する人もいるようだが，私は当時そのようなものがあることを知らなかったし，知っていても使わなかったと思う．今はインターネットで，自分で簡単に調べられるし，留学先や関係者と直接やり取りするのも留学の醍醐味だと思う．

　私の場合，問い合わせをしすぎていたのかもしれず，現地で学校の先生に初めて挨拶した時，「あなたが何度も手紙をよこした Miho なのね」というようなこと（まだ英語がよく聞き取れなかったが非言語的要素で通じるものである）を言われた．恥ずかしくもあったが，先生の印象に残っていたことを嬉しく思い，安心したのを思い出す．

留学目的を大学院進学とする

チュータープログラムの活用

　渡米3日くらい経ったところで，語学は目的でなく，手段であることを自覚した．つまり，働きもせず，何のために英語を話せるようになろうとしているのか，よくわからなくなったのである．ひとまず，語学学校側の目標は留学生の TOEFL の得点を上げることであるから，私はこれを手段として，留学目的を大学院進学とした．

　それにしても，語学学校の授業は20時間／週しかなく，ほんの半月前までのそれまでの日本での日常と比べると1日目から時間を持て余した．1日目の放課後は図書館で宿題をした．2日目は，広大なキャンパスをうろついた．そして，Drop-in できる無料のチュータープログラム（Tutor Program）の張り紙を見つけ，立ち寄ってみた．

　部屋には，私と同年齢くらいの白人男性がひとりでいたので，たどたどしい英語で，語学学生でもこのプログラムを利用できるかなどを何とか確認した．その大学の学生証を持っていれば語学学生でも構わないし，空いていれば何回でも利用してよいことがわかった．

　夏学期だったこともあり，キャンパス内にいる学生が少なく，週3回2

時間用意されていたそのプログラムを私は毎回利用できた．ときどき別の学生と重なることがあったが，たいていはチューターとマンツーマンで話ができた．私が日本で看護師をしていたことを話すと，彼はカイロプラクター・スクールを修了したばかりで，免許の登録を待っているところであり，その間チューターのアルバイトをしているということだった．

アメリカではカイロプラクターになるには大学卒業後，カイロプラクター・スクールで Doctor of Chiropractic（DC）の学位を取得しなければならないことなど，何かと医療に関する話題を提供してくれた．そして，日本の医療のことも尋ねてくれたが，何せ英語力がなく，知っている英単語をつないで言ってみてはチューターが文にして「それってこういうこと？」とゆっくり言い返し，私はそれを書きとめて，「ああ，英語ではそう表現するのだ」と知識を積み重ねた．また，多分に漏れず，日本人が苦手とする「si:」の発音が「ʃi:」になっていることを早々に指摘され，早口言葉の "She sells sea shells by the sea shore" の練習をしたりした．

この語学学校にいたのは6週間だけだったが，このチューターのおかげで，私のニューヨーク生活の導入は本当にスムーズだった．とても面倒見のよい人で，その後も私がマンハッタンに引っ越すまで数年にわたり，アメリカの一大ホリデーである Thanksgiving には彼のガールフレンドのご実家に招待してくれたり，引っ越しの時には車を出してくれたりした．

アメリカでは飲み込みの悪い学生への対応として，どの大学にもこうしたチュータープログラムが用意されているらしい．博士（Doctor of Philosophy in Nursing）課程で通った大学でも，レポートの提出の前に校正と指導を受けるためにチュータープログラムを利用した．しかし，そこはとても混んでいて予約が取りにくく，30分枠と時間も短かった．改めて，最初の語学学校でチュータープログラムをこのように利用できたことは幸運だったと思う．

病院でボランティア

二つ目の語学学校で，担任の先生に日本で看護師だったことを話すと，近くの病院でボランティアをしてはどうかと勧めてくれた．早速，感染症の抗

体検査を受け，書類を整えて応募した．

　指定されたオリエンテーションに参加すると，医学部を目指しているという高校生2人と一緒だった．アメリカでは大学の願書にボランティア経験等を書くところがあるらしいことは聞いていたが，こういうことなのだと納得した．私は単純に病院の匂いが恋しくてこのボランティアの話に飛びついたが，大学院の出願の際には私にとっても願書にボランティア経験として記載できる経歴となった．

　その病院はマンハッタン内にあり，200床くらいの総合病院だった．100時間で修了書が発行されるというプログラムになっており，週2回，3〜4時間／回ずつ参加した．私の担当はICUと産科病棟で，業務内容は基本的に検体運搬やカートへの物品補充だった．

　アメリカの医療現場に立って，使われている物品に触れることができるだけで嬉しかったが，ICUでは日本で看護師だったというと少しケアを一緒にさせてくれたりした．産科では，分娩室に移動するのではなく病室自体が分娩室になっていることや，正常分娩では分娩翌日には退院することを目の当たりにし，日本で看護学生として母性看護学で学んだ常識が覆る体験をした．

　病院でのボランティアは無免許でも医療現場を垣間見ることができる貴重な機会なので，留学をする人にはぜひお勧めしたい．

NCLEX-RN の受験と大学院の受験

　渡米2年目にアメリカの看護師の国家試験にあたるNCLEX-RN（National Council Licensure Examination-Registered Nurse）を受験した．この頃までにはRNの免許登録や大学院受験のために必要なTOEFLスコアは得ていたので，三つ目，四つ目の語学学校での目的はNCLEX-RN合格と大学院受験のためのGRE（Graduate Record Examination）スコア向上だった．

　NCLEX-RNは，日本の看護師国家試験のように決まった日があるわけではなく，受験者が各自試験センターのコンピュータ端末を予約して受験するので，通年受けられる．もし不合格でも，すぐに受験申請手続きにかかれば約3カ月後には再受験できるので，「落ちたら1年間どうしよう？」という

日本のようなストレスはない．幸い 1 回で合格できた．

　NCLEX-RN 合格後は，大学院のオープンキャンパスに参加したりして，出願準備を進めた．ニューヨーク郊外や州外も検討したのだが，車を運転したくなかったので，地下鉄で通えるマンハッタンの学校に絞った．2001 年 2 月には大学院に合格したので，8 月まで日本に帰った．帰国中は派遣看護師として登録し，巡回入浴や企業健診に携わり，留学費用を補充した．

●学費の心配なしに大学院博士課程を過ごす

リサーチアシスタント

　2001 年 9 月，New York University（NYU）看護学博士課程に入学した．実は先に合格通知をもらったコロンビア大学に行くつもりで手続きを済ませて，日本に帰国していたのだが，あとに届いた NYU の合格通知にはすぐに追って博士課程のプログラムディレクターから Financial Aid（学費補助）に関する E メールがあり，NYU に行くことに決めた．

　純粋な学費だけでも卒業までに約 550 万円，そのほか登録料や教科書代，生活費も必要である．NYU の Financial Aid は教員の RA（Research Assistant）をすると学費は全額免除，医療保険料も大学の負担，さらに Stipend（給料）が支払われるというものだった．コロンビア大学でも面接試験時に「研究費を持っている教員から学費の補助は得られるので心配はない」という情報提供はあったが，その後何も案内がなかった．NYU には入学前にそれが確約される安心感があり，入学手続き時に学費を納める必要がなかったのでとても助かった．

　入学後 3 年間はこの Financial Aid パッケージが利用できた．通常，この 3 年間にコースワーク（必要単位の取得）を終え，博士論文研究の計画書（Proposal）の口頭試問を受ける．あとは 1 学期につき 1 単位（約 10 万円）を維持費として納めながら博士論文のための研究を行ない，指導を受けながら書き上げていく．4 年目も同じ教授の RA を続けたが，私はコースワークが終わっていたので，コースワーク中の学生にパッケージの機会を譲りたいという教授の考えから，私は時給制となった．

一歩踏みだした先にあるもの……chapter 14　241

こうして RA からフェードアウトし，その後は RN として臨床で働くことになったので，博士号の取得には足掛け 9 年かかったが学費の心配はなく過ごせた．

臨床で働く

　RA の仕事が時給制になり，学業もコースワークが終わっていたので，他のことに目が向き，「臨床で働きたい！」と思うようになった．この頃にはだいぶニューヨークに慣れ，学外の世界を見たくなっていたこともある．しかし，学生（F-1）ビザで滞在していた私がキャンパスの外で働くことは容易ではなく，労働（H-1）ビザか永住権（グリーンカード）が必要だった．

　留学生はよく卒業後 1 年間だけ使える OPT（Optional Practical Training）ステータスで就職し，1 年の間に H-1 をスポンサーしてもらうか，そうしてくれるところを探す．調べてみると OPT は卒業してなくても学位が授与される課程に 9 カ月以上在籍すると認められることがわかり，まず OPT ステータスを申請した．

　気持ちはもう臨床で働くことに移っていたので，OPT の発行を待つ間，1 学期間，学部生の基礎看護学の学内演習とフィジカルアセスメントの TA（Teaching Assistant）をした．TA といいながら，教えるよりも，日本で看護基礎教育を受けた私にはアメリカの基礎教育を学ぶ機会となり，臨床を離れていた 5 年間からのウォームアップになった．

　OPT を取得し，知人の日本人 RN の紹介で，彼女と同じ血液腫瘍病棟にスムーズに就職した．しかし，働き始めた後で永住権のスポンサーはしないと言われ，その病院では 12 カ月しか働けないことになった．

　OPT の期限が切れる前に永住権をスポンサーしてくれる病院に転職しなければ二度とアメリカでナースとして働けないと焦っていたところ，大学での学生同士の交流が役に立ち，修士課程の移民のナースたちから永住権をスポンサーしてくれるといううわさの病院を教えてもらった．すぐに面接に行き，脳外科・整形外科病棟に転職を決めた．

　当時はアメリカがまだ看護師と理学療法士（Physical Therapist：PT）などの Schedule A 職業者については別枠で永住権手続きを行なう政策を

242

とっていた時期で，外国人看護師はみな申請から 2 〜 4 カ月で永住権が取得できた．私の OPT はグリーンカードが届く前に期限が切れてしまったが，1 カ月の隙間のあと，無事に永住権が取得できた．

　永住権をスポンサーしてくれたその病院には 1 年 4 カ月勤めて，辞めた．ナースマネジャーと合わなかったことや，一つ目の病院と比べてスタッフの仕事に対する姿勢も人員配置も悪かったことなど，諸々の理由があった．

　この病院を辞めてから，どの病院がよいのか，どんな仕事がしたいのか迷走し，ひとまず派遣会社に登録した．この頃は博士論文のデータ収集や NP コースの科目履修も始めていたので，週 1 回程度だけ働いた．

　派遣会社からの日雇い（Per Diem）の仕事は常勤に比べると時給はよい．しかし，派遣される病院は固定されていても，要はシフトの欠員補充なので，欠員がない場合は当日数時間前にキャンセルされ，出勤するまでどの病棟に行くかわからない．さらに，行った病棟では重症患者ばかり受け持たされ，身の安全が脅かされた．2 カ月で派遣の仕事は辞めた．

　もちろん様々な診療科を体験するという点においては勉強になった．整形外科術後のドレーンからの自己血返血や，体重 200kg 級の患者のケアをしたのは後にも先にもこの病院でだけの経験である．

　結局，一つ目の病院の同じ病棟に再就職した．その病院とは Mount Sinai Hospital であり，ANCC（American Nurses Credentialing Center）にマグネット認定されていた．その名称の由来のとおり，私は磁石にひきつけられるように戻った．はじめに就職したときにはそんなにいい病院とは思わなかったが，他の二つの病院を経験した後では「安心して働ける病院だ」と感じた．NP 免許を取得して転職するまでの 3 年余り，その病院に落ち着いた．

アメリカの看護はいい

日本の看護と異なるところ

・採用・配置の仕方

　日本では毎年 4 月にまとめて採用し，それ以外は「中途採用」と括られる．アメリカではほとんどの病院が毎月〜 2 カ月に 1 回の採用日を設けている

一歩踏みだした先にあるもの……chapter 14　243

ので，いわば全員が中途採用だ．

　さらに，各部署のナースマネジャーと面接をして合格しなければ採用されないので，日本のように採用日まで配属先がわからないということもなく，自分が希望しなければ異動もない．だから 30 年でも 40 年でも同じ部署にいるナースが普通にいる．これは私がニューヨークの病院に就職して初めに驚いたことである．そして，だからこそナースが自分の専門領域を持てるのだと思った．

　日本で「あの人はどこそこの経験をしていないから専門看護師として弱い」というようなフレーズを耳にすることがあるが，やや違和感を覚える．また，専門看護師や認定看護師でない人を“ジェネラリスト”と呼ぶようであるが，意識的に幅広い知識を備えようと選択的に様々な分野で経験を積んだ，ある意味「ジェネラリスト」という「専門」を選んだ人をそう呼ぶべきであって，ただ受け身な異動の結果，様々な分野の経験をしたという人とは分けて考えたいと思う．

・RN の業務

　日本で看護師として行なっていた業務より，ニューヨークでの RN の業務量は少なく，身体はずいぶん楽だった．まず，自分の患者以外のナースコールに出なくてよい．はじめは日本でのように，自分の担当以外の患者のコールにもすっ飛んで出ていたが，次第に皆に倣って自分の担当患者のナースコールにだけ対応するようになった．

　基本的に日勤帯では病棟クラークが出てくれるし，患者もすぐには来ないことがわかっていて，早めに押してくるので，あまり急行する必要もなかった．何より，自分の担当患者だけでよいということは自分の患者がナースコールを鳴らさなくて済むように仕事を組み立てることが可能になる．

　また，ニューヨークでは看護助手（Certified Nursing Assistant：CNA）が行なっていることも多くあった．例えば，定時の検温である．臨時の検温やバイタルサインの数値のアセスメントは RN が行なうが，数値を測定すること自体は CNA の業務である．清拭や配膳，ウロバッグの尿の破棄も基本的に CNA の業務であり，Mount Sinai Hospital では末梢採血や 12 誘導心電図も CNA が行なっていた．

244

それでは，RN は何をしているのか．RN の主な業務はアセスメントと与薬である．与薬に関していえば，日本では退院後のセルフケアのためにという名目で内服の自己管理をしてもらっているが，ニューヨークでは「自己管理薬」はなかった．入院中はすべて看護師管理である．アメリカではもし自己管理で誤薬があった時には，患者が単純に間違えたのか，あるいは RN の説明や理解をしてもらう努力の不足のためなのか，どちらに非があるのかきっと揉めるので，そのリスク回避なのかもしれない．

看護師管理でも，しっかりと理解している患者は，間違って配薬すると「処方が変わったのか？」「いつもは 1000㎎ だけど，１錠足りないのでは？」などと反対に指摘してくれる．家で自己管理できるかどうかは入院中自己管理の適応がなかった患者で本当に問題になるのであり，責任の所在を明らかにするにはすべて看護師管理というのは合理的だと思う．

NP を知る

私は渡米前，日本でナースプラクティショナーという言葉を聞いたことがなかった．当時の日本は専門看護師制度を発足させたばかりだったので，プロパガンダがあったのかもしれない．

米国の博士課程に入学して，クラスメートや先輩に NP 免許を持つ人は何人もいたが，学内ではその実践を見られるわけではないので，NP の業務を知ることはなかった．はじめは，聞きかじりの知識から，NP は限られた領域の中で一定の処方しかできないと理解していたので，どうせなら医師（MD：Medical Doctor）になればいいのにと，どちらかというとネガティブな印象を持っていた．

ところが，RN として病院で働き始めてみると，そこには NP が当たり前に存在していた．RN が患者についての指示を仰ぐファーストコール先は NP だった．RN が MD と直接話をすることはほとんどなかった．

何しろ，主治医のほとんどはその病院の職員ではなく，あくまで開業医で，必要時に自分の患者を入院させて治療ができるように病院と契約しているにすぎないのである．この仕組みも臨床に出て初めて理解することができたのであるが，そんなわけで，主治医は通常は院内にはおらず，早朝またはクリ

一歩踏みだした先にあるもの……chapter 14　245

ニックの診療の合間に自分の患者の様子を見に来て，NP に指示を出して帰ってしまうのである．

患者がどのように病気を受け止めているか，治療方針をどのように伝えているか，その後の治療計画はどうなっているか，など，日本の看護で大切にしてきた情報は私には伝わって来なかった．言葉の壁があったためかもしれないが，NP にこれらの質問を投げかけても，中には「あなたがそれを知ってどうするの？」というような態度の NP もいて，悔しい思いをしたこともあった．

また，在院日数も短い上，例えば心電図モニタをつける状態になれば患者は Telemetry 病棟に転棟してしまう．その点，NP は ICU に行っても Telemetry に行っても主科として患者の経過を追える．病棟の RN では患者の病態や経過を含む全体像を捉えることはなかなか困難で，その日その日の作業的業務が中心で，つまらないと思い始めていた．そして，業務として全体像の把握を必要とする NP になろうと思った．

MSKCC で働いてみたい！

RN として血液腫瘍病棟で勤めるうちに，「がん」といえばテキサスのMD アンダーソンか MSKCC（Memorial Sloan Kettering Cancer Center）という名前が挙がることがわかってきた．「ニューヨークでがん看護に携わっているからには MSKCC で働きたい」と思った．もし働けなくても，MSKCC の中を覗いてみたいと思い，NP 学生としての最後の実習をMSKCC でできるように手続きをした．

念願叶って，MSKCC の造血幹細胞移植（Bone Marrow Transplantation: BMT）科の病棟 NP の下で 4 カ月間の実習をした．この BMT のプリセプターはとても物腰の柔らかい優しい人で，のちに NP として就職したときもプリセプターをしてくれた．

実習中，ほかにも白血病科の NP やリンパ腫科の外来 NP にも指導を受けたが，みな明るい素敵な人たちばかりだった．自分から「MSKCC で働きたい！」とは口にしなかったが，卒前最後の実習に来ているのだからと悟ったのだろう「卒業後はどうするのか」と声をかけてもらい，スムーズに

MSKCC の BMT 科の NP として就職することができた.

●私が思うところの NP の役割

NP 養成課程での教育から病棟 NP の経験を通して新たに学んだことは臨床推論の考え方だった. RN としては,「白血病患者の看護」や「化学療法を受ける患者の看護」などと診断名がわかったうえで患者に起こる病態を予測して早期発見・早期対応しようというアプローチを用いていた. しかし, NP としては「今, この患者に何が起こっているのだろう」と病態を推論するアプローチが主体だった.

BMT の NP として, 例えば白血病の遺伝子型を診断して, BMT タイプの適応を決定する必要はないし, 権限もない. それは MD の裁量である. ただ, NP は治療過程で出現する症状や兆候に対して, 脱水だと判断すれば補液し, 水負荷なら利尿剤を投与し, 痛みや下痢の根本原因を考えつつ対症療法を提供するなどして, 患者の安楽を維持・増進する.

医療チームの一員として, きちんと患者の病気の受け止めや治療方針を把握して, ときには患者に治療計画も説明する. 上述の反面教師のおかげで, RN とこれらの情報を丁寧に共有することを特に心がけた. そして, この思いは同僚の RN に届いていたと信じている.

●いま私に求められていることとは

日本に帰国して 4 年余りが過ぎた. 帰国のきっかけは, 知り合いの大学教授が「そろそろ日本に帰って来たら?」と誘ってくれたことである. 5 年くらいは NP をやりたい気持ちもあったが, 何かと年齢が付きまとう日本社会のことを考えると, いい話はそうないだろうと帰国を決意した.

「アメリカでの経験が帰国してからの仕事にどう活かされているか」と様々な人から聞かれるが, はっきりと回答できない. 強いて言うなら, NP の教育を受けたことは, ともすると経験に頼って各論がわかっていることで「ベテラン」になってしまいがちなところ, いま一度基本を体系的に学ぶ機会に

一歩踏みだした先にあるもの……chapter 14　247

なった．そして，これは現職での看護管理の遂行において，現場の業務の適切性や効率性の評価に応用できているかもしれない．また，NP として働いたことは，多職種・多部門との対話で役に立っているかもしれない．さらに，博士課程においても，日本では「指導教授の背中を見て技を盗め」というような指導方法が主流だが，アメリカではコースワークで体系的に研究を学習できたので，研究にはじめて取り組む看護師への研究指導に活かせているかもしれない．

　人の人生はそれぞれ歴史がある．私の看護職としての経験は今のところはまだニューヨークでのものが多い．もしニューヨークに行かず，この間の経験が日本でのものだったら今の仕事に活かせていなかったかというと，必ずしもそうではないと思う．特に，現職で私に求められていることは「臨床における看護研究の推進」であり，必要なのは博士号で，留学経験ではない．でも，私は 13 年間をニューヨークで過ごした．その過去の続きに今がある．未来は未知であるが，これからは微力ながら日本の看護を世界に発信し，後進が世界と交流する手伝いができればよいと考えている．

[参考文献]
1）鈴木美穂．スクラブ・ナース，看護管理，15（6）〜 21（3），2005 〜 2011（月刊誌連載）．
2）鈴木美穂．つらつら NP ノート，看護管理，21（4）〜 22（10），2011 〜 2012（月刊誌連載）．

NP..Nurse Practitioner

木村千尋

ジェネシス・フィジシャンサービス
MSN, RN, APRN, GNP-BC, CWS, ACHPN

chapter

15

アメリカで学んだ
看護の大きな可能性

はじめに　私は現在アメリカ，メリーランド州でナースプラクティ
ショナー（Nurse Practitioner: NP）として，看護施設
（ナーシングホーム）で働いています．このエッセイで
は，日本とアメリカでの看護師の経験，NP 修士課程，
そして NP としての 20 年近くの経験を振り返りながら，
私が特に感銘を受けたいくつかの事柄について，お伝
えしたいと思います．まず初めに，お互いに敬意を払
いながらコミュニケーション，サポートし合う職場の風
土（Workplace Culture）がいかに大切で，アメリカの
多くの医療施設の管理者がそのような職場づくりに多
大な努力を払っているということです．また，NP 課程
で叩き込まれた Evidence Based Practice，そして私が
現在とても関心を寄せている緩和ケアについても，ア
メリカの医療事情と引き合わせながら考えていきたい
と思います．

奇遇なことに，このエッセイを書いている 1 カ月後には
日本に帰国することが決まりました．私がアメリカで学
んだことが少しでも日本の看護師の皆さんのお役に立
てばと思います．

249

きむら・ちひろ

東京都出身
1997年　日本赤十字看護大学（東京）卒業
同　年　日本赤十字医療センター（東京）勤務
1999年　渡米
2000年　CGFNS, NCLEX-RN に合格，米国・正看護師（RN）
　　　　資格，バージニア州免許取得
2001年　Fairfax Nursing Center, VA 勤務
2003年　George Washington University Hospital, DC
　　　　Telemedicine, ICU 勤務
2004年　University of Maryland, MD 大学院看護修士課程
　　　　入学高齢者ナースプラクティショナー専攻
2007年　同　　修士課程修了．看護修士号（MSN）取得
同　年　ANCC Gerontology Nurse Practitioner（GNP）
　　　　資　格，Advanced Practice Registered Nurse
　　　　（APRN）–Nurse Practitioner メリーランド州免
　　　　許取得
2008年　メリーランド州ボルチモア Evercare United
　　　　Health で NP として勤務
2009年　Greater Baltimore Medical Center, MD で RN と
　　　　して ICU 勤務
2011年　Certified Critical Care Registered Nurse（CCRN）
　　　　取得
2012年　メリーランド州ボルチモア Genesis Physician
　　　　Service で NP として勤務
同　年　ABWM Certified Wound Specialist（CWS）認定
　　　　創傷ケアスペシャリスト資格取得．創傷ブライ
　　　　ドメントを特定技術としてメリーランド州 Board
　　　　of Nursing で認定を受ける
2015年　George Washington University, DC School of
　　　　Nursing, Post Master Palliative NP Certification
　　　　Program 入学
2016年　同　　Program 修了．HPCC Advanced Certified
　　　　Hospice and Palliative Nurse（ACHPN）上級ホ
　　　　スピス緩和ケア認定看護師資格取得
同　年　帰国し現在に至る
e-mail: 00012000chikim@gmail.com

日本で看護大学を卒業した後，総合病院の病棟看護師として 2 年間働き
ました．看護師として人と接することがとても面白く，もう少し勉強がした
い，でもどうせ大学院に行くのなら，研究や教育よりも，もっと臨床に則し
た勉強がしたいと思い，アメリカの NP のプログラムで学ぼうと思い立ちま
した．

　あまり準備もせずに日本を飛び出し，ある NP のプログラムに申し込んだ
ところ，「アメリカでの看護師の経験がないと難しいですよ」と言われ，急
遽，RN の試験（CGFNS,NCLEX-RN）を受験し資格を取得しました．学生
ビザで渡米したので，永住ビザのスポンサーとなってくれるナーシングホー
ムを探し，労働ビザ（H-1）を取得し働き始めました．

　2000 年当初は看護師が大変不足していたせいか，永住ビザは申し込んで
から 2 年ほどで下りました．永住ビザが下りると，転職できます．さらに
急性期の看護を学ぶため，ワシントン DC の総合病院 George Washington
University Hospital に転職しました．そこの Telemetry Unit で 2 年ほど，
また ICU で 3 年間ほど働きながら，University of Maryland の NP 課程を 2
年半かけて履修しました．

●アメリカで RN として働く
〜医療の質に影響を及ぼす職場の風土〜

フレキシブルな勤務形態

　ナーシングホームから一般病棟，ICU で，正規職員として，また派遣看
護師（いくつかの病院の ICU に必要によって派遣される）として，延べ 10
年ほど RN として働きました．アメリカでは多くの看護師が様々な勤務形態
で各々のライフスタイルに合わせて働いています．その際,CCRN（Critical
Care Registered Nurse）などの資格があるととても有利でした．学生時代
は週末勤務，また子供が小さいうちは 12 時間夜勤を週に 3 回して（週 36
時間以上働くと常勤扱いになります），普通に週 5 日勤務する夫とバトン

タッチでなんとか乗り切りました。

　ところでアメリカは産休が3カ月だけなので，多くの医療従事者が赤ちゃんの生まれる直前まで大きなお腹を抱えながら働いています。これには私もはじめは驚きましたが，私自身も「陣痛が来たら休みに入ります」と言いながら，前日まで仕事をしていました。病棟に妊娠中の看護師が何人かいるのが常なので，お互いサポートし合うのが当たり前であり，特に困難は感じませんでした。

　また，こちらの保育園や小学校は雪が降ったり，夏，気温が高いとよく休みになり，親も休まざるを得ません。看護師には子供がいる人も多く，そのような急な勤務変更に対応できるよう多くの医療施設では派遣看護師のシステムを利用しています。

チームとしての職場，コミュニケーションの大切さ

　日本から来た当初は，看護師が自分の意見を堂々と医師に向かって言っているのを見て驚きました。しかし，患者も満足する，全体の質の高い職場であるほど，医師を含むスタッフ全員がお互いの知識と技術に敬意を払いながらコミュニケーションをとっています。また，どうしたら現在の状態をより良くできるか，病棟（もしくは病院・施設）という組織としての改善（Quality Improvement）志向が感じられます。

　そのような職場でなんらかのミスが起こった場合，どうしてそのようなミスが起こったのか，また今後起こらないようにするには組織としてどのように改善していけばよいのか，という話し合いがオープンに行なわれています。また，スタッフがお互いの職種や考え方の違いを認め合いながらも，チーム（職場）としての明確な方向性があり，そのゴール達成のためにお互いが敬意をもって努力している職場は，働いていて楽しいものです。このような職場づくりができるのはリーダーの大切な素質と考えられています。

　逆に働きづらく，居心地の悪い職場では，各人が「これは私の仕事だから口を出さないで」という雰囲気があり，お互い「あなたはこれをやらなかった，これを間違えた」と責任のなすりつけ合いがあります。そしてミスが起これば，それはその人個人の問題と片付けられます。

そのような職場ではスタッフ同士の敬意というものが感じられず，質問や心配が非難として捉えられることもあります．このようなことは医療現場に限ったものではありませんが，問題なのはそのような「ミスを個人の責任として非難する」風土というものが，コミュニケーションを阻害し，ひいては医療ケアの安全性を損なうということです．開かれた明確なコミュニケーションが患者の安全を守るために欠かせないということは，Joint Commission や Institute of Healthcare Improvement をはじめ，多くの主要団体が指摘しています[1]．

今後，医療がさらに高度化し，また高齢化とともに患者の疾患も複雑になっていく中で，医療ケアの安全性を高めるのは今日の医療にとって重要課題です．そのための多くのプロトコールや医療技術，システムが開発され導入されていますが，一方，患者自身，そしてそのケアに関わる医療スタッフがお互いに敬意をもって助け合う，それがチームであるという認識で職場づくりをすることが，安全性を高めるためにも大切だと痛感させられました．

● NP 課程で学んだこと
〜 Evidence Based Practice とリーダーシップ〜

EBP の意味を考える

私の所属した Gerontology（高齢者）NP プログラムは当時修士課程（現在は多くの NP 課程が博士課程に移行中）で，1 年目は病態生理学，臨床薬学，高齢者医療などの授業から始まりました．教授は多くの場合，現役の医師や NP が担っており，様々な分野で奮闘している専門医の話が聞けるのがとても興味深くありました．

例えば黒人の人口が多いボルチモアは，高血圧の治療ひとつとっても，人種や社会的背景（生活様式，そして保険など）がどれだけ影響してくるか（健康格差），それでも良質な医療がどれだけ人々の健康に影響を与えることができるか，ということをあるひとりの医師は熱心に語りました．そして隣の Johns Hopkins University からは最先端のがん治療研究をしている医師がやってきて（当時の私には難しすぎる）講演をしていました．

その後の臨床アセスメントや実習においては，一貫してどのように臨床で

エビデンスを積み上げるか，そしてどのようにそこまでの研究文献からエビデンスを抽出し，もしくは今日において最良と思われる治療ケアを実際のケアに取り入れるかが重要視されました．

　そこで私が学んだのは，100 パーセント確実な EBP などほとんど存在せず，現在の医療ケアはまだまだ発展途上ということです．しかしその一方，エビデンスとは，この人知の計り知れることのない人間という存在の健康，そして幸せのために，先人や私たちがその一部でも理解しようと一生懸命努力したその結果，賜物といえないでしょうか．もしかしたら今あるエビデンスが崩れることがあるかもしれない，そのような危機感を持ちつつも，これまで積み上げられたエビデンスに基づいた医療ケアを行なうのは方法論として正しいと思います．

　このように NP プログラムで，また仕事でも一緒に働く医師や NP から EBP を叩き込まれたので，臨床アセスメントに際して，また薬や検査を処方するにしても，「これは何らかのエビデンスに基づいているかな？」と常にフィードバックして考える癖がつきました．ただ，そのために必要な情報量は計り知れなく，毎日が勉強の日々です．

社会をかえる行動力，リーダーシップ

　もうひとつ，NP 課程の重要な柱として，これからの医療を率先していくリーダーとしての教育があります．実際のところ，私自身は在学中，目の前の患者，そして医療ケアに夢中になっていて，その重要性に気づきませんでした．現在の医療システムとその問題，そして「今後の目指すべき医療とは？」という問題の重要さを実感できたのは NP として働き始め，しばらくたってからでした．

　人の健康というものに対して，医療ケアが影響を与えられるのはおよそ20 パーセントだそうです[2]．その他の，例えば，生活環境・習慣，また教育や保険・経済状況などの社会的な要因がその人の健康の大部分を決めています．いくらエビデンスに基づいたケアや最良と思われる医療ケアを受けても，それだけでは私たちは健康を維持できないのです．私たちの住んでいる社会（小さなコミュニティーから世界という単位まで）を見つめ，そして実

際にその改善のために行動してこそ，本当に健康，そして幸せというものに貢献できるのでしょう．

　今あるシステムの改善，そしてそのような変化を生むのに必要なリーダーシップの重要性は，特に緩和ケアに携わるようになったこの数年，そして子育てはじめ色々経験して，大きなテーマとして私の前に現われています．

●NP として働く
～医療は人々の健康，幸せにどう貢献できるか？～

医療制度改革の波

　私は高齢者 NP として主に亜急性期（退院後数カ月）そして慢性期の患者がいる看護施設（ナーシングホーム）で仕事をしています．ご存じのごとく，アメリカの総合病院では急性期が過ぎ状態が安定すれば，一日でも早く退院するのが鉄則です．例えば，ほとんどの手術後の患者は数日から長くても1週間，そして敗血症や心不全などの内科的疾患の場合は，状態安定後数日たてば退院します．

　退院となってもすぐに自宅に戻れない（24時間看護が必要，もしくは日常生活にサポートが必要）人はナーシングホームでリハビリと看護ケアを，メディケア（高齢者向け公的保険）では最長100日まで受けられます．今日のナーシングホームはそのようなまだまだ状態が不安定な人を多く抱えています．さらに2010年から始まったReadmission Reduction Actによって，疾患の悪化による再入院を防ぐため，ナーシングホームにおいても適切で迅速な医療介入が求められています．例えば輸血やIV（Intravenous Injection）での投薬（輸液，抗生剤）なども行ないますし，血液検査，レントゲン，超音波検査も施設内で行なうことができます．多くの施設では医師，もしくはNPやPA（Physician Assistant）が週7日間常駐しており，急変に対応できる体制ができています．

　私の働く施設では心不全とCOPD（Chronic Obstructive Pulmonary Disease；メディケア人口における再入院の二大疾患）のプログラムがあり，毎日のアセスメントと患者へのケア・教育，週1回の多職種カンファレンス（専門医，NP，RT，Ns，理学療法士PT（Physical Therapist），栄養士

アメリカで学んだ看護の大きな可能性……chapter 15　255

RD（Registered Dietitian），そしてソーシャルワーカー SW（Social Worker））でケアプランを見直し，状態安定と自宅退院後も悪化を防ぐ努力をしています．また，褥瘡をはじめ，創傷ケアにも力を入れていて，NP はデブライドメントの技術と CWS（Certified Wound Specialist：認定創傷スペシャリスト）の資格取得が推奨されます．施設内でほとんどの創傷ケアができるので治りは早く，患者にとって楽ですし，施設にとっても不必要な経費（創傷外来への受診）の削減となります．

アメリカでは医療改革がここ 10 年ほど急ピッチで進められています．従来の質より量（Fee for Service）の制度が医療費高騰を招き，医療ケアの質の向上に成果を出せていないとの反省から，今後はアウトカム重視（Fee for Quality）の制度に移行しようと多くの政策が打ち出されました．2010 年の Accountable Care Act 以来，私の職場にもいろいろな変化がありました．例えば，病院はじめナーシングホームも Healthcare Information Technology が推進され，診療記録，そして処方など医療情報システムの IT 化が進み，情報共有，さらに医療の質の向上のためのデータとして使われています．また，Accountable Care Organization として様々な Quality Measures のレポートが義務づけられ，さらには近年の医療改革の Tiple Aim の一つ，Population Health の一環として Chronic Disease Managemet Program が最近始まりました．

このような政策はまだまだアウトカム（健康増進，費用削減）も出ていないのが現状ではありますが，多くの政策に診療報酬がつく（もしくはカットされる）ので，医療機関のコンプライアンスは高くなっています．他方，現場の医療者としては高いコンプライアンスを保ち続けるのになかなか大変な労力を要しますが，このような施策が課せられることによって多くの医療従事者の医療ケアに対する考え方を変えたのも事実のようです．

医療の原点としての緩和ケア

近年はまた緩和ケアの概念がだいぶ浸透してきました．現在全米で 700 以上の緩和ケアプログラムが活動しており，2011 年からは緩和ケアプログラムの設置が Joint Comission による総合病院の主な評価項目に加えられ

ました．このような流れは，高齢化で慢性疾患（進行は緩くとも治癒はできない疾患）を抱える人が増えたこと，またがん治療ひとつとっても，多くの医療ケアの選択肢がある中，どのように医療を自分自身の健康や生き方，そして幸せのために取り入れるか，患者自身（もしくはその家族）が自ら決めなくてはならない状況が増えたことにも関係があるのではないでしょうか．

　先に述べたように今日の医療は全能ではないものの，それでも今確立されている医療（EBP）を，そのリスクとベネフィットを考慮しながら，患者を中心とする医療チームで，なにがその人の人生において大切なのか，そのためにどのような医療ケアを受けるのか決めていく，そのプロセスが緩和ケアではとても大切です．

　私は卒後プログラム（Post Master Palliative NP Certification Program）で緩和ケアを学び，緩和ケア NP の資格である CHPN（Advanced Certified Hospice and Palliative Nurse：上級ホスピス緩和ケア認定看護師）を取得しましたが，これはとても勉強になりました．なぜなら，悪性腫瘍疾患をはじめ，多くの慢性疾患（HIV や肝炎などの感染症なども含む）がどのように進行し，そしてどのように生活に影響するのか，また，各々の治療の予想される効果と副作用について自分が知識を得るだけでなく，患者とその家族にわかるよう説明できなければならないからです．そのような幅広い医療知識が必要とされる一方で，緩和ケアに携わることは，否が応でも"生と死"に向き合うことでもあります．

　私は毎日の仕事の中で，多くの患者と緩和ケアについて話します．緩和ケアやホスピスは死にいく人へのケアではありません．どの人にも訪れる最期のその日まで，できるだけ苦しみを軽減し，その人らしく生きられるよう支えることを一番の目的とした医療ケアです．

　今日，多くの医療ケアが存在し，また今後発展していくことも事実です．しかし，もともと医療とは"苦痛の緩和"を目指したケアではなかったのでしょうか．「生病老死」という苦しみ（思いどおりにならない生の不条理）に毎日向かい合い，そして，少しでも痛みや辛さを取り除き，その人が生きていくのを最後まで手助けする，それが医療の原点であり，本望でもありましょう．だからこそ緩和ケアという考え方の大切さが，この複雑化され大切

なものを見失いがちな今日において，再認識されているのだと思います．

　最近はメディケアのホスピスプログラムでも，オープンアクセスといって，緩和目的の高度医療が取り入れられることも増えています．NP として進行した病気を抱える患者のケアに関わり，大変に辛い思いを抱えている患者やその家族の気持ちに寄り添う．とても難しく疲れることも多いのは事実です．しかし，そのように大変な場であるからこそ，私たち人間が生きていく素晴らしさに出会えるのです．

　それはひとりの家族がふっと発したユーモアだったり，もしくは患者のささやかな希望であったりします．そして，助け，助けられる人が傍にいることの温かと力強さを再確認できる場でもあります．

社会のひずみを映し出す医療の場

　このようにとてもやりがいのある仕事をさせてもらっていますが，やはり医療だけではどうにもならない状況というのも多々あります．今日，アメリカや日本も含め，格差の広がる社会です．医療施設内における治療だけをみると格差はあまり目立たないかもしれません（ワシントン DC の病院では，どこかの国の王子様が，ホームレスの患者の隣の部屋で治療を受けていました）．しかし，統計をみれば明らかに，貧困層においてはほとんどの疾患で死亡率が高くなっているし，また救急外来の利用も保険を持たない人々の率が高く，医療費の高騰をくい止めるためにも健康格差（Health Disparity）の縮小は喫緊の課題です．

　私の働くナーシングホームでもメディケイド（低所得者対象の公的健康保険）の患者には，いくつもの疾患が重なり重症化しているにもかかわらず，数週間で退院していく人が多くいます．疾患に対する知識や地域での医療サポートが十分でなく，結果として救急外来に舞い戻らざるをえないといってよいでしょう．傍で支えてくれる人がいない，元々の生活が厳しいといった人々は，時に「どのように生きたい」という希望が見出しにくいことがあり，精神的なサポートがとても難しいこともあります．

　しかし，そのような場合にこそ，緩和ケアの基本的理念のひとつでもある多職種チームの力が発揮されるべきでしょう．多くの緩和ケアプログラムで

は，緩和ケアの知識を持つ宗教師（チャプレン）が患者の精神的な相談相手として存在しますし，SW，精神科の医師やNPも強力にサポートしています．このように緩和ケアひとつとっても，医療だけでなく，私たちを取り巻く社会や文化を理解し，働きかけながら仕事をしていくことの大切さに気がついた今日この頃です．

● そして日本に戻る
～自分の可能性を信じるということ～

あまりしっかりとした計画もなく飛び出し，行き当たりばったり感のあるアメリカでの15年でしたが，それでも多くの人と出会い，また見聞きし，毎日勉強と仕事を繰り返してきました．今思うのは看護師の仕事はやはり人間相手で面白く，興味が尽きないことです．そして人間相手なものですから，看護師として進んでいく方向は様々に広がり，限りがありません．

臨床で活躍するもよし，教育，政治，研究，または経営に踏み出す，そして住んでいるコミュニティーをより喜びのあるものに作り上げる人材として活躍できると思います．そのように考えれば，看護師が特別だということではありません．私の看護観というのも，もし日本にいて20年近く働いていても，結局は似たようなものだったかもしれません．

最後になりますが，アメリカでNPとしての教育を受け，仕事をして本当に幸運だったことは，自分の進みたい方向があれば（それが誰かを傷つけるものでないかぎり）誰にもそれを止める権利はないということを保証されていたということでしょうか．

2015年にNPのプログラムが修士から博士にかわって以来，私の同僚も次々と学校に戻り，さらに勉強を重ねています．また，多くの准看護師LPN（Licensed Practical Nurse）はRNの資格を取るため，働きながら学校に通っています．そのための勉強はとても大変ですし，お金もかかります．でも，みな奨学金をもらい，あるいはローンを組んで必死で努力しています．そのように自分の可能性をどんどん広げていくことに対して周りの同僚，雇用主も当然のように応援してくれる土壌がアメリカにはあります．

現在200万人をこえるNPが全米で活躍していますが，誕生から50年間，

アメリカで学んだ看護の大きな可能性……chapter 15　259

大変困難な道のりを経てきたのも事実です．今あるNPの発展，定着を支えたのは，誰でも自分の能力を最大限発揮し，またその可能性を伸ばしていく権利がある，という強い信念，そしてその信念をANA（American Nurse Association）やAANP（American Association of Nurse Practitioners）といった看護の主要団体が，強く掲げ支えてきたからだともいえるでしょう．

日本でも大学レベルの看護教育課程がここ数十年でとても増えました．今後，大学院レベルでの教育を受けた看護師が臨床をはじめとした各分野で活躍すると，私たちを取り巻く社会全体をも変えていけると思います．看護師の教育のレベルアップは医療の発展とともに必要であるばかりでなく，誰でもがその可能性を伸ばしていく権利があり，そのように望んで努力する人を応援するという文化を作り上げるモデルとなるのではないでしょうか．

ところで，このエッセイを書いている数カ月後に日本に戻ることが決まりました．今後も日本で緩和ケアや地域医療の分野で働いていきたいと考えています．長く日本を離れていたのでまたたくさんの勉強が必要です．そして日本とアメリカ，文化や医療制度など多くの違いはありますが，人々の健康，ひいては幸せに貢献する“医療”というものに携わる看護師の基本的な役割は変わりません．アメリカでの経験や学んだことを大切にしながら，今後の新しい出会いの中で，どのような可能性が広がっていくかとても楽しみです．

[参考文献]
1) Joint Commision Resources. The Joint Comission Guide to Improving Staff Communicaion. Retrieved from http://www.jcrinc.com/assets/1/14/GISC09_Sample_Pages1.pdf（accessed 2017-01-15）
2) Institute for Healthcare Improvement（n.d.）. Joy in Work. Retrieved from http://www.ihi.org/Topics/Joy-In-Work/Pages/default.aspx
3) B. Booske et al. Different Perspectives for Assigning Weights to Determinants of Health.County Health Rankings Working Paper. Madison（WI）, University of Wisconsin Population Health Institute, 2010.

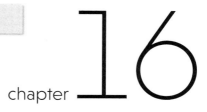

CNM...Certified Nurse Midwife

chapter 16
アメリカでも助産師

宍戸あき

MSN, RN, CNM

はじめに 大学生の頃にアメリカ留学を考え始め,いったん日本で就職した先で向上心の高い同僚に感化されてアメリカで助産師になるという夢を具体化することになった.6年の臨床経験後に渡米したが準備状況や現地での条件は厳しく,予定通りとはいえなかったが,ニューヨークで看護師として働きながら大学院へ通い,助産師になった後に永住権を獲得することができた.満を持して助産師としての職を得て経験を積む中,自身が妊娠・出産を経験することとなり,現在育児に専念中である.

ししど・あき

香川県出身
1998年　日本赤十字看護大学卒業
　　　　日本赤十字社医療センター勤務（～ 2004年）
2004年　渡米
2006年　米国・正看護師（RN）資格，ニューヨーク州免
　　　　許取得
同　年　Coler-Goldwater Specialty Hospital, NY 勤務
2008年　New York University, NY 助産師修士課程入学
2011年　同　　修了．Master of Science in Nursing 取得．
　　　　Certified Nurse Midwife資格，ニューヨーク州（の
　　　　ちにニューハンプシャー州も）免許取得
2013年　Brooklyn Birthing Center, NY 勤務
2014年　Saint Joseph Hospital, NH Full Grade Midwifery
　　　　勤務
2016年　同　　退職
現在に至る
e-mail: joakishishido@gmail.com

今から 20 年近く前の話になるので，英語が不得意だった私がどのような経緯で留学を考え始めたのか今となっては覚えていない．大学を卒業する頃には就職も決まっていたが，留学のことが何となく頭にあった．就職した先は渋谷区広尾にある日本赤十字社医療センター．学生の時の実習病院だったためまったく新しい環境に身を置くというわけではなかったが，助産師として人のケアをするという責任感が現実になるやりがいとともにとても緊張した．

　産科・新生児未熟児科・周産期外来部門は，この総合病院の中でも別棟で 100 人以上もの助産師が働く大所帯であった．そのため助産師の中には通常の勤務以外にも学校で講義を行なったり，職能団体で専門知識や技術の研修を担当したり，外部でも色々な役割を担っており，お互いが刺激を受けながらそれぞれが専門性を磨いていた．また院内の勉強会などには院外からも講師をよく招いていたため，よいロールモデルを身近に持ちながら好奇心は院内に留まることなく育てていける環境であった．

　勤務に慣れてきた頃には「アメリカで助産師になる」という目標が具体化し始め，英語の勉強をして TOEFL などのテストを受けたり，市販の The National Council Licensure Examination（NCLEX-RN）の問題集をやったりして Registered Nurse（RN）になる準備をした．Certified Nurse Midwife（CNM）になるには RN の資格が必須なのだ．一語一語辞書を引きながら日本とアメリカの考え方の違いを理解しながら，1 問を解くのに 30 分以上もかけていたのが今となっては懐かしい．

　ニューヨークへ行こうと決めていたので，RN の資格を取るのにアメリカ以外の国で看護の教育を受けた者が受験する Commission on Graduates of Foreign Nursing Schools（CGFNS）は必須ではなかった[*]（永住権をとるためにとっておいてよかった）が，このテストに合格したのを機に NCLEX-RN のテストに合格する前にアメリカに行ってみることにした．余談だが願掛けのために渡米の 2 カ月前に 100 キロマラソンにチャレンジし，完走できたことでアメリカでも頑張れるのではないかと背中を押された気分になっ

ていた.

＊ニューヨーク市があるニューヨーク州では CGFNS が RN 受験の要件となっ
ていなかったという意味. ニューヨーク州のほかカリフォルニアやメリーラン
ド州などいくつかの州が CGFFNS 試験を免除していた.

•あこがれのニューヨーカーに

作戦の変更

ニューヨークに来たのは 2004 年 3 月下旬のことだった. ニューヨーク
市立の大学にある English as a Second Language（ESL）に籍を置き，英
語を学びながら NCLEX-RN の準備をした. Kaplan の NCLEX-RN の問題集
は何度も解き，特に Online によるテストは本試験に類似していてとてもた
めになった.

NCLEX-RN の申し込みは日本でやり始めていたのだが，手違いがあって
実際テストを受けるまでには何かと手間や時間がかかり，学生ビザを保つた
め ESL に 1 年以上も通うことになった. 渡米前に英会話学校へ通っていたが，
いざアメリカで生活してみるとネイティブの英語は聞き取れないし，伝えた
いことが言い表わせず，ESL の外では常に不安で仕方がなかった. 一度社
会に出て収入を得ていたところから，学生に戻って収入なしの生活に戻ると
いうのも，居心地が悪かった.

RN になったらすぐに助産師になるために大学院へ進もうと思っていたが，
そうなると就労ができない学生ビザのステイタスで卒業までを過ごすことに
なり，貯金を切り崩して生活費も学費も払い続けるのは損失が大きいと考え
た. 異国で長期に生活するとなるとビザや永住権などが必要で，これが思う
ように得ることができず目標半ばで帰国を余儀なくされることは珍しくない.
そこで作戦を変更し，RN として働くことでまず就労ビザそして永住権を取
得し，助産師を目指すことにした.

エイズ病棟への配属

NCLEX-RN に合格し，ニューヨークで RN の免許を取得したのは 2006

年1月のことだった。アメリカの同時多発テロ以前は，RNが就職を通して永住権を取得するのは比較的簡単であったそうだが，私が就職活動をしていた頃は随分難しくなっていた。学生ビザではアメリカで働けないので，就労ビザをサポートしてくれる就職先を探さなければならないのだ。そのような就職先は二つしかなかった。

ちょうど私の学生ビザも期限が切れるところだったので，すぐ採用してもらえる病院を選ぶしかなく，それはニューヨーク市営の病院，Coler-Goldwater Specialty Hospitalだった。ホームレス，貧困などの社会的背景を持っていて，かつ呼吸器に頼らざるを得ないとか，心身に障害があるなどの長期療養が必要となる患者がほとんどを占める病院だった。病院の説明会に行った時，25セントを恵んでくれとせがんでくる患者に出会い，それまでのニューヨークのイメージとはかけ離れていることに衝撃を受けたが，このような現実に身を置くことで自分もニューヨーカーになったものだと思った。

英語もまだ自信がなく，日本とはまったく違う環境で，フィリピン，インド，中国，韓国，ロシアなどのインターナショナルな同僚を持ち，しかも初めに配属になったのはエイズ病棟で，夜勤専門に働くことになった就職当時の緊張感はいまだに覚えている。人手不足でひとりで病棟を管理しなければならないことや，他の病棟に「フロート」としてひとりで管理しないといけないことすらも多々あった。しかし他に選択肢はないという必然の状況があったからこそ，その当時は頑張れたのだと思う。

この経験によってアメリカの医療システム，患者のケア，違う文化を持つ人と働くことに慣れることができた。今思えばあのレベルの英語でよく働いていたとあきれるが，おかげで英語も幾分上達した。結局6年半この病院で勤務し，無事永住権を取得することができた。

●山あり谷ありの大学院生活

夜勤専門で働く

病院の勤務に慣れてきた頃に大学院へ進学することにした。アメリカで助産師になるにはMaster's Degreeは必須ではないが，CNMになるには必要

だ．まだ永住権を取得できていなかったので，仕事を継続しながら通学をすることが課題となった．ニューヨークの市内から通えて助産師修士課程を専攻できる大学院は3校で，パートタイムで学生をしながら通学通勤が体力的に容易だったのは New York University だった．入学要項はホームページを参照してほしい．

初めの2年間で他の Nurse Practitioner（NP）専攻の学生と一緒に薬学や解剖生理学などの必須単位をほぼ終了させ，3年目からは助産の専門教科に入って実習も始まった．私の勤務は8時間勤務の夜勤専門だったので，ほとんどのクラスが勤務前の夕方に受講でき，総合（Comprehensive）実習以外は仕事を休むことなくこなせた．ただ実習が始まると，夜勤明けに実習先へ出向き，午前8時30分から午後5時まで実習して自宅に帰り，また午後11時45分からの夜勤に出るという日が週に数日あったのは体力的にかなりきつかった．それが4セメスター（Gynecology, Antepartum, Intrapartum & Postpartum, Comprehensive 実習）分，1年数カ月続いた．

希望先での実習

私は日本で看護大学在学中に助産課程をとったので，授業から実習まで教員から手厚い指導を受けた．アメリカでは大学院での修士課程だからというのもあるのか，それがアメリカでの標準なのか，自分で積極的にクラスをとったり実習したりしないと卒業できない．特に私が通学していた頃の New York University の助産師修士課程はハンズオフの傾向が強い印象だった．その代わりに学生の意志を聞いてくれたので，総合実習は私の希望通り自宅分娩を援助する助産師のところで実習させてくれた．

実習は指導教員から実習先の担当助産師の連絡先と必要実習時間数や臨床ケース数を言い渡され，後は自分で担当助産師に連絡を取って実習の計画を立てる．オリエンテーションはおろか，指導教員が実習先に来ることすらほとんどなく，積極的に自分のやりたいことを担当の助産師に伝えてこなすことが大切なのである．私のクラスメートの1人は，婦人科の実習で必要ケース数が達成できなかったということで，夏休みを利用して自分で探してきた実習先で必要数を満たした．

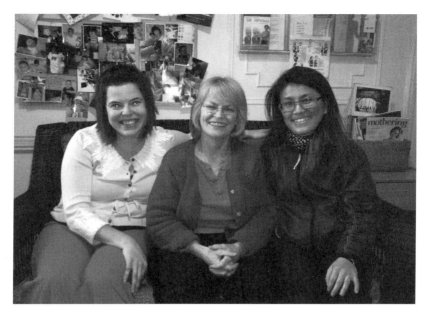
▲総合実習先で

日本より広い助産師の業務

　アメリカの助産師は婦人科の健診，性または腟感染症などの検査，診断，ピルなど薬剤の処方を含めた治療，患者が健康であれば妊娠初期から分娩，産褥までのすべての管理ができ，日本の助産師よりも業務範囲が広い．詳細は American College of Nurse-Midwives（ACNM）のホームページを参照してほしい．

　私は日本で助産師の経験はあったが，できることよりも実習で初めて体験することのほうが多かった．例えば，妊娠したという患者が来るとまず問診をとり，Physical Assessment をして妊娠の診断をし，必要ならば超音波，血液検査をオーダーしたり，子宮頸癌検診や性感染症のスクリーニングをしたりする．もちろん栄養指導や生活上のアドバイスなどもする．また予定日超過の患者には薬剤を用いて分娩誘発や促進なども行ない，乳腺炎の患者には必要ならば入院管理をしたり，抗生剤を処方したりもする．CNM の業務範囲を逸脱しているケースに関しては医師にコンサルトし，ケースによって

アメリカでも助産師……chapter 16　267

は共同でケア，管理をすることもある．助産師の業務は州によっても違い，例えば帝王切開の第一介助ができる州もあったりする．

CNM になる

大学院生活は山あり谷ありだったが，予定通り入学から 3 年 4 カ月後の 2011 年 5 月に卒業した．アメリカでは助産師の資格試験は卒業後 4 年以内にいつでも受けることができる．日本のように 1 年に 1 度のチャンスというわけではない．American Midwifery Certification Board（AMCB）が実施する Computer-based のテストで，テストを受けた直後に結果が分かる．私は ACNM が出版する問題集や産婦人科医師テストの問題集を使ってテスト勉強をした．テストに受かると州ごとに免許を申請する．

助産師の資格は 5 年ごとに更新しなければならず，更新には AMCB が指定する 3 つの Module（Antepartum and Primary Care of the Pregnant Woman; Intrapartum, Postpartum and Newborn; and Gynecology and Primary Care for the Well-Woman）に合格し，20 時間の AMCB が認める Continuing Education（勉強会に参加する，学校に通う，学会で発表するなど）を修了する必要がある．それを満たさなければ，また資格試験を受ける必要がある．

Module はそれぞれにつき AMCB が指定する 15 〜 20 の最新のエビデンスを読み，80 問弱の問題に答えるというものだ．アメリカでは多くの場合，福利厚生として Continuing Education のための休暇や資金が支給されていて，とてもありがたい．医療関係資格の継続にはほとんどが Continuing Education を必要とされるので，アメリカではその種類はとても充実しており，バケーションもかねて勉強会に参加する人も多い．

CNM インターンを経験する

新卒者にとって就職活動は困難である．求人を見るとほとんど経験が必要と書いてある．私はニューヨーク市内から通勤できる職場を探していたが，もしどうしても不可能ならばほかの州での就職も考えていたくらいだ．アメ

リカでは新人でも，日本での 6 年の助産師経験を考慮してもらいたい旨を記載した書類を何件かに送った結果，ブルックリンにあるフリースタンディングのバーシングセンターから面接の機会を得た．面接ではやはりアメリカでの経験がないことを指摘されたが，日本での経験をかってくれて，インターンのポジションを勧められた．早く経験が積みたかったのと，私の日本での経験が十分役に立つ自然分娩を中心としたケアを提供する，日本でいう助産院のような職場だったので即決した．

Brooklyn Birthing Center

　フリースタンディングのバーシングセンターというのは，病院に所属しない，日本でいう助産院のような施設である．ニューヨークの市内で唯一のフリースタンディングのこのバーシングセンターは，ブルックリンにある一軒家で，2 階には産婦人科医であるオーナーが住んでおり，1 階では分娩を，地下では外来業務を行なっている．その医師ともうひとり病院勤務の産婦人科医がアドバイザーとして私たちをサポートしていたが，直接患者にはかかわらず助産師がケアを行なっている．

　妊娠初期から分娩，産褥，そして婦人科の健康な患者が来院しており，施設の性質上，医療介入なく自然分娩を希望する患者がほとんどだ．もちろん経過中正常から逸脱した場合は医師にコンサルトし，必要に応じて転院してもらったり，提携病院に搬送したりもする．私も他の助産師と同じように提携病院でも助産師行為ができるという許可（Privilege）を取得し，搬送後も自分の患者のケアを継続することができた．

　バーシングセンターでのお産は助産師とバースアシスタントの 2 人組で行なう．このアシスタントは看護師免許を持っている人もいたが，将来助産師になりたいとか，出産する女性やその家族を支援するデューラとして働いているなど，医療行為を行なう免許がない人がほとんどだった．

　バーシングセンターでは独自のアシスタント育成プログラムがあり，初めは経験者と一緒に勤務し，助産師スタッフから合格の評価を得た者のみが独り立ちする．常に助産師のオンコールは 2 人いたが，1 人はバーシングセンターで，もう 1 人は搬送先病院の担当なので，バーシングセンターで行な

われるお産の全責任はひとりの助産師にかかっている．アセスメント能力，
コミュニケーション能力，助産技術のすべてが試される．

バーシングセンターでのユニークな経験

　患者から陣痛開始の電話をもらうと，ほとんどの場合は Active Phase で
来院してもらう．その際アシスタントにも電話し部屋の準備をする．変な話
だがバーシングセンター内ではどこでお産になっても始末書にはならない．
玄関でギリギリ間に合って産んだという話を聞いたことがあるし，床やベッ
ドの上はもちろんのこと，なんといっても人気だったのは水中分娩だった．
湯が出ず，やかんでお湯を沸かして湯船をつくったこともある．もちろん医
療介入がまったく必要ない人もいたが，輸液，抗生剤，いくらかの投薬，会
陰の縫合などが必要な場合はバーシングセンターで行なう．

　余談だが，私はバーシングセンターから5分のところに住んでいたので，
夜中に同僚から点滴のルートをとってくれとヘルプの電話がかかってきたり，
鍵を忘れたので開けてほしいと求められたりしたことが何度かあった．病院
勤務ではあり得ないエピソードだ．

　分娩では，いざ正常から逸脱して搬送となれば救急車を利用したり，余裕
があれば自家用車などで提携病院へ移動したりする．なかには無痛分娩に変
更したいということでの希望搬送もあった．産後は異常がなければ4時間
で児とともに退院する．産後は自宅訪問でフォローし，授乳が困難な人には
ラクテーションコンサルタントとともにフォローした．1年間インターンと
いう契約を結んだものの，数カ月後にはスタッフ助産師同様ひとりで分娩管
理，電話対応などのオンコール業務をすることになった．他のスタッフより
勤務日数が多かったので予想以上に色々な経験をさせてもらった．

　また，インターンということで American Association of Birth Centers
のカンファレンス，ニューヨーク市の Baby Friendly Hospital Initiative の
カンファレンスに参加させてもらったり，医師の指導のもと新生児の Cir-
cumcision（包皮切除術）をやらせてもらったりした．一緒にインターンで
入った友人はここでの業務や責任の重さが給料に見合わないし，独り立ちす
る自信がないといって途中で辞めてしまった．彼女は優秀だったが RN の経

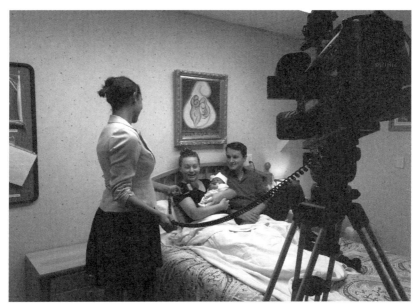

▲Brooklyn Birthing Center で1000件目のお産にあたり，地元のニュースの取材を受ける

験もなかったので，彼女の気持ちも理解できた．

クリニックでの1年半

バラエティーに富む患者

　1年間のインターンを経験したあと数カ月間スタッフCNMとしてBrooklyn Birthing Centerで働いたところで，ニューハンプシャー州の助産師クリニックの仕事に運良く就くことができた．日本の病院のシステムからは想像しにくいと思うが，アメリカではこのように医師やNPのクリニックが院内外にあり，個人がPrivilegeを病院と契約し，入院が必要となった患者をその病院に入院させケアすることができる．つまりPrivilegeがない施設では医療行為が認められず，もし医療ミスなどをしても賠償責任保険が補償されない．

　私のクリニックは院内にあり，私を含めCNMは3人，RNが1人，Licensed Practical Nurse（LPN：准看護師）が1人，事務が1人働いていた．患者はバーシングセンターの頃に比べて，思春期から更年期までとバラエティーに富んでいた．例えば婦人科では健診，ピルの処方，感染症のチェック，腹痛・不正出血などの症状，不妊．産科では合併症のない患者はもちろんのこと，妊娠糖尿病などの合併症があっても管理良好でリスクが比較的低ければ，医師の監督のもと患者のケアをすることができた．

　また，抗鬱剤の服用，喫煙者，多産，10代の妊娠については Brooklyn Birthing Center の時よりも多かった．この地域の患者の特徴，クリニックの役割などがブルックリンの時とは違っていて，初めは戸惑うことも多かった．特にアジア人が珍しいこの地域では私が日本人アクセントで英語を話すからか，初めは受け入れられにくいようだった．もしくは，同僚である2人の助産師は還暦を超えるベテランだったので，私のような若輩者に不安を感じたのかもしれない．

オンコール業務

　初めの6カ月はつらかった．オンコールは24時間制で，患者からの電話相談，当日来院患者の対応，入院患者のケアなどをひとりで行なう．助産師は3人だったので月の3分の1はオンコールで，私は病院から自宅が遠かったためオンコールの時は病院に泊まっていた．このクリニックではオンコールは予約外来患者も診ることになっていたため，お産の経過を観ながら外来業務もした．同じようにこの病院の施設を利用している産婦人科クリニックの医師たちもひとりでオンコールをするため，逆子や吸引分娩，3度以上の会陰，腟裂傷の縫合が必要などの時，私たちは医師にコンサルトすることができたし，逆に医師が帝王切開する時は第一アシスタントをしたり，多量出血などの緊急時には協力して患者のケアを行なった．ちなみに帝王切開の第一アシスタントはニューヨークでは務めなかったので，こちらに来て学んだ．

　学生の頃実習した病院では，医師と助産師の関係性はあまりよくなかった記憶が強いが，ここでは医師は助産師に必要以上に干渉せず，しかし必要時には快く相談に乗ってくれて理想の医師と助産師の関係があった．常勤のRNと仕事をすることも病院なら当たり前だが，ブルックリンのバーシング

272

センターではなかったので，特に緊急時には本当にありがたかった．患者の希望を尊重し気配りができ，的確に行動できるスタッフが多く良いチームだった．

解雇通知

残念ながら病院の経済状況の悪化で人員削減のため，私は自分の出産間近に解雇の話をされた．病院の方針としては私たちの助産師クリニックを閉める方向を考えているらしく，その他の病院での助産師の削減の噂も耳にしていた．エビデンスとして助産師ケアが評価されている一方で，診療報酬が医師と同等ではなかったり，医療介入が低い分施設への報酬が低くなったりすることで，助産師は経営の立場からは敬遠されがちである．例えば，Global Maternity Reimbursement のような制度の下では妊娠，分娩中は助産師によって管理されていたにもかかわらず，分娩の段階で吸引分娩や帝王切開などで産科医師によって児が娩出された場合，妊娠から分娩までのすべての管理に対する報酬はすべて医師側に払われることがある．複雑なアメリカの医療システムが生む矛盾といっていいのではないか．

━━━━━━━●アメリカで母になる

30歳を目前に渡米した私は，30代を「アメリカで助産師になる」という夢に費やした．ビザなどの理由で夢を断念して日本へ帰っていく友人を何人か見てきて，私の夢が実現した運の良さにいつも感謝している．これ以上幸運を求めるのも我ながら欲が深い気もするが，大学院に入学したあたりから子供を持ちたいと思い続けてきた．

運良く39歳で妊娠をし，流産したものの6カ月後には再度妊娠した．自分が働いていた職場で同僚に囲まれて出産することにした．出産間近まで働いた．アメリカでは普通である．自然分娩をたくさん見てきて自分なりに理想のお産に近づけるべく，妊娠中から体を動かしたり食事に気をつけたりしてきたが，予定日超過で分娩誘発をすることになり，3日間かかった末に帝王切開になった．

アメリカでも助産師……chapter 16　273

薬剤を使って分娩誘発し，破水，陣痛を経験し，水中で痛みを逃したがほとんど進行することなく，痛みに耐えられなくなったのでまず Nitrous Oxide を使った．日本では笑気というのだろうか，使用する患者を見ている範囲では実のところその効果は半信半疑であったが，思いのほか助けになった．お酒を飲まない私だが，おそらくお酒にひどく酔っぱらうとこのように意識が朦朧とするのだろうと思った．水中で陣痛を逃しながら使用したので，水に溺れないよう家族が見張っていてくれた．

　それでも分娩が進行せず体力の消耗が激しかったので，腰痛麻酔をして休息したが進行せず，促進も意味なく結局 CPD（児頭骨盤不均衡）と回旋異常で帝王切開になった．最近話題になっている Gentle C-Section といって患者側のドレープが透明になっていて子供が出てくるところを見ることができ，そのまま Skin-to-skin をするというのを希望した．

　手術室に入って腰椎麻酔が右半身にほとんど効いていなかったので，脊椎麻酔にした．そのせいで胸が締め付けられるように呼吸をするのが苦しく頭が朦朧としていたが，あの時息子が自分の指を握ってくれた感触は今でも覚えている．分娩中は理想とかけ離れていく自分の経過に落胆したが，ひととおり経験したことで女性がどのような思いで妊娠，出産，産後を過ごし，その間の子供や家族とのふれあいやお産をする環境がどれほど大切かということを身をもって学ぶことができ今となっては満足している．経験なくして現実を想像することが難しい鈍感な私にとっては，助産師としてのキャリアにもこの上なくプラスの経験となった．

次の 10 年に向けて

　日本を離れた 2004 年，今思えばアメリカに永住するとは思っていなかったはずだが，目の前のことをこなしていくうちにアメリカに永住する方向で進んできた．日本を出て特に残念なことは日本の家族と離れていることだが，良かったことは多種多様な文化，価値観に触れることで自己の探求が深められたこと．

　夢は実現したものの，前に進むにつれて助産師としての経験にしても英語

にしても課題は明らかになってくるもので，また日本人ではない配偶者を得，子供を授かったことで，もうしばらくアメリカを卒業することはできなくなってしまった．夢が実現したのだからもっと満足感が得られると期待していたのだが，この地で助産師としても母としてもスタートを切ったばかりなのだから，自信を持つにはもっと時間がかかるのも仕方がない．

　たまに「もし日本にずっといたなら，自分はどうしていただろう？」と問うてしまうことがある．どこに身を置こうとも，一つの道でベテランと呼ばれるよう経験を積み重ね，一人間としても成熟させることが私の今後の目標だ．アメリカに来た当時の情熱のようなものはなかなか持てるものではないが，これからの 10 年も何かに胸を熱くして過ごしていけたらと望んでいる．

[参考文献]
1） 標まさみ，宍戸あき．助産婦・看護婦のための周産期チームマニュアル 周産期チームの活動の実際 分娩直後のカンガルーケア．ペリネイタルケア，2001，夏季増刊，157-161.
2） 宍戸あき．自然の流れでの，ニューヨークへの留学．助産雑誌，2005，59（1），17-20.
3） 宍戸あき．アメリカの産痛緩和の紹介と，そこで感じること．助産雑誌，2011，65（6），479-485.
4） 宍戸あき．NY のバースセンターから．助産雑誌，2014.1 ～ 2014.12（月刊誌連載）.

CNM...CERTIFIED NURSE MIDWIFE

chapter 17

今井あゆみ
カイザー・パマネント・レッドウッド・シティー
MSN, RN, CNM, WHNP-BC, IBCLC

アメリカの助産師とともに産科医療を変えたい

はじめに　私は現在アメリカ，カリフォルニア州サンフランシスコベイエリア周辺で，助産師（Certified Nurse Midwife: CNM）として，大きな病院に勤務しています．
アメリカには色々な「助産師」の資格があり，また働く環境も様々です．
正看護師（Registered Nurse：RN）の資格を持ち高度専門看護学および助産学 を修士レベルで学んだ CNM，看護以外の医学・健康に関する分野で修士号を持ち尚かつ CNM 同様 Accreditation Commission for Midwifery Education（ACME）の指定した教育機関で助産師教育を受けた Certified Midwife（CM），そして経験のある助産師についてトレーニングを受けるか州の指定する認定コースで講習を受ければ資格が取れる Certified Professional Midwife（CPM）と 3 種類の「助産師」がいます（それぞれの違いの詳細については，引用参考文献[1] 参照）．
ここでは私がアメリカで CNM になるに至った経緯と，私が現在行なっている病院勤務助産師の仕事についてお話しさせていただきます．

いまい・あゆみ

京都府出身
1990年　京都大学医療技術短期大学部看護科卒業
1991年　京都大学医療短期大学部助産学特別専攻科卒業
　　　　京都大学医学部病院産科分娩部勤務
1992年　京都川村産婦人科勤務
2000年　渡米．San Francisco State University, CA ホリス
　　　　ティック医療認定コース入学
2001年　独学にて米国・正看護師（RN）資格，カリフォ
　　　　ルニア州免許取得
2002年　カリフォルニア州サンフランシスコ California
　　　　Pacific Medical Center St Luke's Campus 産科分
　　　　娩部，産褥・小児科混合病棟にて RN として勤務
2003年　RN の仕事を続けながら University of Phoenix,
　　　　CA 看護学部に入学
2006年　同　　卒業．看護学士号（BSN）取得
2009年　看護師の仕事を続けながら University of Califor-
　　　　nia, San Francisco, CA 大学院看護修士課程およ
　　　　び助産師婦人科専門 Nurse Practitioner 認定プロ
　　　　グラムに入学
2011年　同　　修了．修士号（MSN）取得
　　　　Certified Nurse Midwife（CNM）資格取得．
　　　　カリフォルニア州にて CNM, Women's Health
　　　　Nurse Practitioner（WHNP）の免許を取得
　　　　International Board Certified Lactation
　　　　Consultant（IBCLC）認定取得
2012年　カリフォルニア州サクラメント Kaiser
　　　　Permanente Roseville/Sacramento にて CNM と
　　　　して勤務
2014年　カリフォルニア州サンフランシスコベイエリア
　　　　Kaiser Permanente Redwood City にて CNM と
　　　　して勤務
現在に至る
e-mail: aikfuku@gmail.com

夢も貯金も失う

　私は 1991 年に日本で助産師として働き始めました．日本での助産師の仕事は楽しくて，助産師の仕事は私の天職だと思っていました．そしてその気持ちは国境を越えて働く今も変わりません．もともと外国文化に触れるのが好きで，日本で助産師として働きながらあちこちの国を訪れるうちに，いつかアメリカで Advanced Practice Nursing を学び，助産師として海外で働いてみたいという夢が膨らんでいきました．日本で留学資金の貯金に励む傍ら，アメリカ人に英会話を習ったり，CGFNS（Commission on Gradates of Foreign Nursing Schools）の勉強をしたりしながら機が熟すのを待っていました．

　時は 1990 年代後半，バブル経済がはじけて日本の経済が傾き始めた時でした．今年こそ留学をと思った矢先，不況のあおりを受け両親の事業が行き詰まりました．留学資金のほとんどを両親の事業のために投資し，手元にはアメリカでなんとか 1 年半ほど生活できる程度の貯金しか残りませんでした．当時は夢も貯金も失ってずいぶん落ち込みました．日本での最終学歴が準学士であったため，アメリカで大学院に進むにはまず学士号を取るために 4 年制大学に編入しなければなりません．しかし大学編入そしてさらに大学院に進むには，私の貯金はまったく不足していました．

　半ばやけな気持ちで，「夢を諦める前にせめて 1 年間アメリカに住んでみよう」と思い，看護とはまったく関係のない San Francisco State University のホリスティック医療認定コースに留学を決めました．この認定コースなら 1 年ほどで修了することが可能だったからです．しかし今から思えば，お金がないというこの状況が，私には最大の幸運でした．

●一歩また一歩

「ダメ元」での NCLEX の受験，合格

　アメリカでの大学生活は，楽しく充実していました．英語には苦労しなが

らも，国際色豊かな友人に囲まれ，授業もなんとか乗り越えていきました．
アメリカの大学で色々学べば学ぶほど，「アメリカの大学院に行く」という
心の底に押し込めていた夢が再び膨らんできました．貯金の残りもわずか，
アメリカで学び続けるためには仕事をして収入を得続けなければなりません．
そのためには，アメリカで正看護師（RN）になるしか方法はありませんで
した．

　しかし，日本で CGFNS を一度受けて不合格だった私が，どうすれば RN
になれるのか途方に暮れていたそんなある日，図書館で NCLEX-RN（Na-
tional Council Licensure Examination-Registered Nurse）の勉強をしてい
る看護学生と知り合いました．どんな参考書や教科書を使っているのか聞い
たところ，親切にも教科書のリストをくれたのでした．このリストの本を全
部読めば，合格できるだろうか？

　それから「ダメ元」で NCLEX-RN の受験勉強が始まりました．大学の講
義の合間に，すべての科の教科書を読み，受験対策書を何度も繰り返し，
Kaplan の受験対策短期集中コース（3 日間ホテルに缶詰で行なう）に参加
したりしながら必死で勉強しました．ラッキーなことに NCLEX-RN に 1 回
で合格することができ喜んだのも束の間，次にはさらに大きな困難，「就職
の壁」が待ち受けていました．

ビザ切れ間際の就職

　アメリカで仕事をするには，永住権もしくは労働許可として H-1B ビザを
必要とします．H-1B は主に研究やなんらかの大きな業績があり，アメリカ
社会に貢献すると認められた職種に対して出されるもので，一般に看護師に
労働目的で H-1B ビザが出ることはほとんどありません．残された唯一の手
は永住権の取得でした．

　しかし，永住権をサポートしてくれる雇い主を見つけることは至難の技で
した．永住権のサポートをするためには，雇用主はその弁護士費用や移民手
続き費用（当時で約 60 ～ 70 万円ほど）を払わなければならないのですから，
そんな余計な費用のかからないアメリカ人を優先して雇うのは当然のことで
す．しかも，アメリカの海岸線沿いの大都市は給料が内陸部に比べて高いた

め，全米から仕事を求めて人が集まってきます．ゆえに，就職も競争が激しいのです．

履歴書を手に，あちこちの病院を回る日が続きました．大学で1年半留学していたとはいえ英語はしどろもどろ，アメリカで仕事をした経験もなく，永住権のサポートまで必要な私に興味を示す病院など，ほとんどありませんでした．留学ビザ（F-1）の切れる日が迫ってきていました．「RNの免許を取ったというのに，また諦めて帰らなければならないのか」，と焦る日々が続きました．そんな折，サンフランシスコで働いている日本人看護師の友人が，サンフランシスコ市内の病院で就職フェアーがあるから行ってみたらと，声をかけてくれました．

履歴書を手に訪れたその病院California Pacific Medical Center St Luke's Campusは，サンフランシスコの中で比較的治安の悪い地区にある小さな病院でした．その場で面接，あっけなく「永住権はサポートしてあげる．じゃあ，明日移民弁護士に電話させるから，永住権の手続きを始めましょう．仕事は2週間後からね」と，私のRNの第一歩はその日から始まったのでした．これで，「アメリカに残って，仕事をしながら勉強が続けられる！」ととても嬉しかったのを今でも覚えています．F-1ビザが切れる1週間前のことでした．

●あっという間の2年間，新たな一歩

産科および産褥・小児科混合病棟での日々

2002年，アメリカはまだオバマ大統領による保険制度改革の前で，カリフォルニアには健康保険を持たない人がたくさんいました．私が最初にRNとして勤めたCalifornia Pacific Medical Center St Luke's Campusは，こうした保険を持たない人，貧困者や南米からの移民が集まる病院でした．同僚の3割近くは，私同様外国人看護師で非常に国際色豊かな病院でした．日本での助産師の経験を買われ，産科分娩部と産褥・小児科混合病棟に勤務が決まり，私のRNとしての生活は始まりました．

この病院で私はアメリカという社会について本当に色々なことを学びまし

アメリカの助産師とともに産科医療を変えたい……chapter 17　281

た．世界最大の経済大国，そして世界トップレベルの研究教育機関が集まるという華々しいアメリカの顔とは裏腹に，麻薬や犯罪，日本では考えられないほど多いシングルマザー，家庭内やパートナーによる暴力，銃犯罪，極端な貧富の差など，アメリカの影の部分を日々目の当たりしました．日本でのんびり育った私には，アメリカ社会の暗い現実はショックの連続でした．患者の 30 パーセント近くは，スペイン語しか話さない中南米からの移民だったので，英語に加えスペイン語も勉強しなければなりませんでした．

　働きながら大学そしてさらに大学院に行くという夢は，日々の仕事の現実の前に押しつぶされ，あっという間に 2 年近くが過ぎていきました．　毎日のように「もうだめだ．日本に帰ろう」と落ち込む日々が続きました．しかし落ち込む時にかぎって，アメリカの神様は微笑んで来るのです．

　小さな男の子が廊下で「妹（生後数カ月で肺炎で入院中）の面倒を見てくれてありがとう」と手を握ってきたり，英語がうまく話せない患者さんと英語が話せないことの不安や苦しみを一緒にしみじみ語りあったり，家庭内暴力から逃げるシングルマザーのティーンエージャが「あなたのように看護師になってこの子を育てたい」と相談に来てくれたり，文盲のおばあさんに病院食のメニューを読んであげたら，「人として扱ってくれてありがとう」と言われたり．

　そんな小さな出来事の連続とたくさんの「ありがとう」で，「こんな私にも，こんな私だからできることがあるかもしれない」と思い直しなんとか仕事を続け，無我夢中の 2 年間が過ぎたのでした．

学士を目指す

　2003 年，チャージナース（病棟主任）になったのをきっかけに，重い腰を挙げ，押し込めていた夢を再び追いかけることにしました．アメリカで助産師（CNM，CM）になるには，まず 4 年制大学に編入して学士号を取得する必要がありました．それからさらに大学院が待っています．その道のりの遠さを考えると気が遠くなりました．

　不規則な勤務を続けながら勉強するため，私は自宅でオンラインで勉強できる University of Phoenix を選びました．すでに RN として免許を持ち働

いていたので実習はすべて免除され，授業はすべてオンラインで済ませました．仕事をフルにこなしながら，膨大な文献を読みレポートを書くのは並々ならぬことでした．しかも大学院に進むためには，それなりの成績を維持しなければなりません．

University of Phoenix の学生はアメリカのみならず，様々なところから大学にアクセスしていました．中にはアフガニスタンの戦地で看護師として従軍しながら授業に参加している人や，アフリカで医療ボランティアをしている人などもいて，大学の講義のみならず同級生から様々な看護のあり方について本当にたくさんのことを学びました．

──●ついに助産師，CNM に

アメリカ人夫の応援

仕事と大学の両立は思った以上に困難でした．最後のレポートを提出した時は嬉しさのあまり泣きました．しかし同時に，こんなにしんどい状況をさらに過酷な大学院で，しかも実習をこなしながらやって行けるかすっかり自信をなくしてしまいました．University of Phoenix は私立だったので，それなりに授業料もかかり，貯金も厳しい状況でした．アメリカの大学院は，州立で 300 〜 600 万円，私立だと 600 〜 1000 万円ほどかかります．年々上がっていくアパート代や生活費を考えると，借金してまで大学院に進むべきか悩みました．

「もう十分にやった．日本に帰ろうかな？」と，将来への展望がぐらつき始めました．しばらく論文を読むのも，看護のことを考えるのもうんざり，という日々が続きました．諦め感が日々強くなる中，せめて日本に帰る前に，カリフォルニアをゆっくり旅したい，人生を楽しみたいと思い，オートバイを購入．アメリカでの思い出作りにオートバイであちこち旅をし始めました．そして，またアメリカの神様はにっこりと微笑んだのです．今度は，人生のパートナーを授けて．

オートバイを通じて出会った今の夫との結婚をきっかけに，いよいよ私はアメリカに永住することになりました．当時，病院でチャージナースとして

アメリカの助産師とともに産科医療を変えたい……chapter 17　283

仕事を続けており，家庭も仕事もそれなりに充実していました．しかし，周りの環境が落ち着くにつれ，本来同じ所でじっとできない性分がムクムクと頭をもたげてきます．大学院に進みたい気持ちを夫に伝えると，「やってみればいいじゃないか」と賛成してくれました．看護師の仕事は続けて，授業料は毎期自分で支払うことを条件に大学院に進むことを決意しました．

　夫の仕事の都合で他州に引っ越すことは難しく，なんとか地元の University of California, San Francisco（UCSF）に合格しなければなりませんでした．アメリカで大学院に申請するためには大学の成績，推薦状，面接，入学の意思を述べた手紙，また大学院によっては GRE（Graduate Record Examination）などが課せられます（留学生の場合は，それに加え TOEFL, TWE などが課せられます）．

　アメリカは教育においても仕事においても，「何をしてきたか」，その歴史を大切にする国です．1日や2日の入学試験でほぼ合否が決まる日本のシステムとは違い，仕事にしても教育にしても，それまでの成績や在学中あるいは前の仕事で何をしてきたかが，とても重要な合否基準になります．また面接では，自分についていかに上手にプレゼンテーションできるかも重要なポイントです．推薦者を4人から5人選び，推薦状を書いてもらうのですが，これもその人のネットワークの広さ，他者からの信頼度などを示すのに重要です．

　様々な人にアドバイスをしてもらいながら，なんとか出願した UCSF に受け入れられ私のアメリカ助産師，CNM としての道が開かれました．

最後のハードル

　2009～11年にわたったアメリカの大学院における助産師学生の生活は，「忙しい」の一言です．講義は週に1日，朝から晩まで続きます．教科書はあるにはあるのですが，講義はほとんど最新の論文やデーターを用いてパワーポイントで行なわれます．アメリカの助産師教育の中核は，修士レベルでの看護学，Primary Care Provider としての役割から一般基礎医学・診断学・薬学，それに専門としての助産学，産婦人科学，新生児学などから成り立っています．専門を除き，看護学，一般基礎医学や薬学に関しては，助産

師学生もナースプラクティショナー（Nurse Practitioner: NP）の学生も同じ講義を聴講します．

　助産師学生は最初のセメスターを除いて，すぐに実習が始まります．アメリカの助産学の実習時間は 1000 時間以上に及び，どの大学院生よりも忙しいです．シュミレーションラボ，基礎診断学の実習，縫合の練習に始まり，分娩介助，妊婦検診，婦人科検診，産褥実習などをこなし，その合間に試験，レポート，膨大な文献を読みこなしていくのですから，その忙しさは言葉では言い尽くせません．授業料を稼ぐために続けていた看護師の仕事も，あまりの忙しさに就業時間数を落とさざるをえませんでした．

　日本で助産学をすでに学び，アメリカで産科看護師として経験を積んでいたにもかかわらず，診断学や薬学，婦人科学などでは初めて学ぶことも多く，やはり猛勉強の日々が続きました．

　よく日本の看護師や助産師から，アメリカの NP や助産師になるための相談を受けますが，私個人的には大学院に入る前にアメリカで RN として働いてみることをお勧めします．アメリカの医療や病院のシステムを知らずに入ると，実習の段階で圧倒され，ついていけずに脱落してしまう人が多いからです．アメリカ人の大学院生でさえも，5 ～ 10 パーセント近くが中途退学をせざるをえないのが現実です．

　私は RN として働いていたので，少なくともアメリカの産科医療，病院のシステム，助産師の病院内での役割などが分かっていました．緊急時の対処もチャージナースとして病棟を仕切っていたため，どうやって患者や家族に必要な説明を行ないながら，チーム医療の中で 指揮をとるかも学んでいました．こうした経験がなければ，きっと圧倒されてついていけなかったのではないかと思います．

　大学院の 2 年間は，緊張と睡眠不足の連続であっという間に終わりました．長い道程を得て，そしてたくさんの人に支えられ励まされながら，カリフォルニア州の CNM，そして婦人科 NP（Women's Health Nurse Practitioner: WHNP）の資格を取得することができました．アメリカに渡って 11 年の年月が経っていました．

アメリカの助産師とともに産科医療を変えたい……chapter 17　285

●チーム医療における助産師の役割

周産期母体死亡率の高さが物語るもの

　CNM としての私の一日は，昇り行く太陽（あるいは沈みゆく太陽）に向かって，「今日も一日，みんな無事に産まれてくれますように」と，そして外来へ向かう日は「どうかみんな無事に成長してくれていますように」と祈ることから始まります．

　どんなに医学が発達しても，妊娠や出産を機に，女性や子供が命を落とすことはあり得ることです．アメリカは先進国の中でも，ダントツに周産期における母体死亡率が高い国です．WHO（World Health Organization）が 2015 年に公表した国際比較によれば，人口 10 万人に対するアメリカの周産期母体死亡数は 14 人で他の先進諸国の死亡率がここ 10 年間で低下する中，アメリカのそれはじわじわと増加しています[2]．ちなみに日本の母体死亡率は 10 万人に対して 5 人で，先進国の中でももっとも低い国のひとつとされています．

　なぜアメリカではそんなに周産期の母体死亡率が高いのか．そこには様々な要因が複雑に絡み合っています．前述したように複雑な保険制度（私がアメリカで仕事をし始めた 2000 年頃には保険のない妊婦が，検診が受けられず，陣痛がきたら ER に飛び込んでくるということも珍しくありませんでした），妊婦の高齢化，急増する母体の肥満（アメリカ成人の 34.9 パーセントは肥満）[3] とそれに伴う糖尿病や高血圧などといった妊娠合併症の増加，多言語多民族や極端な貧富の格差による複雑な社会文化構造，そして 30 パーセントを超える帝王切開率の高さ，アルコールや違法薬物の拡大などの要因が挙げられ，それらが複雑に絡み合い，アメリカの周産期母子死亡率を上げています．

　このような環境の中，宗教にも国境にも関係なくすべての人を照らし続ける太陽を見上げながら，どうか今日もこの手を経て産まれてくる命が健康で幸せな始まりを迎えられるように，そして患者やその家族にとって素晴らしい経験をもたらすことができますようにと願いながら私の一日は始まります．

アメリカの助産師の一日

　私が 2012 年に CNM として最初に勤めた Kaiser Permanente Roseville/Sacramento は，月の分娩数が 500 件以上もあり高度周産期センターを備えた大きな施設でした．CNM は一勤務に 1 人で 3 人の産科医と周産期専門医 1 人とチームで働いていました．

　病棟で CNM は低リスクの患者を受け持ち，独立して入退院の診察，助産計画の立案，分娩介助，縫合，処方を行なう一方で，軽度の妊娠合併症がある場合や分娩経過中に異常が起きれば医師と連絡を取り合いながらケアを続けます．申し送りが終わると分娩中の患者を一人ひとり訪れ，必要があれば診察し，患者とその家族およびベットサイドケアを行なっている産科看護師も含めて分娩計画について話し合い，必要に応じて薬や検査をオーダーし，インフォームドコンセントや患者家族教育を行ないます．

　12 時間勤務の間，平均で 4 ～ 6 人の分娩介助を行ない，その合間を縫って陣痛や破水で入って来る患者をトリアージし，退院診察も行なうのですから大抵 12 時間はあっという間に過ぎていきます．緊急時は産科医のみならず小児科医，小児科看護師，呼吸器専門家，看護麻酔師（CRNA）など多くの人が介入してくるので，状況を簡潔に説明しチームが最大限にその力を発揮できるようにタイムリーに指示を出してチームを動かしていきます．緊急の帝王切開の場合は，手術の第一助手として手術の介助も行ないます．

　外来は週に 1 日か 2 日で，妊婦検診および患者指導，超音波による妊娠の診断，子宮頸がん検診，産褥検診，避妊指導や避妊具の挿入などを行ないます．自分で妊娠初期の診断を行ない，妊娠を見守り続け，その子が生まれてくるのを介助できるのはまさに助産師冥利に尽きます．

　病棟同様，外来もチーム医療で成り立っています．産科医，NP，ハイリスクを管理する周産期医師，遺伝子カウンセラー，糖尿病専門看護師，栄養士，ソーシャルワーカー，薬物依存症カウンセラー，母乳カウンサラーなど，たくさんの専門家が妊婦を支えています．妊婦それぞれが持つ問題に応じて，どんな専門家にケアを繋げていくのかをコーディネートするのも助産師の役割です．

　外来は 8 時間勤務で，その間に 16 人から 20 人ほどの妊婦を診察します．

妊娠出産は世界共通のことですが，その背景にある生活や文化，そして人々が「信じるもの」「大切にしているもの」は様々です．看護とは生活そのものをサポートすることですから，アメリカの生活，文化，そしてここで生きる人々にとって何が「幸せなのか」を知らなければなりません．さらに，アメリカの大都市部には，世界中からの移民が住み，それぞれの母国の文化を大切に生活しています．教育背景も様々で，私の外来には小学校にさえ行ったことのない妊婦から，アメリカの NASA（アメリカ航空宇宙局）でエンジニアをしている人まで，様々な患者が来ます．

　妊婦の様々なニーズに応じて，ケアを提供していくことは，人々の色々な「幸せ」について学ぶことであり，それを一緒に応援していくことは私がアメリカで働いていて一番面白いと思うことの一つです．

● 夢のつづき

アメリカに来て，あっという間に 16 年が経過しました．アメリカで CNM になるという夢を叶え，医療現場で忙しく働く日々が続いています．アメリカでこの 16 年間にたくさんのことを学んで来ました．しかし，それと同時に日本で学んだ看護や助産の素晴らしさを改めて思い知らされることも多々ありました．

　医療訴訟大国という現実を背景に，アメリカの産科医療はますますデーターによる管理，薬による分娩管理，そして急増する帝王切開という流れになっています．こうした中，自然分娩を推奨し，女性の持つ健康な「産み，育てる力」を守り伸ばしていこうという助産師はアメリカ医療界の中でもパイオニア的な存在なのです．古来より『産婆』という仕事が存在した日本と違い，アメリカの助産師の歴史は浅く，比較的近年にイギリスの看護助産師とその教育をモデルに始まりました．

　2015 年のデーターによれば，現在アメリカの CNM 数は 1 万 1194 人で日本の助産師数の 3 分の 1 以下です [4]．日本の人口 10 万人に対する助産師の数は 24 人ですが，アメリカはそれをはるかに下回り，他州に比べ CNM が多いカリフォルニアでさえ 4 人です [5]．アメリカの全経腟分娩のうち，

CNM によって介助されるのはわずか 12.1 パーセントで，すべての出産数のわずか 8.3 パーセントにしか過ぎません．私は，助産師がこのアメリカでもっと増えれば，そして助産師による分娩がもっと増えれば，アメリカの現在の産科医療のあり方も変わっていくのではないかと信じています．

　私のこれからの夢は薬とデーターで医学管理する出産からアメリカの女性を解放し，アメリカ助産師とともに助産の素晴らしさをこのアメリカで伝え広めていくこと，そして日本の助産の素晴らしさをアメリカ人に分かりやすい形で伝えていくことです．

　現在その一環として，助産師学生のみならず，母校 UCSF の医学生や産婦人科研修医の臨床指導教育に従事しています．また，日本に向けては様々な機会を通じて，アメリカの助産や Advanced Practice Nursing（APN）およびその教育の素晴らしさを伝えていくとともに，同じ夢を追う人たちの道標になれればと思っています．

［参考文献］
1）Comparison of Certified Nurse-Midwives, Certified Midwives, and Certified Professional Midwifes- Clarifying the distinctions among professional midwifery credentials in the U.S. American College of Nurse-Midwives. Retrieved from http://www.midwife.org/acnm/files/ccLibraryFiles/Filename/000000005543/CNM-CM-CPM-Comparison-Chart-2-25-14.pdf（accessed 2017-01-15）
2）Trends in Maternal Mortality: 1990 to 2015. Estimates by WHO, UNICEF, UNFPA, World Band Group and the United Nations Population Division. Retrieved from http://apps.who.int/iris/bitstream/10665/194254/1/9789241565141_eng.pdf（accessed 2017-01-15）
3）Ogoden.C.L, Carroll.M.D., Kit, B.K., Flegal, K.M: Prevalence of Childhood and Adult Obesity in the United States, 2011-2012. *JAMA*. 2014;311（8）:806-814
4）Essential Facts about Midwives. American College of Nurse-Midwives. Retrieved from http://www.midwife.org/Essential-Facts-about-Midwives（accessed 2017-01-15）
5）Occupational Employment and Wages, May 2015

United States Department of Labor. Bureau of Labor Statistics. Retrieved from http://www.bls.gov/oes/current/oes291161.htm（accessed 2017-01-15）

助産師（CNM）による
医師教育

　アメリカでは，CNM による医学生および産婦人科研修医教育が 1980 年代頃から積極的に行なわれるようになりました．医師教育に関する CNM の主な役割は，1）助産学および助産ケアモデルを教えること，2）総合的な産科ケアの中でチーム医療の概念を構築すること，3）プロフェッショナリズムの育成です．

　分かりやすく言うと，1）医師になる人たちに妊娠出産の生理学的なプロセスおよびそれをどのようにサポートしていくかを教え，2）チーム医療の中で，共通のゴールを目指し，どうすればそれぞれの役割を最大に発揮することができるかを教え，3）それぞれの役割への理解を深め，コミュニケーションも含めた医師としてのスキルなどを育成する，のが私たち CNM の役目です．大きなチームの中でそれぞれの役割について十分理解し合い各々の役割が発揮されると，新生児死亡率の低下などといった医療レベルの向上に繋がるだけでなく，患者の満足度も向上し，医療費の削減にも貢献することが様々な研究を通じて示されています．

　CNM による医師教育は，具体的には講義および臨床指導，産科シミュレーション，スキルチェック，センタリング（集団妊婦健診）の指導など，様々な形で行なわれています．医学生や研修医の評価は，Accreditation Council for Graduate Medical Education（ACGME）の定める 6 項目すなわち，1）患者ケア，2）医学知識，3）臨床における学びと向上，4）スタッフ間および患者とその家族とのコミュニケーションスキル，5）プロフェッショナリズム，そして 6）医療システムに対する理解に沿って行なわれます．また私たち CNM も，教育者および臨床指導者として医学生や研修医から評価されます．CNM による医学生および産婦人科研修医教育の効果や，教育者および指導者としての CNM の評価は様々な研究を通じて行なわれており，高く評価されています．

　平均帝王切開率が 30 パーセントを超える中，助産師学生だけでなく産婦人科医も含めて，未来の産科医療を支える次の世代を育てていくことは，私たち助産師の大切な使命だと思います．

[参考文献]
Radoff,K et al: Midwives in Medical Student and Resident Education and the Development of the Medical Education Caucus Toolkit. J Midwifery

Women's Health. 2015; 60:304-312.

CRNA...Certified Registered Nurse Anesthetist

chapter 18

ドノヒュー香織

アネスシージア・アソシエイツ・ノース
ウェストスタッフ看護麻酔師
PhD, CRNA

看護麻酔師の，
その次のキャリア

はじめに

私は現在，アメリカのオレゴン州ポートランド近郊や州都のセーラムにある胃腸クリニックで大腸と胃内視鏡検査のプロポフォール麻酔を担当する非常勤の看護麻酔師（Certified Registered Nurse Anesthetist: CRNA）として働いている．29歳で在日アメリカ空軍の軍人と結婚して，経済的に独立するために看護師になる決意をした．そして看護学生時代に CRNA になる，と心に決めた．2007 年に CRNA になり，その後，看護教育と研究のキャリアに興味を持ち，2016 年に看護博士号を取得した．このエッセイでは私が英語の苦労を乗り越えて，アメリカで過去数人しかいない日本出身の CRNA になった経過を主に，そして現在看護研究者の道を目指してみようと，ポスドク出願の準備を始めるまでの経緯を書きたいと思う．

293

Donohue, Kaori

静岡県出身
1986年　上智短期大学英語科卒業
　　　　日本空港ビルデング東京事業所入社，羽田空港案内所勤務
1993年　日本空港ビルデング東京事業所退職
1995年　結婚，渡英
1996年　University of Maryland University College, MD（Non-degree）入学
1997年　アメリカ国籍取得
1998年　アメリカ，アラスカ州へ転居
1999年　University of Alaska Anchorage, AK 看護学部入学
2002年　同　　卒業．看護学士号（BSN）取得
　　　　米国・正看護師（RN）資格，アラスカ州免許取得
　　　　Alaska Native Medical Center, AK Critical Care Unit 勤務
　　　　United States Public Health Service（USPHS）Commissioned Corps 入隊
2004年　Adult Critical Care Registered Nurse（CCRN）資格取得
2005年　Uniformed Services University of the Health Sciences, MD 看護麻酔修課程入学
2007年　同　　課程修了．看護修士号（MSN）取得
　　　　Certified Registered Nurse Anesthetist（CRNA）資格取得
2008年　Claremore Indian Hospital, OK 麻酔科勤務
2010年　Tsehootsoi Medical Center, AZ 麻酔科勤務
2011年　Oregon Health & Science University（OHSU），OR 看護博士（Doctor of Philosophy in Nursing）課程入学
2012年　オレゴン州へ転居
2013年　USPHS Commissioned Corps 除隊
　　　　Outpatient Anesthesia Services of Oregon, OR 入社
2014年　Anesthesia Associates Northwest, OR 入社
2015年　2015 American Association of Nurse Anesthetists Foundation Doctoral Fellowship 受賞
2016年　Linfield-Good Samaritan School of Nursing, OR 非常勤看護教員勤務（2016年春学期）
同　年　OHSU 看護博士課程修了．看護博士号（PhD）取得
現在に至る
e-mail: sean1126kaori@hotmail.com

日本でごく普通に生まれ育った日本人なら，海外の英語圏で働くことに大きな不安を感じるのは当たり前だろう．私は100パーセント英語の暮らしを始めて20年以上が経ち，日本語よりも英語でコミュニケーションをとるほうが便利と思える今日この頃である．しかし，英会話に強い苦手意識を持っていた新婚当初は，簡単なことすら自分ひとりで対処できずすべてが夫頼りで，自信喪失の最大の原因になった．日本にいた頃の何でもひとりでやる，という自信に満ちた自分はどこかへ消え去っていた．そこで，最初に英語圏での生活のストレスについて私自身の経験をもとに少し書いてみたい．

アクセントは自分らしさの表現

　私は1995年の結婚後すぐさまイギリス東部にあるアメリカ空軍基地（RAF Lakenheath）へ転勤となった夫とともにイギリスへ渡った．私は当初から，日本語をまったく話せないアメリカ人の夫とコミュニケーションをとるのにはほとんど不自由しない，そこそこの英会話力を持っていた．しかし，夫以外の人と英会話をするのがとても怖かった．多分不安感からなのだろう，相手の言っていることがよく理解できなかった．

　鬱ぎ込む私をとても心配した夫が基地で知り合った日本人妻がいるオフィサー2人と話をつけてくれ，2人の日本人の女友達ができた．すでにアメリカでの生活経験がある彼女たちは，完璧でなくても日本語アクセントが強い英語をしっかり使いこなしながらオフィサーの妻としてのびのびと生きていた．そんな彼女たちを間近で見ていると，どこともなく生きる元気が戻ってきた．海外生活の経験が浅い私にとって，彼女たちは米軍人日本人妻としてのうってつけのロールモデルだった．人生の方向転換期にあっては，ロールモデルを見つけて自分の歩むべき道を見つける参考にすることがどれだけ大切なのか，つくづくと思い知った．

　米軍基地には英語を母国語としない外国人家族のサポートプログラムがあり，ボランティアの講師が英語のクラスを教えていた．週2回，計3カ月間のクラスの参加者はヨーロッパ各国出身の若い女性3人と私の4人だけで，

看護麻酔師の，その次のキャリア……chapter 18　295

1時間に及ぶ，主に実用英会話と簡単な英作文のクラスはホームワークあり，グループディスカッションありと，とても充実していた．クラスで使用したESL（English as a Second Language）のワークブックは小学生レベルの英語で私には物足りなかった．しかし，母国語アクセントが強い，間違いだらけの英語を使ってクラスで積極的に発言する若いヨーロッパ人のクラスメートたちに私はすごく刺激を受けた．

　私がイギリスで迎えた最初の夏は，主に日本語アクセントが強い英語コンプレックス由来のストレスでとても苦しかった．しかし，前向きで明るいESLの外国人クラスメートたちと接しているうちに，アクセントは日本人である自分らしさの表現の一部なのだ，と考えられるようになった．日本でずっと日本語で暮らしていた私の英語がアメリカ人やイギリス人にとって聞きづらいのは当たり前で，それを自分の責任と鬱ぎ込むのは間違いだと分かった．むしろ，日本語アクセントよりも不安感から早口になるのが問題なのだと気付き，ゆっくり，はっきりと話すように心掛けるようになった．

　結婚初期の頃一番恐れたのは夫の留守中に電話に対応することだった．自宅へかかってくる電話は大概米軍関係者でなく地元イギリス人からで，イギリス東部のアクセントは本当に理解できなかった．私は大抵居留守を使ったので，メッセージが留守電に録音されたあと何回も聞き直して，必要であれば夫の職場に電話して夫に対応してもらった．また，電話応対と同じく恐れていたのは街中での見知らぬ人とのスモールトークであった．相手の言っていることがよく聞き取れないのだから，何と返事をしようかとっさに判断できるはずがなかった．これも電話で居留守を使うのと同じで，大抵は英語ができないアジア人のふりをした．赤の他人とのスモールトークを楽しめるようになるのには随分と時間がかかった．

　これは，私が自ら練習の機会を極力避けたのと，外国人としてイギリス，アメリカ人と会話をするのに不可欠な，共通の人生経験を多く持っていなかったのが原因だったと思う．私は結婚後7年たった2002年に看護師として働き始めて，ようやくスモールトークを心から楽しめるようになった．

━━━━●就職活動〜連邦政府制服組の職員になる〜

　私は 2002 年に University of Alaska Anchorage 看護学士課程を修了後，第一希望のアンカレッジにある 16 ベッド，ミックス集中ケアユニットに新人看護師として採用された．アメリカの看護学校では看護学生から看護師への移行を促すために，4 年生の最終学期に集中病院実習をするのが習わしだ．学生にとってこの集中病院実習は看護師としての非公式の就職面接でもある．実習中の働きぶりを気に入ってもらえればそのまま採用，へとつながるわけである．

　将来 CRNA になると決めていた私は，フレンドリーな看護と家族的な病院スタッフで知られていた Alaska Native Medical Center の集中ケアユニットに就職を希望していた．集中ケア看護経験は看護麻酔学校入学の必須経験である．しかし，私の集中病院実習先は私の希望にまったく沿わない，アンカレッジの別の病院の一般内科病棟であった．

　アメリカでは看護職の就職フェアがあり，学生と医療機関の看護師リクルーターが直接話をできる機会が設けられている．しかし，就職フェアでは病院のリクルーターと話はできても，リクルーターは実際の採用判断にはかかわらない．私は集中ケアユニットのマネージャーに直談判する決意をし，集中ケアユニットを訪れて事情を話し，マネージャーの E-mail アドレスと電話番号を手に入れた．看護学校でとったクラスの詳細リストを含んだレザメを添付した E-mail をマネージャーに送り，幸いにも面接にこぎつけた．

　Alaska Native Medical Center はアラスカネイティブとアメリカンインディアン専用の病院で，4 年制大学の看護学士かそれ以上の学位を持つ看護スタッフは，アラスカネイティブが運用するコーポレーションの職員，もしくは連邦政府の保健福祉省採用の制服組の職員になるか選べる．保健福祉省の制服組の職員になれば国防省の軍人と同じ給与体系と福利厚生を受けられる．連邦政府の職員になるにはアメリカ国籍が必要だ．

　アメリカ国籍を 1997 年に取得し，軍人の妻として軍の福利厚生を経験済みの私は迷うことなく連邦政府の制服組を選んだ．病院側にしてみれば，連

看護麻酔師の，その次のキャリア……chapter 18　297

邦政府の制服組の職員の福利厚生費は連邦政府が負担するので，人件費全額負担となるコーポレーションの職員より割安となる．私が面接でマネージャーにこの決断をはっきりと伝えたことと，4年生の前学期に重症者看護の選択コースを学んだのが採用されるきっかけになったらしい．しっかりと集中ケア看護の就職活動の下調べをし，それなりに準備をしたのが幸いとなった．

●CRNA に挑んだ理由

看護麻酔学校に出願するまで

先にも書いたように，集中ケア看護の道へ進んだのは CRNA になるためである．CRNA に興味を持ったのは偶然のチャンス，と言ってもよい．看護学部進学を目指して University of Alaska Anchorage で必須教科を勉強していた 1999 年，歯科衛生士を目指していた同年代の女生徒と仲良くなった．彼女は大学での勉強の傍，アラスカ州最大の病院，Providence Alaska Medical Center のメディカル集中ケアの準夜勤の事務職をしていた．将来の方向を考える上で，実際の看護の現場を見学したほうがよい，といういろんな人の勧めで，私は彼女の職場を最初に訪れることにした．そこで集中ケア看護師たちにどうして集中ケア看護を選んだのか話を聞いているうちに，CRNA という専門看護師の存在を初めて知った．

何人かの看護師は実際に看護麻酔学校へ出願する予定だと話してくれた．私は彼女たちにどうして CRNA になりたいのかあらためて尋ねた．臨床看護で最高難易度のレベルでの仕事，医師の指示に頼らない（基本的に独立業務だが，州ごとの看護法によって違いがあり，また医療機関によっても違う）ほぼ麻酔医師と同じ仕事内容，そして看護師として最高レベルの給与も魅力だから，と話してくれた．私は特に独立業務の部分にとても興味を持った．

CRNA になるにあったって集中ケア看護経験が必須なのは，ハイレベルのアセスメントの技量，人体学，薬学や治療の知識，患者の容体の急変時に即時に対応できる判断能力，チームワーク，そしてリーダーシップの能力が

必要だからだ．もともと独立心と向上心の高かった私は，CRNA の存在を初めて知ったその夜，CRNA に挑戦しようと決意したのである．

　私は新人看護師として採用された直後に聞いたアシスタントマネージャーの言葉を今でも鮮明に覚えている．1 年働けば仕事の要領をつかめる．3 年働けば人にいちいち聞かなくても自分でほとんど判断できるようになる．5 年働ければ医師に何をすべきか直言できるようになる．私は 3 年働き臨床判断を無理なく自分で下せるようになった時点で CRNA の道へ進む，と決意した．

　看護麻酔学校は全国に 100 カ所以上あり，とりわけ競争率が高い，というわけではないが，そもそも CRNA になりたい，という看護師は，看護師の中でもとりわけ優秀な者たちである．男性の比率も 45％と，とても高い．私は就職後 2 年間を看護麻酔学校出願準備期間とし，集中ケア看護師としての経験を十分に積むのと同時に，大学レベルの生化学のオンラインコースを受講，リーダーシップとチームワーク訓練として夜勤のユニットリーダーになり，集中ケア認定看護師資格（Adult Critical Care Registered Nurse: CCRN）を 2004 年に取得，そして勤務先の病院で受講できる ACLS（Advanced Cardiac Life Support），PALS（Pediatric Advanced Life Support），NRP（Neonatal Resuscitation Program）などの救命コースの資格も取得した．

　当時の看護麻酔学校は修士課程だけで，大概のプログラムは GRE（Graduate Record Examinations）の英語と数学のスコアの合計 1000 点以上を求めた．私は就職 3 年目の夏に GRE の学習ワークブックを購入して 3 カ月ほど自己学習した．数学は特に問題なく，700 半ばのスコアを取れた．英語は文章の読解は問題なかったものの，単語の知識がまだまだ足りず，スコアも 500 そこそこだった．それでも合計スコアの必要最低ラインはクリアした．

インディアンヘルスサービスによるサポート

　連邦政府の保健福祉省所属の制服組看護師の大半はインディアンヘルスサービスという，アメリカンインディアン専門の医療組織か，連邦刑務所の

医療組織に配置される．私は Alaska Native Medical Center で働いていたので，自動的にインディアンヘルスサービスに配属された．その当時，インディアンヘルスサービスは CRNA の数を増やすため，毎年 2 人の看護師を国防省管轄の医療看護大学の麻酔看護学部へ送っていた．

　私が応募した年は，私の職場の上司も応募した．聞くところでは，彼は看護師に転向する前はコロラド州の核燃料貯蔵所のメカニカルエンジニアだったという，一風変わった経歴の持ち主でもあった．アメリカンインディアン部族出身の看護師は優先的に選出される．彼はミネソタのアメリカンインディアン部族の血を引いていて，問題なくインディアンヘルスサービスのスポンサーを得た．しかし，私の他にモンタナのアメリカンインディアン部族の血を引いた看護師も応募していた．

　私は 2 年半の周到な準備のおかげで国防省の看護麻酔学校に合格はしたが，インディアンヘルスサービスのスポンサーを得ることができず，進学することはできなかった．が，モンタナの看護師は必須の生化学のクラスを締め切りまでに終えられず，ギリギリになって進学を辞退した．思いがけなく，日本人の私が繰上げ合格となった．

　こうして看護学校を卒業した 3 年後の 2005 年の 5 月にメリーランド州のベセスダにある国防省管轄の Uniformed Services University of the Health Sciences, Graduate School of Nursing の看護麻酔学部に入学した．レクチャーのクラスは最初の 1 年にすべて集中していて，残りの 1 年半はアラスカの病院に戻り，学期休みなしで手術室での実習の毎日だった．修士研究は陸軍の生徒 2 人と私の元上司，計 4 人のグループで行なった．メリーランド州の陸軍基地内にある Fort Belvoir Community Hospital での日帰り整形外科手術の医療記録を点検し，全身麻酔のみと神経ブロック麻酔を受けた患者の満足度や術後回復室での違いなどを比較した．そして 2007 年の 12 月には 30 カ月にわたるプログラムを卒業し，看護麻酔の全国認定試験に合格，CRNA となった．

　インディアンヘルスサービスに私の大学院教育をスポンサーしてもらった引き換えに，5 年間のインディアンヘルスサービスの病院勤務が義務付けられた．アラスカ州の病院は対象外だったので，後ろ髪を引かれる思いで 9

年間住んだアラスカを後にし，オクラホマ州北東部のクレアモアの病院（Claremore Indian Hospital）に 3 年弱，そしてアリゾナ州北東部のナバホ族保留地にあるフォートディファイアンスにあるナバホ族管轄の病院（Tsehootsoi Medical Center）に 2 年強勤めた．

新人 CRNA が経験したこと

医師でもない，看護師でもない存在

　CRNA は，医師相手に対等に渡り合える図太い神経と困難にもしっかりと落ち着いて対応できる冷静さがないとやっていけない．また，医師でもない，そして一般看護師でもない CRNA は，とりわけ医師と看護師の関係がうまくいっていない職場ではどちらも親身に味方してくれないジレンマに陥る可能性がある．実際私もオクラホマの病院でそんな苦い経験をした．それでも，社会経験が豊富な看護師が特に看護麻酔に魅力を感じるのは，一般の看護師と違って医師の指示を基本的に必要とせず，医師と対等の仕事ができるからだろう．

　麻酔医師がいない地方の小規模な病院や，都市部の日帰り手術のセンターやクリニックで働く CRNA は，麻酔医師の監督なしに完全に独立して麻酔全業務を担当するのがほとんどだ．特に独立心が強い CRNA は，麻酔医師による監督を大なり小なり受ける都市部の大病院は避けて，麻酔医師の来手がない，1 〜 6 人の小規模の麻酔科がある田舎の病院を選ぶ傾向があるようだ．一方で，田舎の小さな病院では難易度の高い手術をしないので，独立していても麻酔自体あまりチャレンジがないかもしれない．都市部の大病院で働く CRNA は，麻酔医師の監督があっても重症者ケアや臓器移植手術などの高難度の手術に関われる機会に魅かれるのだろう．

看護スタッフからのハラスメント

　私は看護麻酔学校卒業後，メディカルスタッフ（医師と専門看護師）以外の職員は全員がオクラホマのアメリカンインディアンの病院で 5 年の義務年限を始めた．私を含めて 2 人の CRNA と 2 人の麻酔医師がいたが，お互

看護麻酔師の，その次のキャリア……chapter 18　301

い独立の麻酔業務を行なっていた．これはインディアンヘルスサービス傘下の病院ごとによって違い，高難度の手術が多いアラスカの病院では麻酔医師が麻酔プランを承認することを義務付けていた．が，実際手術室で麻酔医師がCRNAを監督することはなかった．アラスカの病院の麻酔医師はいざという時のコンサルタント的な存在だった．

オクラホマの麻酔科部長は新人の私が初日に無事に当直を務め上げたのに安心したのか，その3日後，腰痛を理由に4カ月の休養を宣言した．もう1人のプエルトリコ出身の麻酔医師も，長年にわたる看護スタッフからのハラスメントに嫌気が差したのか，麻酔科部長が休養から職場復帰したのと同時に辞職した．この病院では，オクラホマインディアンでないメディカルスタッフと，手術室の白人2人を除いた全員がオクラホマインディアンの看護スタッフとうまくいっていなかった．

いきなりの人手不足のおかげで新人だからと言っていられなくなり，残りの3人で麻酔業務や当直を平等に分担した．当直明けも手術前の患者のインタビューをし，昼間の産科麻酔を担当した．二つだけの手術室，ベッド数も50そこそこの，集中ケアユニットのない小規模な病院では，外科，産婦人科，そして小児歯科がメインの比較的難度の低い手術ばかりで，大概午後3時前には仕事が終わった．しかも比較的スローペースで働けたので，新人でも十分にバックアップなしでやっていけたのだと思う．

オクラホマの病院では独立して働けたのはよかったが，その一方で，看護スタッフはあまりに頼りなく，臨機応変ということがまったくできなかった．彼女たちのほぼ全員が大規模病院勤務や重症者ケア経験を持っていなかった．アラスカ初のマグネットホスピタル*だったアラスカの病院で一緒に働いた，医療知識や経験が豊富な看護スタッフと比べ，彼女たちの看護知識と自己判断能力は雲泥の差であった．

私が看護スタッフに自身の看護経験と看護麻酔教育の知識をもとに看護について提案しようものならば，余計なお節介ととられ，看護部長からクレームが来るような職場であった．しまいには，看護スタッフが，自分たちの気に入らない，病院で唯一の外国出身の私のする事なす事を，すべて否定的に解釈しクレームをあげ，結果的に辞職に陥らせるという，プエルトリコ出身

の麻酔医師が経験したのと同種のハラスメントにエスカレートしていった．前回同様，自身の保身で精一杯だった麻酔科部長は看護スタッフ側についた．

　単独で安全に麻酔業務をできる有能な CRNA も，医療の質を高める，質の高いチーム医療なしではその力をフルに発揮できず，むしろ周りから浮き上がってしまう．いくら患者にとってベストなケアを目指しても，何がベストなのか，私と外部からの新しい知識や考えを頑固に拒むオクラホマの看護スタッフの認識が違い過ぎ，私は 2 年 9 カ月働いた Claremore Indian Hospital を後にした．この苦い経験から，私は差別や部署間の政治色が強く，自分をサポートしてくれる体制の整ってない職場で無理して働くことの無意味さをよく学んだ．職場のハラスメントはストレスの一番の原因だ．これは看護師が新しい職場を探す上で，ぜひ念頭に置くべきだと進言したい．

　　＊ ANCN（American Nurses Credentialing Center）認定病院のこと．看護職
　　員の高い定着率，患者のより良い治療結果と看護に対する高い満足感などが認
　　定基準．

研究者としての一歩

退職，転居，博士課程へ

　2013 年の 1 月に 5 年の義務年限が終了した直後に保健福祉省を退職し，現在生活しているオレゴン州のポートランド近郊のビーバートンに転居した．10 年勤めた連邦政府の仕事を辞めたのは，アメリカンインディアンの政治に左右されがちなインディアンヘルスサービスの病院勤務に辟易したためだが，メインの理由は辞める 1 年ほど前にパートタイムで始めた Oregon Health & Science University（OHSU）の看護研究博士課程（Doctor of Philosophy in Nursing：PhD）でフルタイムの勉強を始めたかったからだ．2025 年よりアメリカの看護麻酔教育は 3 年間の臨床看護博士課程（Practice Nursing Doctorate）のみとなる．そのため，将来看護麻酔を教えるには博士号が必要だった．

　看護麻酔教育に興味を持つようになったのはナバホ族の病院である Tsehootsoi Medical Center の麻酔科で働き始めて 1 年が過ぎた頃である．そ

看護麻酔師の，その次のキャリア……chapter 18　303

の病院はアリゾナ州グレンデールにある看護麻酔学校の実習先で，毎年6月に2年生を1人受け入れていた．また，米軍のスペシャルフォースの軍人メディックの実習先でもあったので，彼らの臨床教育を担当したことも転機となった．

　入学した2011年の9月当時はまだフルタイムで働いていたので，勉強はパートタイムで始めた．週2日の3時間のクラスはオンラインビデオカンファレンスの方法で行なわれていて，アリゾナの私の他にも，テネシー，シカゴ，カリフォルニア，そしてオレゴン州東南部から参加する生徒がいた．私がフルタイムの博士課程学生となったのは，ビーバートンへの転居後である．

心理ストレスとマインドフルネスが研究テーマ

　私は博士課程の教員間の政治（？）の犠牲になって，3年目に入る直前に研究テーマと監督教員を変える羽目になった．これは決して珍しいことではなく，看護に限らず博士課程の学生にはよくあるらしい．

　私自身の麻酔実習生として，そしてオクラホマでの新人CRNA時代に経験したストレスをもとに，私は看護麻酔学生間のマインドフルネスのレベルの違いが個々の心理ストレスに，どのように影響を与えるか，を研究テーマにした．マインドフルネスは原始仏教瞑想を起源とする概念で，今の瞬間のあらゆる変化をありのままに感じ受け止める能力である．大乗仏教ではすべての衆生が本生としての仏性を持つとしており，マインドフルネスを高める瞑想は仏性を開発する技法である．心理ストレスとマインドフルネスの関係はジョン・カバットジンのMindfulness-based Stress Reduction Program（MBSR）の参加者を対象とした多数の臨床研究でほぼ確立されていたが，CRNAもしくは看護麻酔学生に関してはまったく未知のトピックだった．

　2015年11月にオンラインのアンケートを全国5000人の看護麻酔学生に配布し，その結果をほとんどひとりで分析した．統計学が好きだったので，まったく苦にはならなかったが，2016年6月の卒業を目指していたので，時間とのとても辛い闘いとなった．間違いを見つけては何回も分析をやり直し，最終の結果を出せたのはすでに3月の半ばだった．徹夜を繰り返して1

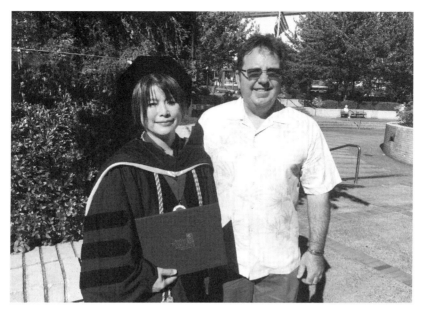

▲OHSU 博士課程修了式で夫の Sean Donohue と

カ月で最終チャプターを書き上げ，なんとか5月6日の博士論文の口頭審査にこぎつけた．

ともあれ，データ解析と論文執筆に明け暮れた2016年の1月から4月は，50年の人生の中で身体，心理ともに一番大変で，かつ一番の達成感を感じられた4カ月だった．また，マインドフルネスの訓練をしていたおかげで，ストレスを溜め込んで具合が悪くなるようなこともなかった．そして，教員になるよりも，少しながら看護学の進歩に貢献できる研究者として今後のキャリアを追求することにとても興味が湧いた．

前例がまれなキャリア選択

一緒に卒業した博士課程のクラスメートの半数が研究者の道を歩むために，そのままポスドク（ポストドクター；博士研究員）に進んだ．私も将来研究者の道を進む決意で，退役軍人病院でポスドクをする可能性を探っている．

しかし，臨床ありきの CRNA はフルタイムの教員でも臨床に関わる人がほとんどだ．CRNA が研究者としてフルタイムで働くのは軍人を除いてとてもまれだ．これは PhD を持つ CRNA の絶対数がとても少ないのと，稼げる臨床のキャリアを捨てる決心はとても難しいからだ．

　私は教育が中心になりがちな大学院勤務でなく，退役軍人病院で研究と臨床を両立できるキャリアを探すつもりだ．ポートランドの退役軍人病院には実際そういうナースプラクティショナー（Nurse Practitioner: NP）がいる．民間人の CRNA にとってあまり前例のないキャリア選択だが，そもそも日本人 CRNA として初めて PhD をとった私だ．新しいことにチャレンジするのは私の気性でもある．

[参考文献]
1）American Association of Nurse Anesthetists. Certified Registered Nurse Anesthetists Fact Sheet. Retrieved from http://www.aana.com/ceandeducation/becomeacrna/Pages/Nurse-Anesthetists-at-a-Glance.aspx.（accessed 2016-10-20）.
2）藤野正寛．マインドフルネス瞑想における身体感覚の重要性──心のプロセスと瞑想のプロセスの連結環．心身変容技法研究 2015; 4: 196-206.
3）池埜聡．日本における"マインドフルネス"の展望．人間福祉学研究 2014; 7（1）: 7-11.
4）Yauger YJ, Bryngelson JA, Donohue K, et al. Patient outcomes comparing CRNA-administered peripheral nerve blocks and general anesthetics: A retrospective chart review at US Army same-day surgery center. AANA J 2010; 78（3）: 215-220.

CRNA...CERTIFIED REGISTERED NURSE ANESTHETIST

杉本陽子

メトロウェスト・アネステージア・ケア
MPH, MSNA, CRNA

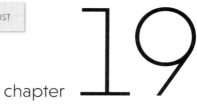

chapter 19

看護師の最高のゴール

はじめに 2002年の『アメリカ・カナダ医歯薬看護留学へのパスポート』にて私の留学について書いてから14年の月日が経ちました．かつてスイス航空の客室乗務員だった私は途上国の貧しさをみて医療宣教師を志して看護学校へ行きました．在学中に「国境なき医師団」に電話をして卒業後の参加の可能性を問い合わせたところ，経験者以外は参加できないと言われ，それはがっかりしたのを覚えています．看護学校卒業後，数カ月間外来でパートをしたのみで日本での看護経験なくアメリカへ留学しました．公衆衛生大学院を卒業し2001年にアメリカ正看護師（Registered Nurse：RN）として産婦人科で働き始めました．その後一般外科そしてCCU/CVICUを経て看護麻酔修士課程へ進みました．2013年に修士課程を修了し，現在テキサス州ヒューストンにて看護麻酔師（Certified Registered Nurse Anesthetist：CRNA）として働いています．

今回は，看護師になってからCRNAになるまでの動機と経過，そして現在のCRNAとしての仕事について書きたいと思います．

すぎもと・ようこ

千葉県出身
1985年　東洋女子短期大学英語英文科卒業
1987年　University of Delaware, 留学（大学付属語学学校
　　　　4 カ月を含む．88年 8 月帰国）
1988年　ユナイテッド航空地上職として勤務
1990年　スイス航空客室乗務員として勤務（～ 1995年）
1998年　国立習志野病院附属看護学校卒業，正看護師資格
　　　　所得
同　年　渡米．University of Delaware, DE 看護学部編入
2000年　同　　卒業．看護学士号（BSN）取得
　　　　米国・正看護師（RN）資格，デラウェア州免許
　　　　所得
同　年　University of Alabama at Birmingham, AL 大学院
　　　　公衆衛生修士（Master of Public Health）課程入
　　　　学国際保健専攻
2001年　University of Alabama at Birmingham, AL 公衆衛
　　　　生修士課程国際保健専攻修了．公衆衛生修士号
　　　　（MPH）取得
同　年　Valley Regional Medical Center, TX 産婦人科，一
　　　　般外科勤務（～ 2006年）
2006年　Valley Baptist Medical Center, TX CCU/CVICU
　　　　勤務（～ 2011年）
2011年　Texas Wesleyan University, TX 大学院看護麻酔修
　　　　士課程入学
2013年　同　　課 程 修 了．Master of Science in Nurse
　　　　Anesthesia 取得
　　　　Certified Registered Nurse Anesthetist（CRNA）
　　　　資格取得
2014年　Metrowest Anesthesia Care 所属．Memorial
　　　　Hermann Memorial City Hospital, TX にて看護麻
　　　　酔師
現在に至る
e-mail: yokosug@msn.com

ICU で経験を積む

　看護師の仕事を始めたのは，ずっと医療宣教活動をしたかったからなのですが，Valley Regional Medical Center の一般外科病棟にて仕事をしていた2006年に災害宣教のトレーニングに参加する機会がありました．そのトレーニング中に知り合った経験者からのアドバイスによると，災害時にも様々なケースの患者に対応できるように ER や ICU での看護経験をしておいたほうがよい，ということでした．

　もともと ICU には興味があったので，その年の10月ころからたまたま空きのあった別の病院（Valley Baptist Medical Center）の CCU/CVICU の看護師の仕事に移りました．CCU/CVICU では，心臓の手術の術後ケアや，心臓カテーテルの術後ケア，心臓発作直後の患者ほか一般外科 ICU 患者のケアを行ないました．人が足りないと，他の科の ICU にも行き，いろいろなケースを経験することができました．

　医療ボランティア活動のほうは，14年間でいくつか経験することができました．

　2007年にペルーに地震があり，宣教団体の小さなグループでテント配布や一緒に行った他の看護師と痛み止めなどの簡単な薬などの配布を含めた訪問をしました．医者ではないし，ナースプラクティショナー（Nurse Practitioner: NP）でもないので患者を前に診てあげることができない自分をもどかしく思ったのを覚えています．クリスチャン看護師として私には何ができるのだろうという思いが常にありました．

麻酔と医療宣教ボランティア

　麻酔と医療宣教ボランティア活動が直接つながったのは2010年1月に起こったハイチの大地震の時でした．ハイチでそれは大変な地震の被害がありました．働いていたバプテスト系の病院のクリスチャン外科医たちを中心に手術を目的としたボランティアチームが病院から送られました．私はそのチームに参加が許され，主に術前，術後の患者のケアをしました．チームの

看護師の最高のゴール……chapter 19　　309

中には ICU の仕事を通して親しくなった CRNA や麻酔科医も一緒でした.

　手術室は 1 室だけでした. 時間のある時は手術室で見学をしました. ほとんど入ったことのない手術室での仕事は興味深いものでした. CRNA のミニーが麻酔についていろいろ教えてくれました. 私たちの来訪を聞きつけて遠いところからも患者さんたちが歩いてやってきたのを覚えています. そのうちの 1 人のお年寄りの患者さんは目の真上に大きな腫瘍があり, 片目が見えない状態でずっと暮らしていたのです. でも手術によって腫瘍が取り除かれ, 両目で見えるようになりました. 手術はなんてパワフルな影響を人々に与えることができるのだろう, とそのときつくづく思いました.

　この人は私たちのことを一生忘れないだろう, 私たちがなんでここにきたのか忘れないでほしい. この経験を通して, CRNA になる目標がはっきりしました.

看護師としての最高のゴール

　私が CRNA の道に興味を持った理由は二つあります.

　一つ目は前に述べたように医療宣教ボランティア活動に関わりたいためです.

　二つ目の理由は, 看護麻酔は私にとって看護師としての最高のゴールだからです.

　デラウェア州の看護大学での授業中, 一番前に座って授業を熱心に聞いているメンバーはいつも同じでした. 授業についていくのが大変な理由で一番前にいる私の他は, 学業に熱心な人たち, そのうちの 2 人は CRNA を目指していました.

　また ICU で働いていたとき, 大学を出たての頭の切れるよく勉強する若い看護師たちが毎年入ってきました. 彼らは 2 年もすると CRNA の学校へ行くために ICU を辞めていきました. その頃の私は CRNA という仕事があることくらいしか知りませんでしたが, 一体 CRNA とはなんだろう, と興味を持ちはじめました. ICU の同僚にずば抜けて頭のいい若い看護師がいてやはり CRNA を目指していました. なぜ医学部を目指さないのか聞いてみたところ, 時間がかかりすぎる, 学費がかかりすぎる, というのが答えで

した.

　麻酔科医になるには，大学4年の後，メディカルスクール4年，レジデントとして4年，専門の小児麻酔や，心臓外科麻酔などはそれぞれさらにもう1年のフェローシップ，合計5年の研修生活が必要です．CRNAは看護学士であればICU最低1～2年の後，看護麻酔修士課程2年半から3年でCRNAとして働けます.

　ハイチへの宣教旅行ですっかり親しくなったミニーは，CRNAは素晴らしい仕事だ，陽子も目指すべきだと話すたびに言っていました.

大学院生活と臨床トレーニング

　私の卒業したTexas Wesleyan Universityの看護麻酔修士課程の応募規定は次の通りです．大学院によって多少の違いがありますので，各大学院のウェブサイトをご確認ください．最低1年のアメリカの病院でのICUでの経験が必要であること，GRE（Graduate Record Examinations）試験，GPA（Grade Point Average）（成績平均で1～4のうち3.0以上であること），3年以内に取った化学の単位が必要なこと，アメリカの現在の正看護師（RN）ライセンス，ACLS（Advanced Cardiac Life Support），BLS（Basic Life Support），PALS（Pediatric Advanced Life Support）といったクラスをとることが必要です.

　またICUの看護師のための試験CCRN（Critical Care Registered Nurse）は必須ではありませんが，是非取っておくことをお勧めします．書類審査に通過すると個人インタビューがありました．インタビューは，教授陣とのICUの一般知識の口答試験でした.

同僚がクラスメートに

　看護麻酔修士課程の授業が始まりました．2011年のことです．私は一緒にICUで働いていた同僚と一緒にダラスの隣にあるフォートワース近くのアパートに移りました．同僚がクラスメートとしていたことは私にとって何よりもの励みでした．毎日交代で運転して学校に行き，授業が終わると帰っ

看護師の最高のゴール……chapter 19　　311

て一緒に勉強しました．授業中もいつも隣同士で，私が聞き取れない箇所はいつも助けてもらっていました．

私たちの行っていた Texas Wesleyan University 看護麻酔修士課程はクラスが 125 人くらいでスタートしました．フォートワースの教室で授業を受ける人のほか，他の州にも教室があって，サテライトを使って同時にアメリカ全土にある数カ所の教室でライブの授業をしました．他の州で授業を聴いている人も質問などで授業に参加しました．1 年に何回か 125 人全員がフォートワースのクラスに集合しました．

大学の授業の厳しさは想像を超えるものでした．20 代で大学を出たての時でしたらこんなに大変さを感じなかったかもしれません．しかし，大学生活を離れてしばらくたってしまうと，要領を忘れてしまい本当に大変でした．

あまりのストレスで髪の毛がどっと抜け始め，日本から育毛剤を何種類か送ってもらったこともあります．今では笑って話せますが，あの時は自分に何が起こっているのか不安で真剣に悩みました．とにかくテストをパスしてこの学期を乗り切ることを第一優先にしていました．

1 学期の最終試験が始まる前に，ルームメートが都合で学校を辞める決断をしました．1 人になった私は急にガランとしたアパートでいつも泣いていました．同士を失った寂しさで勉強にも身がはいらず，12 月の生理学の成績はひどいものでした．

春学期が始まると肺，心臓の生理学，病理学，そして麻酔に直接関係のある授業が増えていきました．薬理学では，直接麻酔で使う薬を詳しく学び，実際に患者のケースを想定して，どの薬をどれだけ投薬するかなどを学びました．シミュレーションラボではケーススタディーのほか，気管内挿管，抜管，実際に使われている麻酔機器について詳しく学びました．

1 年間のクラスルームでの授業内容は以下の通りです．

1 学期（8 ～ 12 月）

医学倫理（Professional Aspects of Anesthesia）

有機化学を含む化学（Applied Chemistry for the Nurse Anesthetist）

薬理学（Advanced Pharmacology）

解剖生理／生理学／病理学（Advanced A&P, Pathophysiology Ⅰ）

シミュレーションラボ（Human Patient Simulation）

2学期（1～5月）
グループリサーチ（Research Methods in Nurse Anesthesia）
Advanced Physical and Health Assessment
麻酔薬理学（Advanced Anesthesia Pharmacology）
解剖生理／生理学／病理学（Advanced A&P, Pathophysiology II）
シミュレーションラボ（Human Patient Simulation）
夏学期（6～7月）
夏は2期に分かれ，麻酔に関する専門的なクラスを学びました．

16カ月にわたる実習トレーニング

　1年間のクラスでの授業が終わると，そのあとは入学時にすでに決められている実習病院へ移り，そこで1年半のトレーニングに移ります（その間，週に1回午後に授業がありました）．私はずっとICU看護師として働いていたハーリンゲンの病院（Valley Baptist Medical Center）での実習です．実習期間は約1年半で2012年8月末に始まって翌年の12月までの16カ月間でした．

　胃カメラなどの麻酔も含めて全部で1000ケース以上の麻酔を経験しました．産科での麻酔経験はダラスの病院でした．アメリカではほとんどの膣分娩は硬膜外麻酔を使用しての無痛分娩で行なわれます．また帝王切開においては，脊椎麻酔で一般的には行なわれています．緊急時の帝王切開では全身麻酔が使われるケースもあります．産科実習は主に硬膜外麻酔を経験することが中心でした．その他小児麻酔を主にする1カ月間，心臓の開胸手術の麻酔を経験する1カ月がその16カ月のうちに含まれました．

　2年半という就業期間には様々なライフイベントが当然起こるわけで，クラスには妊娠出産をした人，大きな交通事故を乗り越えて再度チャレンジしている人などがいました．一番印象に残っているのは3人の息子の母親で，彼女が看護麻酔科就業中，3人の息子すべてが大学に通っていたことです．

看護師の最高のゴール……chapter 19　313

看護麻酔の実際

孤独な仕事のイメージ

　CRNA になる前は，麻酔や手術室の看護についてはまったく知りませんでした．産婦人科にいた時には，膣分娩のほとんどは硬膜外麻酔を使って行なわれますので，いつも CRNA がナースステーションにいたのを覚えているくらいです．

　麻酔といえば手術室だけでの仕事，手術室での仕事は孤独で黙々とひとりでする仕事だと思っていました．私だけではなく一般的にもそういったイメージがあるのではないでしょうか．親しくしている友人たちにも，看護麻酔の学校に行きたいことを打ち明けたとき大反対されました．人と触れ合うことの好きな私には向いていない，患者と応対できる NP のほうが私には向いている，と大反対されました．

　CRNA になってみて孤独な仕事といった考えがまったく違うことが分かりました．CRNA は様々な場所で，様々なチームとうまく仕事をしていかなければならない仕事です．麻酔は手術室の他 CT スキャンや MRI，歯科手術，胃カメラなどのあらゆる場所で使われています．CRNA はあらゆる科のスタッフたちとの強いチームワークなしには仕事ができない，常に人と対応していく仕事です．

　例えば私の職場では，手術室は 1 階，2 階，そして別なビルの中の 3 カ所にあり，それぞれの手術室にそれぞれのスタッフがいて，その日の担当のチームと働きます．その他，私は別な 3 病院に割り当てられる日もあり，順応性を持って人と対応していくことが必要です．外科医を含むチームメンバーとよきコミュニケーションをとってのみできる仕事です．

You are a great team player

　看護麻酔，そして手術室での仕事に対する考え方が大きく変わった出来事があります．私がまだ麻酔のトレーニング中に，ある病院の麻酔科医に自分のところの病院で一緒に働かないか，と誘われました．私はたくさん来る他

の学生と比べて自分の技術が特別勝っているとはどうしても思えませんでしたので，なぜ私を誘ってくれるのか聞きました．答えは，"You are a great team player." でした．

　麻酔をうまくかけることのみが最も大切で，よきチームプレーヤーとなることがそんなに大切なことだとはあまり考えてみたこともありませんでした．それ以来，私の手術室チームに対する意識が変わったのは言うまでもありません．ちなみにアメリカで生活，仕事をしていく上で手術室以外のあらゆる分野でもチームワークは何よりも大切です．チームには，外科医のほか，サーキュレーター（Circulator）といわれる外回り看護師，器械出しのスクラブテック（Scrub Tech），外科助手はフィジシャンズアシスタント（Physician Assistant: PA）や NP，またファーストアシスト（First Surgical Assist: FSA）といわれる資格を持った人が関わります．

　他の州については分かりませんが，テキサス州では病院が正職員として直接に CRNA を雇うところはあまり見かけません．麻酔の会社が各病院と契約し，麻酔科医，CRNA は麻酔の会社からの契約職員としてその病院で働きます．テキサス州は監督医師が必要で，麻酔科医あるいは外科医を監督医師としてそのもとで CRNA は働きます．アメリカ全土でみると 17 州にオプトアウト（Opt Out）と言われる制度があります．2001 年にアイオワ州でまず始まりました [1]．医師の監督を必要とせずに CRNA のみで麻酔がかけられるというものです（テキサス州はオプトアウト制度には含まれていません）．

　患者との関係については，術前によきコミュニケーションをとっておくことが大切だと思います．術前には不安で一杯の患者と信頼関係を築き，時間の許すかぎりしっかりと指導しておきます．入院施設のない病院で手術後日帰りの患者には，麻酔の副作用，特に吐き気予防の指導を行ないます．CRNA の仕事は患者への術前インタビューから始まり（通常術前インタビューは麻酔科医と CRNA 両方による），麻酔の導入から術中管理，そして術後に回復室にて看護師にレポートし，患者のバイタルサイン安定と痛みのコントロールを確認するまでが通常の仕事の流れです．

看護師の最高のゴール……chapter 19　315

私にとっての麻酔とは

麻酔科医と CRNA の関係

　日野原重明先生がよく本やウェブサイトで，ウィリアム・オスラー博士の名言を取り上げていらっしゃいます．その一つに，医学はサイエンス（科学）に基礎をおくアート（技）であるとあります[2]．

　麻酔はまさにアートであり，一人ひとりに違ったテクニックがあり，それぞれが自分のベストと思ったやり方を持っています．それぞれのやり方でどのようにスムーズに患者を眠りに就かせ，どのようにスムーズに目覚めさせるか，それぞれが違ったやり方を持っています．私には思いもつかなかったテクニックを，先輩や同僚に質問するとみんな丁寧に教えてくれるので，他の CRNA から学ぶものは多いです．

　私の働く病院では，麻酔科医のみで手術の麻酔を行なう場合と，麻酔科医の監督のもと CRNA が麻酔を担当する場合とがあります．麻酔科医は 1 人で 4 ケースまで監督できます．麻酔科医が監督しているケースでは，麻酔は CRNA によりすべてなされますが，難しいケースなどで担当麻酔科医が必要な時はいつでも電話で呼べます．仕事中は他の CRNA とはまったく別々です．

　自分のケースが終わって少し時間がある時には，担当の麻酔科医のほか，同僚，経験豊かな CRNA に，難しいケースでの対処法などを質問したりしています．私の職場は麻酔科医たちと CRNA たちがとてもよい関係にあります．どんなに忙しくても麻酔科医たちは CRNA たちが昼休みをとれるように配慮し，一部の麻酔科医たちは自分が昼食抜きになっても必ず休みをくれます．

　私にとって麻酔の仕事との出会いこそ，今までの人生の中で最高といえる出来事のうちの一つです．同僚のひとりも同じことを言っていたので，私だけがそう思っているのではないと思います．手術後患者をスムーズに起こして，目を覚ました患者が，「手術はまだ始まらないの？」と言うのを聞くと，よい麻酔ができた満足感で一杯になります．

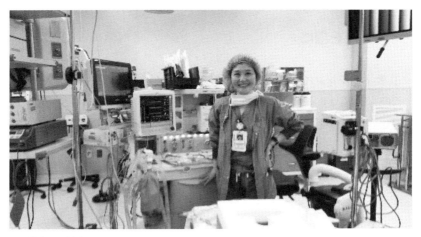
▲手術室での筆者

CRNAの歴史

CRNAについての簡単なデータを少し並べてみます．

アメリカの看護協会的な存在であるCRNAの組織アメリカ看護麻酔師協会（The American Association of Nurse Anesthetists: AAA）によると，アメリカには現在学生を含めて4万9000人のAANA会員がいて，全国のCRNA人口の90%にあたります[3]．そのうちの40%は男性会員であると書いてあります．いくつかの州の過疎地域では麻酔科医不足のため，すべての麻酔がCRNAのみによって行なわれている地方の病院もあります．アメリカではCRNAによって1年で4000万件の麻酔が行なわれています．CRNAの歴史は150年以上にもなります．

アメリカの看護麻酔の歴史についてはアメリカで現在CRNAをされている岩田恵里子さんが2009年に日本外科学会会誌に書かれた「米国看護麻酔師の歴史と社会的貢献にみる日本の看護業務拡大とチーム医療実現に関する可能性の考察」に詳しくまた分かりやすく書かれていますので，そちらをご参考ください[4]．

• 失敗を糧に

クリティカルシンキング

　CCU/CVICU に勤めていた時のことです．ICU での仕事は看護師に重い責任と知識，また患者の急変に対する素早い，そして鋭い判断力が要求されます．私は元々自分に自信をもてるタイプではありません．仕事を始めて最初の頃は，患者に心臓マッサージをしている夢を見て夜中に目が醒めたこともありました．

　仕事の厳しさと自分の知識のなさ，判断力の鈍さにすっかり自信を失ってしまい，自分には ICU は向いていない，と上司に相談しました．「私は病院に利益をもたらしていないと思うので，辞めたほうがいいと思う」と言う私に，彼は「少し待ってみなさい．もっとしっかりとした知識を持つためにCCRN をとってみたら」と勧められました．

　CCRN というのは ICU の看護師の知識を高めるための試験です．これを取ると給料が増えたりするシステムがある病院もあります．もう少し頑張ってみようと私は勉強を始め，CCRN の試験に合格しました．一つ自信がつくと勉強の面白さが分かり，CCRN に続いて心臓の関係の知識試験 CSC（Cardiac Surgery Certificate），CMC（Cardiac Medicine Certificate）などの試験も受け合格しました．そのあとは以前より知識の増えた，自信をもてる看護師になれたと思います．

　ICU にいた時にぶつかったこの大きな壁はクリティカルシンキングといわれる科学的そして論理的な思考がなかなかできなかったことによるものです．日本で育ち教育を受けた人ならば多くが同様な体験を持つのではないでしょうか．アメリカで働く上で，科学的，論理的思考は必須です．

　もう一つ，これも CCU/CVICU で働いていた時のことですが，ある心臓外科医が私の仕事に不満があるという噂を耳にしました．上司に相談したところ，直接その先生に聞いてみれば，との答えでした．勇気を出してある日，その医師を呼び止め，私の仕事について何か改善すべきところがあったら助言がほしいと伝えました．結局，話は 30 分以上にも及びました．その時に

医師が言ったのは，私は言われたことはちゃんとする，けれど ICU 看護師としては指示を待つだけでは不十分でありそれ以上のものを求める，といった内容でした．

　これらの経験を通して，負けるものか，絶対に満足のいく ICU 看護師になってやると思いました．満足のいく仕事，自分に自信の持てる ICU 看護師，そして CRNA などそれぞれの看護のゴールに到達するために何よりも大切な，基礎になるものは知識だと思います．いくら自分に自信があっても医学の基礎知識なくしてはクリティカルシンキングもできません．今振り返ってみると，その心臓外科医のもとへ感謝の言葉を伝えに行きたいくらいです．彼から厳しく言われたおかげで（他にもう 1 人，たくさん叱られた心臓外科医がいましたが）今の自分があると思うからです．

躊躇せずに聞き返す

　次に，コミュニケーションについて私の経験をお話ししたいと思います．"メルティングポット"といわれるアメリカは，あらゆる人種の人があらゆる言語を話している国です．病院で働く医療者はもちろん英語は話しますが（お国訛りのある）強いアクセントで話す人がたくさんいます．たとえば外科医が強いスペイン語なまりの英語で何か CRNA に言ってきても 1 回では理解できないことが多々あります．外科医としては自分の英語を分かるのが当然といった態度で話してくるわけです．何回も聞き返すと怒りだす外科医もいました．また聞き間違えて，外科医の言ったことを勘違いしたこともありました．

　そうしたことで，つい CRNA のチーフに愚痴を言ってしまったことがあります．彼女からの答えは，「私たちの仕事は人の命をあずかっているのだから間違いは許されない．聞き間違えて間違いをおかすよりも，何回も聞き返してバカみたいに見えたほうがましだって昔先輩に言われたことがある」でした．この助言は今でもとても役に立っています．

ポジティブな言い方，会話

　もう一つ，医師や手術室チームとのコミュニケーションで常に気をつけて

看護師の最高のゴール……chapter 19　319

いることをお話しします．アメリカに来たばかりの頃，ある人に「陽子の英語はいつも否定形だ」と言われました．その時はあまり気にせず，そのまま忘れてしまいました．外科や ICU 看護師として働き始めて電話で医師にオーダーの確認や患者の状態の変化を報告するとき，忙しい医師，手術中の医師に電話口で簡潔に患者の状態を告げ，なんと言うか文章を考えて，またどのようなオーダーが出るかも予想してから電話をするようになりました．その時に気をつけたのは，同じことを言うのでも例えば "I don't have……." とは言わず "I need……." と言うことです．同様に "I don't know……." ではなくて "Let me find out……." という言い方をします．できるだけ否定形の文章でなく肯定的な，簡潔な言い方を探して言うようにしています．手術室チームとのコミュニケーションにしても同じです．できるだけ言い方を考え，ポジティブな言い方，肯定形で会話をするようにしています．

　これは，言い方のまずさから相手の医師に誤解され，ついには怒らせてしまった苦い経験から学んだ私なりの会話術です．

●アメリカ看護麻酔の経験を通して

　アメリカの医療制度は日本とまったく違い大変複雑で，医療保険会社によってすべてがコントロールされていると言えます．いくつかある保険制度のうちの一つである HMO（Health Maintenance Organization）は，主治医の紹介を通してしか専門医には診てもらえない制度になっています．一定の保険しか受け付けない医師もたくさんいます．

　また，ますます高くなっていく医療費のなかでコストカットのために，看護師と医師以外の医療職種による仕事の分業化がますます進んでいます．麻酔の仕事も麻酔科医，CRNA，その他に麻酔アシスタント（Anesthesiologist Assistant：AA）が関わります．AA は看護師の経験がない人たちが約 2 年半の大学院教育の後，医師の直接の監督のもとで麻酔をかけるというもので，特定の一部の州でのみ働いています．麻酔科医の監督がなくても麻酔をかけられる CRNA と AA，そして麻酔科医との間で様々な政治的な軋轢が現実に起こっています．

私事ですが，いずれは帰国することになるかもしれません．それまでアメリカでどのように麻酔の仕事に関わっていくか，そして日本で私に何ができるのか仕事の可能性についても最近あれこれ考えだしました．一つだけ確かなことは仕事のできるかぎり大好きな看護麻酔の仕事に関わっていきたいということです．

　最後になりましたが，いつもよき助言と励ましを送ってくださる名古屋市立大学の金子典代先生，京都桂病院の酒井達也先生，そしてよき友人の関口恵三子さんとそのご家族，まりこ Jordan さんご夫妻をはじめ，麻酔の素晴らしさを日々教え励ましてくれている多くの同僚と友人の方々に深く感謝を申し上げます．

[参考文献]
1）CRNAs The Future of Anesthesia Care Today. Anesthesia Care and the Law. Retrieved from http://www.future-of-anesthesia-care-today.com/legislators.php（accessed 2016-08-21）.
2）日野原重明．医学のアート（art）とサイエンス（science）. Retrieved from http://www.caresapo.jp/senior/health/health/83dn3a000000nhgn.html（accessed 2016-07-17）.
3）American Association of Nurse Anesthetists. Certified Registered Nurse Anesthetists Fact Sheet. Retrieved from http://www.aana.com/ceandeducation/becomeacrna/Pages/Nurse-Anesthetists-at-a-Glance.aspx（accessed 2016-07-04）.
4）岩田恵里子．米国看護麻酔師（Certified Registered Nurse Anesthetist: CRNA）の歴史と社会的貢献にみる日本の看護業務拡大とチーム医療実現に関する可能性の考察．日本外科学会雑誌．2009, 110（5），292-303.

CRNA...Certified Registered Nurse Anesthetist

岩田恵里子

MS, ACNP-BC, CRNA

chapter 20

アメリカの医療現場で
出会った新しい自分

はじめに

アメリカで学び暮らすことは，決して簡単ではありません．特に渡米後の最初の3年から5年間ぐらいは，語学や文化の壁など，日本では想像もつかないようなストレスを感じます．でも夢と目標に向かって地道な努力を続け，懸命に前を向いて歩いていると必ず手を差し伸べ助け，応援してくれる人たちがいます．出会いの中で新しい道が切り開かれ，そこでまたいくつもの壁を乗りこえて，私は新しい自分に出会うことができました．

アメリカでの成功のカギは，自ら強い意志をもって決断し，その意欲が続くような環境に常に身をおく努力をすることではないかと思います．これからも自分の中の可能性を探していくような生き方ができれば，と思っています．

いわた・えりこ

愛知県出身
1983年　関東逓信病院付属看護学院卒業
1984年　愛知県立看護学校保健師学科卒業
1985年　聖路加国際病院小児病棟勤務
1987年　関東逓信病院保険相談室・在宅医療勤務
1991年　江戸川区役所訪問看護サービス
1994年　米国・正看護師（RN）免許取得
1995年　渡米．Glendale Community College, CA 入学
1998年　Good Samaritan Hospital, CA Cardiovascular
　　　　Telemetry 勤務，Cedars Sinai Medical Center,
　　　　CA ICU 勤務（～ 2001年）
同　年　California State University, Northridge, CA RN to
　　　　BSN 学部入学
2001年　同　　卒業．看護学士号（BSN）取得
同　年　University of California, San Francisco（UCSF），
　　　　CA 大学院修士課程入学 Acute Care Nurse Prac-
　　　　titioner（ACNP）専攻
2002年　California Pacific Medical Center, CA　MSICU
　　　　（内科外科 ICU），PACU（麻酔回復室），Stanford
　　　　University Medical Center, CA Cardiothoracic
　　　　CTICU（心臓胸部血管外科 ICU）勤務（～ 2006年）
2003年　UCSF 大学院修士課程 ACNP 専攻修了．Master
　　　　of Science（MS）in ACNP 取得
2006年　Columbia University, Nurse Anesthesia, NY 大学
　　　　院看護麻酔修士課程入学
2008年　同　　課 程 修 了．Post Master's Certificate in
　　　　Nurse Anesthesia 専攻修了
　　　　Certified Registered Nurse Anesthetist（CRNA）
　　　　資格取得
同　年　Independent Contractor CRNA　米国カリフォル
　　　　ニア州勤務
現在に至る

アメリカ留学への思い

　アメリカ留学一番のきっかけは，「海外に目を向けなさい」と幼いころから私に語りかけていた大好きな父の急死でした．病気もなく健康そのもので60歳の定年を迎え，これから残りの人生を楽しもうと思った矢先の突然の事故でした．父の突然死で家族は大きな悲しみに包まれました．「英語ができるように」と，いろいろな配慮をしてくれた父の思いを，なんらかの形で実現したい気持ちに駆られました．

　ちょうどそのころ，看護留学を終えた方たちの講演を聞いたり，一緒に働く機会がありました．しっかりした知識や経験をもとに，堂々と話す彼女たちの姿に，なんともいえない安定感と謙虚さを感じました．日本で看護師をしてきた人たちにはない不思議な魅力に惹かれ，私もいつかこのような人になりたい，と思うようになりました．

　アメリカに親戚や友達がいるわけではなく，英語が得意だったわけではありません．ですから，私のアメリカ留学への思いは，突拍子もない夢や憧れのようなものでした．英語力の習得ですら自分にできるかどうか自信がなかったので，お金をかけずに勉強しようと思い，まずはラジオ英会話で勉強を始めました．そしてアメリカの正看護師（Registered Nurse: RN）の国家試験問題集を取り寄せ，時間のあるかぎり辞書を片手に読み続けました．働きながらの独学だったので時間はかかりましたが，その数年後にアメリカRNの国家試験に合格することができました．

●学ぶこと，考えることが，楽しい体験

　アメリカRNの国家試験合格通知を手にするまでの日本での英語学習は，「人生でこんなに勉強したことはない」というほど苦しかったのですが，渡米後の大学での学びや仕事ができるようになるまでの英語力の習得はさらに大変でした．いつか英語での生活が楽になる日が来るのだろうかと，途方もない不安を抱えていたことを今もよく覚えています．

アメリカの医療現場で出会った新しい自分……chapter 20　　325

「英語ができるようになるのは一段が長い階段をゆっくり上っていくような もの．毎日同じことの繰り返しで，まったく成長していないかのように感じ るけど，年単位で過去を振り返ってみると，"あのときよりも少しは良く なっている"と思えるようになる」というアメリカの大学教授のアドバイス を信じ，ただひたすら与えられた課題を地道にこなすことに専念しました． そしてこのアドバイスは正しかったということを実感することができました．

　語学や文化の壁を乗り越えるのは大変でしたが，アメリカの大学での勉強 は，興味深いものばかりでした．学ぶこと，考えることが，こんなに楽しい ことだと日本で感じたことがありません．ただ楽しいだけではなく，着実に 知識が積みあがっていくことを感じることができるのです．苦しくてもやり 遂げられたのは，アメリカの大学教育の高い質のおかげだと思っています．

　私の日本での主な看護経験は，健康相談や在宅看護だったので，渡米当初 は，在宅看護，老人看護，精神科看護や心理支援などについて学びたいと 思っていました．しかし看護大学や臨床現場で急性期看護（ICU や ER）に 勤務する RN に出会い，彼女たちの生き生きと働く姿に影響を受けました． そして日本ではまったく経験のない急性期看護に，足を踏み入れることに なったのですが，そこでまた日本では経験したことのないやりがいを感じま した．

　アメリカの大学での勉強，臨床現場での仕事，どちらも私の性格や志向に 合っていたのでしょう．羽が生えた小鳥のように自由にのびのび学ぶ楽しさ や喜びに胸を膨らませる毎日で，今現在もそれが続いています．

足りなかったのは，自分への自信

CRNA を目指す

　アメリカの ICU で働いているとき，看護大学院で「看護麻酔師 （Certified Registered Nurse Anesthetis： CRNA）」という資格を取ること ができることを知りました．日本ではまだあまり馴染みのない職業ですが， アメリカの CRNA は約 150 年の歴史があります．需要が高く自立度が高い ことにとても惹かれ，さっそく CRNA の仕事現場を見学させてもらいまし

た．私の職場見学を受け入れてくれた CRNA は，優しく静かな話し方をする穏やかな人でした．しかしモニターを見る鋭い目やほかのスタッフと会話するときの凛とした姿勢が印象的でした．

CRNA になるためには看護大学院の Nurse Anesthetist 学部で修士（Master's Degree）を取得しなくてはいけません．受験には，大学での成績，ICU の臨床経験，職場の上司と大学教授からの推薦状，GRE（Graduate Record Examinations）のスコアなどを提出します．大学によりますが，人気の大学では，たった 30 人の枠に 600 人ぐらいの志願者があるといいます．

書類選考で選ばれると，次は面接です．入学定員の 2 倍の数の志願者が二次試験である面接を受けることができます．入学許可を得るには，面接に来た志願者中の上位半分に入らなくてはなりません．私は大学の成績は良かったので書類選考では問題なかったのですが，最大の難関はこの面接だと思いました．

CRNA 学部入試：面接

アメリカ人は自分をアピールすることがとても上手です．自分がどんな医療者か，どんなに賢いか，どれだけすばらしいキャリアがあるか，態度や話し方で，相手を惹きつける話し方に慣れています．英語が第二言語である私は，外国語なまりの英語，という時点で圧倒的に不利です．

この面接では，「なぜ CRNA になりたいのか？」というような一般的な質問から始まり，事例を出されて，それに答えるというものまであるということでした．ICU や ER などで患者が急変した場合，またこのような症状をいち早く発見したとき，RN としてどう判断して，どのような行動をするか，というような日ごろのアセスメント能力や判断のレベルをみる質問をされるといわれていました．

頭の切れの良さをアピールする場所だともいわれ，手短にスッキリと症例をまとめたり，質問に的確に答えていかなくてはいけません．準備するにも限界があるこの面接をどう乗り切ればよいのか，考えれば考えるほど不安が募ります．面接に行く前日，緊張のあまり，勤務していた ICU の同僚に「私には無理かもしれない」と打ち明けました．すると，それをたまたま聞

アメリカの医療現場で出会った新しい自分……chapter 20　327

いていた師長が，こんな言葉を私にかけてくれました．「Eriko, Don't worry too much. You do not need to sell yourself. You just should be as you are.（あまり心配しすぎないで．自分を売ろう（カッコよくみせよう）なんて考えないほうがいいわ．あなたはあなたらしくすれば，それできっと大丈夫）」．この言葉がどれだけの励ましとなったかわかりません．私に足りなかったのは，自分に対する自信だったんだ，と気づかされました．

　面接の当日に集まった志願者たちは，金髪の青い目のスラリとしたきれいな女性や好青年ばかり，そしてきれいな英語を話す白人がほとんどです．外国人なまりのある志願者はどこを見渡しても私ぐらいでした．まわりにいる志願者たちが，キラキラ輝いて見えます．この雰囲気に圧倒され，この中の上位 50％ に選ばれるなんてありえない，とまで思ってしまったくらいです．でも，師長の言葉を思い出し，「私らしくしよう，考えたことをハキハキと話そう．ベストを尽くそう」と決めました．

　思っていた以上にたくさんの質問を受けました．臨床からのケーススタディ的な問題はさほど難しくなく，日ごろしていることを話せばいい，という程度に感じました．「この学部はアメリカ人でも難しいのに，よその国からきて，ここまで目指すことだけでも尊敬に値する」と言ってくださった試験官もいました．

　面接終了後は，不安は少し和らぎ，ぬか喜びしてはいけないと思いつつも，ある程度の手ごたえを感じました．そして数週間後，ドキドキしながら開けた封筒の中には，念願の CRNA 学部の合格通知が入っていました．

● 日本的な振る舞いはアメリカの麻酔師としては「頼りない」

丁寧すぎ，やさしい小さな声，一歩下がったような態度は NG

　CRNA 学部入学後は，授業と実習を 2 〜 3 年受け，卒業後国家試験に合格する必要があります．学部での勉強は，かなりの量を早いスピードで吸収しなくてはならないので，その勉強中のストレスは大変なものです．私が所属した学部の 1 年目は座学です．週 2 日学校で朝から夕方まで講義を受け，残りの 5 日間で予習復習と課題をこなしていきます．その 5 日間は毎日 10

時間勉強しなければ間に合わないぐらいでした．

　10時間も連続では集中力がもたないので，早朝から始め4〜6時間集中力が切れるまで勉強．そしてランチで1〜2時間休憩，午後から夕方までまた勉強．あまりに量が多いので暗記カードやまとめを作っている時間がありません．読んでいく片端から理解し暗記していく，そして週に一度はクラスメートと勉強会をし，理解したこと，わからなかったこと，ここは大事だと思うところを言い合って，頭にさらに深く叩き込むようにしました．

　かなり限界まで勉強し苦しかったのですが，勉強は真面目に取り組めば，ついていくことができます．この学部のなかで私が一番辛かったのは，2年目から始まった実習です．スキルはそれなりにこなしていけるのですが，私は手術中のCRNAとしての態度を直すように繰り返し注意を受けました．「態度が悪い」というのです．生意気だとか，言葉遣いが悪いというのではなく，むしろその反対です．丁寧すぎること，やさしい小さな声や，一歩下がったような態度や顔つきがよくないというのです．

　手術室では，執刀医は，完璧な麻酔管理があるからこそ，安心して手術に没頭することができます．もし麻酔担当者が自信なさそうな表情や態度があれば，執刀医をはじめ手術室のスタッフを不安にさせてしまいます．たとえ質問があったとしても，下から上にお伺いを立てるようにではなく，姿勢を正して毅然と．また小さい声ではなく，キリッとした大きな声で話しかけるように，指導されました．

堂々とした態度を身につける

　一見簡単なことのようですが，なかなか現場のCRNAや麻酔科医に満足してもらえるような態度をとることができません．日本で生まれ育ったせいか，何年アメリカにいても，日本で形成された性格傾向から抜け出せないのです．アメリカ人は少しわかっただけでも，全部わかったような態度をとることが上手ですが，私は完璧とまでいかなくても自分である程度納得できるような技術や能力がなければ，自信をもってできるという振る舞いをすることができません．できないのにできるような顔をするのは，自分自身に嘘をつき，人をだましているような気になってしまうのです．

アメリカの医療現場で出会った新しい自分……chapter 20　329

それだけではありません．わからないところがあれば，わからないと堂々と言えばいいのに，自信のなさが顔に出るというのです．質問するときには，教えてもらう人を立てる意味も込めて，腰を低くして尋ねてしまいます．自分では注意されたことを直してやっているつもりでも，指導者の目からみると，まだまだ，と言われます．この CRNA としての私の態度への指摘が，実習中の一番の頭痛の種でした．

　卒業するまで，注意され続けましたが，免許を取得し働きだしてから，いつの間にか，まわりから注意されることはなくなりました．経験を積み上げることによって自信がつき，弱々しい感じが自然と消えていったのかもしれません．

CRNA の雇用形態

麻酔科医の監督について

　CRNA の仕事の業務や責任は州によって，また病院によってかなり違います．どういうケースを担当するか，単独で行なうのか，麻酔科医の監督下で行なうのかも様々です．雇用形態も多様で，病院の職員として雇われている麻酔科医，CRNA もいますし，病院が麻酔科グループと契約し，病院がその麻酔グループに麻酔業務一切を任せているところもあります．そして，麻酔科医や CRNA は，そのグループから派遣された病院で勤務します．

　私は，現在カリフォルニア州の複数の麻酔グループと契約をし，いくつかの病院で働いています．どの病院も麻酔科医による CRNA の監督義務のないところばかりです．CRNA と麻酔科医がいるグループもあれば，CRNA だけしかいない麻酔グループもあります．

麻酔科医と CRNA が共に働く麻酔グループ

　私が所属する麻酔グループでは，麻酔科医と CRNA がほぼ同人数雇われています．そこでは，麻酔科医による CRNA への監督義務はありません．麻酔科医も CRNA もそれぞれ自分の患者を担当します．術前診察から手術中の管理，そして麻酔回復室を終えるまでの一連の流れを，すべて自分ひと

りの判断で行ない，麻酔業務にかかわる一切の責任を，行なった個人がとることになります．

　患者の状態や術式によって挿菅や LMA（Laryngeal Mask Airway）を使っての全身麻酔，脊椎麻酔，神経ブロック，MAC（Monitored Anesthesia Care）を選びます．どの麻酔が適切かという判断から実際に行なうのもすべて麻酔科医，CRNA それぞれ個人の判断です．必要に応じて，動脈ライン，中心静脈ラインを確保します．短時間の手術から長い手術までありますが，1 日 2 ～ 3 件から多いときは 10 件以上のこともあります．

　患者の病状によって，判断に迷うとき，助けが必要だと判断したときには，麻酔科医と CRNA はお互いにいつでも助言し合い助け合います．自分ひとりでケースを管理できる麻酔スキルと，自分の同僚をお互いプロとして尊敬し合う姿勢があれば，このスタイルの麻酔グループは，私にとっては安全でとても働きやすい場所です．この麻酔グループの麻酔科医，CRNA は真面目ですが，皆とてもフレンドリーです．冗談を言い合って笑って楽しく会話もできるチームです．

CRNA だけで構成される麻酔グループ

　私が所属している CRNA だけで構成されていた麻酔グループでは，その地域のいくつかの産科病棟で麻酔を担当しています．このグループには 4 ～ 5 人の CRNA がいて，1 人の CRNA が 24 時間当直を担当し 24 時間ごとに交代していきます．

　陣痛のペインマネージメントのための硬膜外麻酔，帝王切開では脊椎麻酔，硬膜外麻酔，全身麻酔など，緊急手術も含め，お産にまつわるすべての麻酔管理を行ないます．その他にも，出産後の避妊手術や出血，遺残胎盤用手剥離などの麻酔も日常的に担当します．

　このグループの特徴は，産科麻酔のスキルが高いだけでなく，温厚な性格の CRNA が揃い，産科医をはじめ，手術室のスタッフと良い人間関係を築いているということです．周りへの思いやりを忘れない協調性の高い人間性の大切さを再認識させられます．

　重症心不全などの合併症があったり，三つ子，四つ子，術中大出血の可能

性があることがあらかじめわかっているようなハイリスク患者は，専門的に対処できる産科チーム・新生児グループのある大学病院で出産の計画をします．ですから私の勤務する病院では，このようなハイリスク患者は受け入れないことになっています．比較的状態の安定した妊婦が中心ですが，軽度の中毒症，双子，高齢出産，前置胎盤というケースは日常的にケアします．ローリスクとはいえ，いくらスムーズにいくと思われた分娩であっても，想定外の緊急事態が起こることが多々あります．予期せぬ非常事態に対応できる麻酔のスキルが必要になります．

　このグループの CRNA の産科麻酔のスキルは，私が今までみてきた麻酔グループの中でもかなり高いものです．まずは，超肥満患者への対応です．アメリカでは体重が 100kg 前後の妊婦は普通です．150kg を超える患者も少なくありませんし，年に数件は，200kg から 250kg の妊婦も来ます．背骨が見えないどころか，まったく外から触れない妊婦たちに硬膜外麻酔，脊椎麻酔を施さなくてはいけません．

　手の感覚だけで針を進め，このような超肥満患者に対しても上手に麻酔をかけます．これができるようになっただけでも，麻酔師としてかなりの自信がつきます．またこのような妊婦や胎児が急変したときには，全身麻酔で対処しなくてはいけません．超肥満患者の挿菅や術中，術後のケアにも対処できるスキルは必須です．

　他にも様々な緊急場面に立ち会います．産科医による術前診察中に急に全身性のけいれん発作を起こした患者がいました．母親がけいれん中，息を止めてしまい酸素飽和度が下がったため，胎児の心音も落ちて，緊急帝王切開になりました．私は当直室で待機していたのですが，連絡を受けて数分後，病棟に着いたときには，患者は手術室に運ばれている途中でした．手術室で酸素飽和度のモニターを装着すると 70 パーセント台で胎児の心音も下がっています．けいれんを起こした時，室内にいた RN の対応が悪く誤飲性肺炎をおこしているかもしれないという報告を受け，だとすれば全身麻酔中の呼吸管理が難しくなるかも，という不安から，このときは慌てました．「大丈夫」と自分にいいきかせながらも，挿菅するときの手が震えていたことを，今でも覚えています．

また，経産婦8回目の出産．超音波上では少し大きめの胎児でしたが，これまでも同じくらいの大きさの胎児を自然分娩で問題なく出産してきたので，今回も大丈夫だろうという判断で自然分娩をしました．しかし胎児の頭は出たものの，肩が予想に反して大きく，出産時に膣が大きく裂け，あっというまに数リットルの大出血を起こした患者がいました．私はやはり当直室に待機していたのですが，呼び出され駆け付けた時には，母親の収縮期血圧は60台，意識はもうろうとして呼びかけてもうっすらと目を開けるぐらいです．

　即座に静脈ラインを追加で確保し，輸血のオーダーを入れ，補液しながら，急いで手術室へ．輸液，輸血，薬剤で血行動態を安定させながら，全身麻酔下で出血を止める緊急手術となりました．正常分娩で経過していても，お産ではいつどこで想定外の状態になるかわからないことがたくさんあります．それに的確に対応していかなくてはなりません．

　産科病棟はいつ忙しくなるか予測がつきません．ゆっくりしている日もあれば，24時間休む時間がほとんどないこともあります．この病院の出産数は月間平均200件前後です．1日の麻酔件数は，2〜4件の帝王切開と，3〜5件ぐらいの硬膜外麻酔です．が，忙しかったりゆっくりだったりの波があります．月間平均500件前後の出産を扱う，他病院の産科病棟での経験は，24時間で帝王切開12件プラス硬膜外麻酔10件をひとりで全部担当するほど忙しいこともありました．

●麻酔は技術職

　私は，麻酔は技術職だと思っています．ある意味調理と似ているかもしれません．ミシュラン5つ星の一流シェフが招介した特別なレシピがあったとします．そのレシピ通りに，一般の主婦が作っても，シェフと同じ料理ができるとはかぎりません．一流シェフには長い経験のなかで身に着けた独自のスキル，さじ加減があるからではないでしょうか．それは本に書くことができないような調理のタイミングの絶妙さかもしれませんし，また食材選び

アメリカの医療現場で出会った新しい自分……chapter 20　333

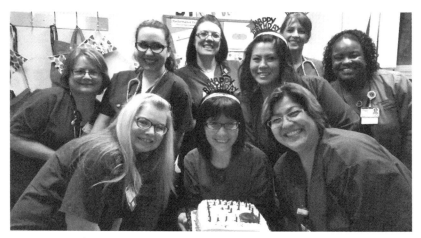

▲同僚からのサプライズ誕生日会（筆者，前列中央）

の段階からのプロのこだわりかもしれません．

　麻酔も学校では基礎を学び，教科書にある基準にしたがって，安全な麻酔がかけられるように一通り学びます．そこから経験を重ねていくごとに微調整を繰り返し，どこの教科書にも書かれていない自分だけの独自のマニュアルが出来上がっていきます．それは0.1mℓという小さな薬の量だったり，ちょっとした針を入れる角度や手に残る感触の違いだったりします．それが患者の状態に大きく影響することがあり，長年経験している医師や看護師などのスタッフはそのスキルの違いを感じることがあるようです．

●想像もつかなかった今の自分

　私の日本での経験は，小児科，健康保健相談，在宅医療看護でした．その分野の勉強をアメリカで深めていきたいと思っていたのですが，渡米後いろんな人との出会いのなかで，軌道修正が何度も行なわれ，麻酔などという日本では想像もしなかった分野に辿り着きました．

　今，その過程を振り返り，今の自分を見つめなおし言えることは二つあります．ひとつは「もう一度最初からやることになったら，もう二度とやりた

くない」ということ，それは渡米後の生活があまりにも過酷で，家族や友達との大切な時間を犠牲にしてきたという思いがあるからです．

そしてふたつめは，やり遂げた今となっては「本当にやってよかった」ということです．それは渡米前には想像もつかなかった自分に出会うことができたからです．日本で看護をしていた私は，あの仕事が天職だと思っていました．患者や家族の訴えや不安を聞き，痛みを理解し少しでも苦痛を和らげるケアを提供することが得意だと思っていました．それをもっと磨くために渡米したのです．ところが，今私が一番得意だと職場から評価されていることは，緊急時の判断力，迅速な治療，救急場面でパニックにならずに対処できる冷静さです．そして患者や家族，まわりのスタッフへの配慮も上手だといわれます．

日本にいたときから，もしかしたら緊急場面が得意だったのかもしれませんが，私がいた職場環境では，それを試したり発揮する機会はありませんでした．私がアメリカにきて ICU で経験を積み，CRNA になれたからこそ見つけることができた，私の中に潜在的にあったスキルです．それを十二分に発揮し，患者さんやスタッフから喜んでもらえる今の仕事に，大きなやりがいを感じています．

[主な業績]
1) 岩田恵里子．やりなおしのからだの生化学・生理学　超基本（smart nurse books 20）．メディカ出版，2013, 156p.
2) 岩田恵里子．あなたの知らないナイチンゲール：米国ナースが目指す 21 世紀の看護マインド．Nursing business, 6（4）～ 7（8），2012.4 ～ 2013.8（月刊誌連載　全 17 回）．
3) 岩田恵里子．「自立」と「自律」を意識するプロフェッショナル看護への道．PHILIA, No.22, 2011.
4) 岩田恵里子．米国の看護麻酔師・周術期ナースプラクティショナーの役割と業務の実際　米国看護麻酔師の役割にみる看護の自立性と看護業務拡大への可能性．看護管理，2009, 19（11），948-954.
5) 岩田恵里子．アメリかんごふ・エリは見た　日本とアメリカ看護のここが違う．エキスパートナース，2001. 5 ～ 2004.12（月刊誌連載）．

CHSE...CERTIFIED HEALTHCARE SIMULATION EDUCATOR

ノウィキー・マリ

ハワイ大学ジョン・A・バーンズ医学部 SimTiki
シミュレーションセンター
MEHP, RN, CHSE

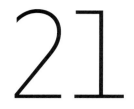

chapter 21

学ぶことの楽しさを教えてくれたシミュレーション教育

はじめに　"ピンチはチャンス"という言葉をよく耳にする.

まさにこの言葉どおりのことを私のこれまでの人生の中で, 何度となく経験してきた. アメリカへ移住し帰化して20年以上経った, これまでの自分の人生を今振り返ると, このピンチの状況が成長, 次のステップへのチャンスであった.

これまでの私のアメリカ留学と仕事の軌跡を中心に, 転機のきっかけ, いくつかあった選択肢の中から選んだ道, そして今の仕事に就くまでを述べていきたい.

Nowiki, Mari

茨城県出身
1993年　慈恵医科大学付属青戸看護専門学校卒業
同　年　慈恵医科大学付属青戸病院整形外科勤務
同　年　日鋼記念病院 外科内科混合病棟勤務
1994年　渡米
1995年　Monterey Peninsula College, CA 入学
同　年　米国・救急救命士（EMT）資格取得
1998年　Loma Linda University, CA Emergency Medical
　　　　Care Program へ編入
2001年　同　　Program 修了．救命救急学士号（Bachelor
　　　　of Science in Emergency Medical Care）取得
2002年　米国・正看護師（RN）資格，カリフォルニア州
　　　　免許（のちにハワイ州も）取得
同　年　UCLA Medical Center, CA に RN として勤務
2005年　The USA President's Volunteer Service Award 米
　　　　国大統領ボランティア賞受賞
2006年　Los Angeles County Emergency Medical Service
　　　　Agency, CA のナースインストラクターとしてプ
　　　　レホスピタルの教育にあたる
2007年　University of Hawaii John A. Burns School of
　　　　Medicine, HI SimTiki Simulation Center に勤務
　　　　（～現在）
2012年　Johns Hopkins University, MD 大学院修士課程入
　　　　学 Education in Health Professions（MEHP）専
　　　　攻
2015年　ヘルスケアシミュレーション認定指導者（CHSE）
　　　　資格取得
2016年　Johns Hopkins University, MD 大学院修士課程
　　　　MEHP 専攻修了．修士号（MEHP）取得
email: nowicki7@hawaii.edu

教育スペシャリストとしての今

　現在私はハワイ大学ジョン・A・バーンズ医学部の SimTiki シミュレーションセンターでヘルスケアシミュレーション認定指導者（Certified Healthcare Simulation Educator：CHSE），教育スペシャリストとして仕事をしている．臨床での看護師としての経験と，修士課程で学んだ医療従事者のための教育・指導法を活かし，インターナショナルプログラムのコーディネート，カリキュラム作成，シミュレーション指導者養成教育を中心に多職種連携教育などの研究にも携わっている．

　教育という言葉を耳にすると「教育＝教える」と思われがちだが，それはほんの一部分にすぎない．まず指導にあたるには学習者の背景，何を学びたいか，学ぶ必要があるのかの情報を基に具体的学習目標を明確に掲げる．次いで，どのような指導法が適切で効果的なのかを判断し，学習者の理解度を測る方法を決める．その上で学習者のプログラムに対する満足度や目的達成度などの評価をする．

　これらが一つの流れとなりプログラムを構築している．また，その中に現場での医療安全と質の向上を高めるためにもエビデンスに基づいた医療，教育を取り入れている．

　特に私が最近力を入れている指導者養成プログラムは，指導的立場にある日本からの医療従事者，看護・医学部教員を対象に，指導者のひとりとして講義，症例を用いたシミュレーション，グループ学習やディスカッションのファシリテート（教えるというよりも学習者が学習目標を達成できるようガイドする役割），シミュレーション後のディブリーフィング（学習者の行動，考えを振り返り，良かった点，今後改善する点についてディスカッションする）や通訳なども行なっている．

　プログラムのコーディネートとしては，受講者の希望するコースの日程，人数，目的に合わせたプログラムのトピック，指導を行なうファカルティーの用意，さらにはその人数や指導法にふさわしいラボなどの部屋を決め確保する．アジェンダ（プログラムの日程，時間配分，役割等の記載されたも

の）作成も仕事の一つである．

　CHSE の認定資格は，Society of Simulation in Healthcare（SSH）という シミュレーション教育の学会から発行され，2012 年に始まった．SSH によると，現在 19 カ国で約 700 人以上の医療従事者がこの資格を保有している．私の知るかぎりでは，日本では現在数人（過去に当センターでフェローとして在籍していた医師）が保有し，SimTiki シミュレーションセンターの主催するシミュレーション指導者養成コースのファシリテーター，コースディレクターとして日本や海外で活躍している．

　日本でもシミュレーション教育が医療従事者教育の一つとして，また大学などの教育機関でも学生への指導法の一つとして普及し始めたものの，それを指導できる指導者がかなり不足している．またこの指導者を養成する指導者やプログラムも不足している．医学，看護に関して優れた知識，技術，経験を持つ医療従事者であれば誰でも教えられるというわけではない．効果的な指導にあたるにはまったく医療とは異なる教育に関する知識，技術などが必要になるからだ．

　この現状を少しでも解決するために，SimTiki シミュレーションセンターでは日本人医療従事者向けのシミュレーション指導者養成コースを 2011 年から始めた．また，教員，指導的立場の臨床医，看護師以外にも研修医，学生向けのシミュレーションをベースとしたプログラムも行なっている．

きっかけ

　現在アメリカのほぼすべての医学部，看護学部ではシミュレーション教育が取り入れられ，教育と臨床の場のギャップを埋めるための橋渡しとして活発に利用されている．また，医療従事者として資格を取り立ての新人からエキスパートまで，それぞれのレベルに応じたコンピテンシー（必要とされる高度な知識，技術等）を修得するためにもシミュレーション教育が活用されている．そして，医療従事者の生涯教育や資格試験，病院内の災害時の対応などにもシミュレーションが幅広く使われているのである．

　このシミュレーション教育に興味を持ち始めたのは約十数年前（2005 年）にカリフォルニア州の UCLA Medical Center の ER で RN（Registered

Nurse）として働いていた時のことである．日本の大学病院に所属する救急医が研修医としてこの ER で一緒に仕事をすることになった．その医師は，世界でも有数のシミュレーション教育を行なっているピッツバーグ大学シミュレーションセンター，WISER（Winter Institution for Simulation Education and Research）にて日本の医学生，医師向けに 2 週間の研修プログラムを企画し，私にそのプログラムへ参加しないかと声をかけてくれたことがきっかけだった．当時 ACLS（Advanced Cardiac Life Support：二次心肺蘇生法），PALS（Pediatric Advanced Life Support：小児二次救命措置）などのインストラクターをしていたことから，シミュレーション教育とはどういうものなのだろうと大変興味を持ちその研修に参加した．

WISER シミュレーションセンターのディレクターによるシミュレーションのセッションは，今まで私の受けてきた医療，看護教育とはまったく異なる新しい指導法であった．インストラクターがひたすら話し続け，学習者の間違いのみを指摘するといった従来の指導法ではなかったのだ．指導者は学習者へ最低限の必要な情報を与え，あとはすべて学習者がそこから自分たちで答えを見つけ出すのであった．そのプロセスで学習者が迷った場合は，指導者が学習目標にたどり着けるようヒントを出すなど最後まで導くのである．医療に対して安心した気持ちで楽しく学べたのは，これがはじめての経験だった．このような教育を自分が学生のときに受けられたら，どんなに楽しく興味深く学ぶことができたかと，つくづく感じた．

「これからはシミュレーション教育の時代である」と周囲の医師が熱弁をふるっていたことがはじめて自分の体験を通し理解でき，まさにこれからの医療にはこのような教育が必要だと実感した．効果的で質の高い教育があってこそはじめて医療従事者が質の高い医療を提供できるのではないかと考えた．

今まで私が受けてきた日本での教育は，看護師として臨床で必要とされる現場での知識，技術そして批判的思考のスキルを身につけるというより，とにかく国家試験に受かるための教育であったことに気づかされた．このような教育で医療従事者は果たして安全で質の高い医療を提供できるのであろうか．

ピッツバーグでのこの経験から，教育に対する興味が益々湧いた．そして

新しいことへチャレンジしたい気持ちになった．アメリカでの医療を新しい
シミュレーションによる教育方法で医師とともに学んだことにより，医療の
中での看護職の自律性の大切さ，そして教育の重要性を痛切に感じ，看護，
そして教育に対する認識が高まった．

　フライトナースへの道，大学院へ進みナースプラクティショナー（Nurse
Practitioner: NP）になるか，または臨床から少し離れ教育，研究の道へ進
むか悩み始めた．NPの道は，大学で看護学専攻でなかったため，看護修士
課程の入学条件から外れ断念せざるをえなかった．いずれにしろ，自分が今
以上に新しいことを学べる環境を求めた．

● シミュレーションセンターへの転職

災害医療ボランティアでの体験
　そのような悩みを抱えていたある日，ERの指導医にインドネシアの津波
災害救済にボランティアナースとして行かないかと話を持ちかけられた．
72時間以内にロサンゼルスからシンガポールまで民間飛行機で飛び，シン
ガポールからインドネシアまでは軍の飛行機で移動し，アメリカ海軍の
Mercy Ship という1000床のベッド数を有する世界最大の病院船に滞在す
るという情報のみ与えられた．
　期間は数週間，具体的な日程はまったく不明だった．このような機会は一
生に一度かもしれない．災害医療に大変興味があったこと，職場を少し離れ
自分が何をやりたいかを考えるには良い機会であると思い，話を持ちかけ
られてから3日後に不安と緊張に包まれながらもシンガポールへ飛び立った．
ここで出会った医療者のアドバイスで，私の進む道がまた開けたのだ．
　シンガポールに到着すると，待ち受けていたシンガポール空軍が私たち医
療ボランティアをインドネシアへと運んだ．飛行機が着陸したのは一軒の小
屋が建つ草原であった．ここにはすでにアメリカ軍のヘリコプターが待機し
ており，私たちを乗せて Mercy Ship へと飛び立った．ヘリコプターから眼
下に見下ろした景色，それは凄惨なものであった．

342

Mercy Ship へ着くと私たちは休む暇もなくそれぞれの部署へ配属された．医師，看護師を中心とした医療ボランティアはアメリカ全土から 50 名近くが集まり，海軍の医療スタッフと一緒に仕事をした．私は 1 日 8 時間の勤務を 3 週間休みなくこなした．

　当初，被害の大きい場所へ向かいそこで救援活動をする予定であったが，ボランティアの看護師の 1 人がデング熱にかかり，重篤な状態になった．そのため，医療ボランティアは，船から離れることを禁じられた．ヘリコプターで運ばれてくる者の半数以上が子供であった．日本脳炎や伝染病にかかり，多くは骨折などの外傷を負っていた．

　勤務時間外は海軍の企画するイベントに参加し楽しい時間を過ごした．ボランティアで参加した医療者の中には FEMA（Federal Emergency Management Agency：連邦緊急事態管理庁）に属する医師，看護師が何人かおり，彼らの主な専門は ICU や ER で，災害が発生するとそこへ派遣されるのであった．

　大学で私は災害医療やプレホスピタルの領域を専門で学んだことから，FEMA での仕事に大変興味があった．臨床の仕事をそのまま続けるべきか，進学するべきか迷っていた私には彼らとのやりとりはとても刺激的であった．いろいろ話す中で，FEMA に入るのであれば，County（郡）の Emergency Medical Service（EMS）Agency での仕事を勧められた．

　約 3 週間のボランティアを終え，ようやくロサンゼルスへ帰る日がやって来た．ところがその帰路，生後 15 カ月の幼児（両親は亡くなっていた）をロサンゼルスまで私を含めた 3 人の看護師で搬送することになった．この児には先天性の心疾患があり，ロサンゼルスの小児心臓外科が手術をすることになっていた．アメリカで治療を受けるためのビザの問題や，軍の飛行機の故障により，予定通りにシンガポールまで飛べず，アメリカ軍の別の船で待機させられた．予定から遅れること 3 日，無事ロサンゼルスへ到着し，その児は治療の間世話をする一家の元に預けられた．

　患者を飛行機で搬送するといったフライトナースのような経験をし，興味だけではなく今後自分にとってやりがいのある，そして長期間できる仕事なのかを考えるよい機会となった．医療ボランティアの仕事は今後も機会があ

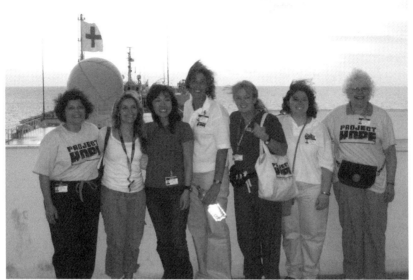
▲医療ボランティアの仲間と，Mercy Ship デッキにて——筆者，（向かって）左より3人目

ればぜひやりたいが，患者を安全に搬送することの大変さに，フライトナースになるのは諦めた．

この約1カ月の中で出会ったボランティアの医療従事者は，人間的にもプロの医療従事者としても心から尊敬できる素晴らしい人たちであった．ひとりの医師は，その両親を亡くした子のビザのために30万円を自分のふところから出して援助していたことを後で知った．

迷った末さらに転職，ハワイへ

職場に戻ってから約半年後，勧められた"EMS Agency"での仕事を探した．インターネットで調べると，ナースインストラクターのポジションを募集していた．応募してから半年，諦めかけた頃に採用された．私の配属された部署では，EMT（Emergency Medical Technician：救急救命士），パラメディック（救急隊員），Mobile Intensive Nurse（救命センターに所属するナースがパラメディックのプロトコールを基に無線で指示を出す）の資格を

発行する傍ら，パラメディックのプロトコールなどを改善する教育委員もその仕事としていた．ただ，実際にシミュレーション教育を行ない，教えるといったことは残念ながら機会がなかった．

　教育に関わるようになったからには，自分ももっと教育を受ける必要があると思い，大学院へ進む決心をし試験を受けた．しかしその教育学のプログラムは募集人員を集められられず，プログラムの開始が延期となった．その頃，教育委員会に参加していた ER の看護師との出会いが私の次の転機となったのである．

　彼女は ER で看護師として仕事をする以外に，AED（Automated External Defibrillator: 自動体外除細動器）を設置し，CPR（Cardio Pulmonary Resuscitation: 心肺蘇生法）のトレーニングを行なうビジネスを行なっていた．ホノルル国際空港が唯一アメリカ 50 州の中でまだ AED が設置されていない空港とのことで，AED の設置，航空会社，そして空港の職員へ CRR のトレーニングを行なうのを手伝ってほしいと声をかけられた．

　EMS Agency で仕事をして 1 年が経ち，もしホノルルで仕事を手伝うとなると，今の仕事を辞めなければならない．かなり迷った．その頃，以前訪れた WISER 系列のシミュレーションセンターがホノルルにできる話を ER 時代の友人の医師から聞いた．早速 WISER へ連絡すると，現在準備中でセンターのディレクターと連絡を取るよう勧められた．

　数日休暇を取り，ホノルル空港の AED 設置の下見に行くと同時に，当時準備中だった SimTiki シミュレーションセンターに立ち寄りディレクターと会って話をすることができた．ディレクターの話は，「日本人向けコースをできれば企画したい」「まだいつごろそのポジションができるかは約束できないが，興味を持ってもらえれば採用できるよう考えたい」というものだった．もしこの話が実現したら，今までの自分の経験を活かして日本の医療にも貢献できると思った．

　何の保障もなく不安な気持ちではあったが，ホノルルへ引っ越す決心をした．引越し後まもなく今の夫と出会い，結婚することになった．ホノルルへ来てから約 1 年後に，現在の職場でパートタイムのポジションで採用され，現在に至っている．

学ぶことの楽しさを教えてくれたシミュレーション教育……chapter 21　345

臨床以外に RN として，このような仕事を経験してきた私のアメリカへ来るきっかけ，留学生活，そして臨床看護師となるまでをこれから述べていきたい．

──────●留学の決断

父の言葉

　日本で看護師の資格を取得し臨床に出てから半年後，このまま看護の道を進むべきか迷いはじめた．主な理由が，私の看護に対する価値観が現実とは異なっていたからだ．看護とはこういうものなのか悩んだ時期に，スポーツ医学，救急医学の分野に興味を持つようになった．そして看護以外の分野への進学を決心した．しかし，当時看護専門学校から大学への編入が認められなかった．

　ある日ふと亡くなった父が「自分の視野，価値観を広げるためにもいつか海外に出て自分の興味のあるものを学ぶとよい」と言っていたのを思い出した．父は私が高校卒業後まもなく膵臓がんであると告げられ，その3カ月後に亡くなった．まだやりたいことがたくさんあると言っていたのを覚えている．いつも目標に向かって向上心を持ち続けていた父のことを考えると，一度しかない人生だから今の自分にできることは挑戦してみようという気持ちで留学を決心した．

　両親ともに高等教育をアメリカで受けていたため私もいつか留学したい気持ちはあったが，まさか自分が看護師になってから海外で学ぶことになるとは思ってもいなかった．留学を決心してから渡米するまでの約1年間，米国，カナダの ESL（語学学校），大学を徹底的に調べ，希望する数箇所のプログラムから資料を取り寄せ願書を出した．

ESL でのつまずき

　英語に早く慣れるよう自らを英語のみの環境に置くためにまずは California State University の大学寮に入り，ESL に3カ月通った．始めの半年は

英語と現地での生活になれるのに必死であった．渡米して一番初めに受けたTOEFLのテスト（当時はペーパー試験）は400点しかなく，大学へ入れるレベルどころではなかった．その当時，大学入学のためには最低500点必要だった．

　英語は詰め込みや暗記で学べるものではなく，とにかく毎日の積み重ねが大事ということに気づかされた．とりあえずアメリカに行って英語の環境に自分を置けばなんとかなると考えていた私は，自分の考えの甘さを痛感した．大学に入れなければアメリカへ来た意味がない．周囲のESLの友人は大学への入学が次々と決まっていく．自分が少しずつ取り残されていく気持ちになった．そしてストレスのあまり胃潰瘍になり一時帰国した．看護師の友人は自分の家に住まわせ看病してくれた．

　また，この時期にやはり私を助けてくれたのが両親，祖父母の友人でもあるアメリカ人のビックスラー夫妻であった．アパートでひとり暮らしを始めた私に，自分たちの家にホームステイをしないかと声をかけてくれた．彼らは宣教師として東京に10年間住んでいたことがあり，異国での慣れない生活や言葉を学ぶことの大変さをよく理解し，わが子のように面倒を見てくれた．このホームステイが私の英語力をかなり伸ばしてくれたのだ．こうして周囲の友人たちの助けにより心身ともに辛い時期を乗り越えることができた．

EMT の資格が自信に

　それから半年後，コミュニティーカレッジMonterey Peninsula Collegeへ入ることができたが，日本の看護学校で修得した科目のほとんどの単位は認められず，解剖学，生理学，化学，生物など基礎科目からほぼ全部取り直した．

　大学の授業の傍ら，前から興味のあったスポーツ医学の現場を見ようと，大学のアスレチックトレーナーのところへアシスタントとしてボランティアをさせてほしいとお願いに行った．まったく無知な私でも快く受け入れてくれ，毎日学校の授業が終わると，トレーニングルームでテーピングの方法や，リハビリの方法など様々なことを教えてもらった．そしてシーズン中は毎週末の夜行なわれていたフットボールの試合にも選手たちと一緒に遠征に行く

など休む暇もない学生生活を送った.

　また，救急医療にも興味があり，医学用語を勉強するにもよい機会であったため，EMTのコースも受講し，資格を取得した．このとき初めて自分の掲げていた一つのゴールを達成でき，少し自信が持てるようになった.

　このEMTのクラスのインストラクターは，教えることへの情熱とパラメディックのエキスパートとして高度な知識と技術を持った人であった．彼はいつも「何でも疑問に思うことは質問してほしい，たとえそれが小さなこと，ばかげていると思えることであっても，君たちの質問はとても貴重なものだ」と言っていた.

　私にとって英語は第二言語だということを知った彼は，いつもクラスが終わると分からなかったところはないかと必ず私に声をかけてくれ，質問には丁寧に答えてくれた．またインストラクターのみでなく，クラスメート（消防士，看護師など）も休みの日に一緒に勉強する時間をつくってくれたのだ．私はEMTのクラスをこの指導者のもとで学べ，とても幸運であった．このインストラクターとの出会いが私の人生の転機になったのだ.
「日本で看護師であった経験を生かして，アメリカでも看護師の資格を取ったらもっとこの先の道が広がると思う」とアドバイスをくれたのも彼だ．いろいろ悩んだ末，確かにアメリカでの看護，特に救急看護・医療を経験してみるのもよいかもしれないと考えるようになり，看護大学へ編入することを決心した.

● 人生の試練と向き合う

4年制大学への編入

　看護学部へ編入可能なカリフォルニア州の学校を調べたところ，州立の看護学部への入学は市民権または永住権を持っていないと入れないことが分かった．カリフォルニア州の外に移るべきか，私立の大学へ進むべきかいろいろと悩んだ.

　その当時結婚を考えていた相手がオーストラリアのシドニー大学の医学部へ行くことが決まり，一緒にオーストラリアでお互いの目標を実現させよう

と励まし合い，私もオーストラリアの看護大学へ行く決心をした．

　しかし，大学へ行ってみると最初に受け入れられたときの条件とは話が違った．コミュニティーカレッジで勉強してきたこと，そして私の英語力をオーストラリアの大学では認めてくれなかったのだ．再度 ELS からやり直しと言われた．

　さらに，大学の斡旋でやっと見つけ引っ越したアパートでは，大家が突然夜に私の部屋に断りもなく入り込んで，お金とパスポートを取り上げようとした．これほどまでに身の危険を感じたことなどない．アパートに電話がまだつながっていなかったため（当時携帯電話は普及していなかった）警察へも電話ができず困ったが，なんとかその場をしのぎ，友人宅へ駆け込み一夜を過ごした．翌日弁護士事務所に頼んで助けてもらった．

　付き合っていた彼とオーストラリア人の友人に助けられ半年間なんとか辛抱したが，私生活での多くのトラブル，学校生活もかなり苦になりこれは自分の進む道，与えられた道ではないことに気づき，再びアメリカへ戻る決心をした．この時人生辛抱することも大切だが，時にはいつまでもしがみつかずに，すべてを手放すことも必要だと教わった気がする．

ビックスラー夫妻の温情

　絶望感に陥っていた私をまたアメリカのビックスラー夫妻が，温かく私を受け入れてくれた．「神様は私たちが耐えられない試練は与えない」．これも人生の試練と思い，気持ちを新たに大学への編入に自分のエネルギーを再度注いだ．Loma Linda University を紹介してくれたのもビックスラー夫妻であった．Loma Linda University には看護学部以外に看護師または救命士向けの Emergency Medical Care というプログラムがあるということが分かった．プレホスピタルや救急医療に役立つ資格が取得できるのも魅力であった．

　当時プレホスピタルや救急医療に集中したプログラムは，アメリカでも数箇所の大学にしかなく，迷わずこのプログラムへ願書を出し，大学からもすぐに受け入れの手紙がきた．編入はできたものの，授業の内容はかなり高度でついていくのに必死であった．クラスメートは私以外全員 10 年以上の経

験を持つベテランのパラメディックで，医学部へ入るために学士号を取りに来ていた人たちであった．勉強と孤独との闘い，クラスをパスできるかできないかハラハラドキドキの2年間であったが，クラスメートの助けもあって2001年に無事卒業できた．

●移植病棟そして ER で働く

ビザのスポンサー

　大学卒業後カリフォルニア州の State Board of Nursing から RN の受験資格の許可が下り，初めてアメリカの正看護師資格試験である NCLEX-RN（National Council Licensure Examination-Registered Nurse）にチャレンジした．その当時カリフォルニア州とニューヨーク州は CGFNS（Commission on Gradates of Foreign Nursing Schools）の試験を受けずに NCLEX-RN の試験を受けることができた．その代わり，試験の合格基準が高いと聞いていた．

　大学を卒業したものの，看護学部を卒業したわけではなかったため不安だったがまずは試しに NCLEX-RN を受けてみた．見事不合格であった．思っていた内容の問題ではまったくなかったのだ．日本の国家試験のように，暗記で答えられる問題は一問もなく，すべてが "Critical Thinking"（批判的思考）の問題であった．

　外国人の NCLEX-RN の合格率は40～50パーセントと聞いていた．果たして自分は何回受けたら合格するのか，とても不安になった．3カ月間 Kaplan という試験対策の学校に通い，毎日図書館に閉じこもって必死に勉強した．その甲斐があり，NCLEX-RN の試験に合格できた．RN としての仕事を探し始めた．

　2002年当時ロサンゼルスでは深刻な看護師不足であったため，UCLA Medical Center で日本人看護師がビザをスポンサーしてもらえると耳にした．まずは移植病棟の RN として，大学を卒業すると得られる OPT（Optional Practical Training）の制度を利用して仕事を始めた．ただ，このビザは1年で切れるため，切れる前に H-1B ビザまたはグリンカードを申請す

る必要があった．病院の弁護士が私を含め 4 人の外国人 RN の H-1B ビザの申請をしたところ，全員却下された．すぐにグリンカードへの申請に切り替えるべく手続きをとってもらうが，途中でビザが切れてしまった．弁護士からは，仮の労働許可書が下りるまで約 6 カ月間アメリカから出国禁止，仕事も休職するよう指示された．

　グリンカードの申請には移民局へビザスクリーン（Visa Screen: VS）の証明書，最近の TOEFL のスコアを提出しなければならなかった．RN として働くには最低大学院に入れる程度の英語力を必要とされた（現在は TOEFLインターネットベーステストのスコア 83 必要）．筆記のみではなく，スピーキングでも高点数をとらなくてはいけなかった．

　スピーキングは合格したものの，筆記テストでなんと 2 点足りなかった．まさか RN の資格を取ってから TOEFL の試験を受けることになるとは思ってもいなかった．数カ月後，TOEFL を再度受け直す覚悟でいたところ，VSにパスしているという．アメリカの大学で学士号を取得しているためTOEFL が免除されたのだ．

仮労働許可書の思い出

　ロサンゼルスのダウンタウンにある移民局へ行くと，その日に限定された数の仮労働許可書をもらえる．そう弁護士から聞き，朝 3 時に移民局の前に並び，オフィスが開く時間まで待った．多くの人たちが並び，約 5 時間後にやっと私の番が回って来た．ところが，窓口へ行くと今日の分の労働許可書は終了したので翌日出直して来るようにとあっさり言われたのだ．私のひとり前の人がその日最後の許可書を手にしたのだった．あまりの悔しさになんとかならないか交渉したが，まったく相手にされなかった．諦めるしかなく，翌日今度は朝 2 時に移民局の前に並んだ．約 4 ～ 5 時間待った後に私の番になり，ドキドキしながら窓口へ行った．待ちに待った許可書をもらえ，翌日から約半年振りに仕事に復帰できた．なお，グリンカードをもらうまでそれから約 3 年の歳月がかかった．

　1 年間移植病棟に勤務後，ER（Level 1 Trauma，日本の三次救急）へ異動した．新生児から老人まで，交通事故から銃で撃たれた外傷患者などが

学ぶことの楽しさを教えてくれたシミュレーション教育……chapter 21　351

次々と救急車のみではなく，ヘリコプターでも運ばれてきた．トリアージ，パラメディックへの無線での指示なども看護師の仕事であった．ERの看護師の仕事はかなりの批判的思考力と判断力が必要となった．

　いま考えると，この知識と判断力などは，シミュレーション教育でトレーニングを受けていたら，どれほど早く効果的に身につけられたかと思う．ERの看護師としての現場での知識，スキルのみでなく，多職種連携がどれほど大切か臨床で経験できたことが今の仕事に大変役立っている．

●私にとってのプロフェッショナリズム

求めていたプログラム

　シミュレーション教育に携わり始めた頃，特殊なシミュレーション，教育用語が多く日本語への通訳に大変困った．そして理解が進むと奥の深い分野であることに気づかされた．なんとか自分なりに少しずつ学ぶしかないと思っていたときである．インターネットで "Master of Education in Health Professions" というプログラムが Johns Hopkins University にあることを知った．カリキュラムの内容を見てみると，まさに私が探していたものであった．

　その頃娘はまだ1歳で，仕事，子育てをしながら果たして4年間も大学院にいけるか不安だったが，まずは願書を出した．プログラムディレクターとの電話でのインタビュー，そして書類審査の結果入学が決まった．クラスはすべてオンラインで毎週10〜15時間程度の宿題が山ほど出された．しかし私の英語力では最低20時間はかかった．週末は締め切りに追われ自分の時間どころか，家族と過ごす時間もほとんどなかった．

　クラスメートはほぼ全員が医師で，研修医プログラムのディレクターなどであった．最初はこのような中でのディスカッションは苦痛であったが，慣れてくると様々なことをクラスメートから学べ楽しくなった．修士論文では日米シミュレーション指導者の多職種連携教育に対する態度を比較調査しまとめた．

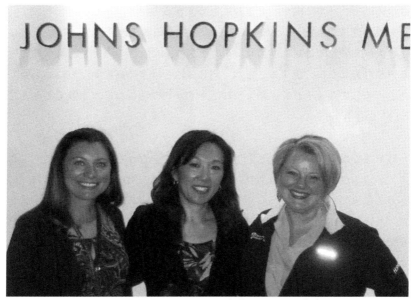

▲Johns Hopkins University 大学院のクラスメート（左）とメンター（右），中央は筆者

　卒業までの3年半，とにかく必死であったが学習者中心のアクティブな教育は，学ぶことの楽しさを教えてくれた．また私たちが学ぶ過程をファカルティーは丁寧に導き，しっかりと支えてくれた．彼らは医療従事者の理想モデルであると同時に教育のエキスパートでもあった．そして彼らのように"Emotional Intelligence"（心の知能指数）の高いファカルティーのもとで教育を受けられたことは，一生の宝である．医療従事者，教育者として必要な高度の専門知識，技術を得るだけでなく，人間的にも成長できるのが本当の質の高い教育だと私は思った．

同じ失敗は繰り返さない
　私のこれからの課題は，大学院で学んだことを活かし日本の医療従事者の指導者養成教育と多職種連携教育に力を入れたい．そのためにも Doctor of Nursing Practice（看護博士課程）を目指し，心の知能指数の高いエキスパートな看護師そして教育者となれる努力をしていきたい．向上心と常に自

分の掲げたゴールに向かって進むことのできる人間でありたい.

「失敗は成功のもと」. これまでの私の人生は失敗の連続であった. しかしその失敗を恐れては次に進めないのだ. 失敗したときの考えや行動などを振り返り自分なりに分析することは, 同じ失敗を繰り返さないためにも必要である. そして今後それをどのように活かすかが成功につながる鍵であると思う.

渡米後かなりの遠回りをし, 看護の道一筋で来なかった私にとって, これまでの一つひとつの経験は無駄どころか大変貴重なものであった. また, アメリカに来て別の視野から看護を見ることができ, また実際の現場の看護を経験し, 看護への価値観は渡米前とかなり変わった. それというのも, これまで自分の経験した医療の中での看護職の重要性, プロフェッショナリズムについて改めて考えさせられたからだ.

現在, 留学, 転職を考えている方, 臨床以外の看護の分野に興味のある方などに, 私の体験談がなんらかの役に立つのを心から願っている. 失敗を恐れず転機のチャンスをつかみ, 目標を達成してほしい.

FN...FACULTY OF NURSING

和泉成子

オレゴン健康科学大学看護学部／医学部
PhD, RN, FPCN

chapter

22

研究そして教育での
チャレンジは続く

はじめに

日本で看護の基礎教育を受けた私は，アメリカに語学留学したことをきっかけに日本とアメリカとの往き来を繰り返した後，現在はアメリカに在住し，こちらの大学で研究と教育に携わっている．

これは最初から意図してたどったコースではないが，自分がその時々にやりたいと思ったことを実行していった結果だと考えている．結構行き当たりばったりの判断や無謀な行動もあり，振り返りながら冷や汗をかくところもあるが，自分がたどってきた経過と今の仕事に携わることができて大変幸せだと思っている．

ここではアメリカ留学から在住までの経緯と，アメリカのアカデミア（学究的環境）の中で研究者・教育者として働くことについて述べたいと思う．

いずみ・しげこ

兵庫県出身
1988年　千葉大学看護学部卒業
同　年　東京慈恵医科大学病院勤務
1989年　渡米. George Washington University, DC 語学留学
1990年　The Catholic University of America, DC 大学院看護学修士課程入学
1992年　看護修士号（MSN）取得. 米国バージニア州正看護師（RN）免許取得
　　　　Hospice of Northern Virginia, VA にて RN として勤務
1993年　帰国. 東京虎ノ門病院に看護師として勤務
1995年　兵庫県立看護大学に助手として勤務
1998年　再渡米. Oregon Health & Science University, OR 看護学博士課程入学
2003年　看護博士号（Doctor of Philosophy in Nursing）取得後，帰国. 福岡県立大学に助教授として勤務
2006年　3度目の渡米. Oregon Health & Science University ポストドクトラルフェロー
2009年　Washington State University, WA に Assistant Professor として勤務
2012年　Oregon Health & Science University に Assistant Professor として勤務
現在に至る
e-mail：izumis@ohsu.edu

1988 年に日本の大学を卒業して病棟看護婦（当時は看護師ではなく看護婦であった）として働き始めたとき，「これが，本当に私がしたかったことなのだろうか」という疑問が生じた．当時は数少なかった 4 年制大学の看護学部で看護は Art & Science であり，科学的知識と技で患者のケアを創造するクリエイティブな仕事だと教えられてきた私は，決められた仕事をルーティンとしてこなすだけの頭を使わない（ように当時の私には思えた）看護業務に非常に失望した．

　そこで以前からやりたかった海外留学をしようと思い立ち，看護の仕事をやめるつもりでその病院を 3 月に退職し，無謀にも語学留学の目的で 5 月に渡米した．留学先は姉が仕事で時々来る機会があるというだけでワシントン DC に決め，George Washington University の English as a Second Language（ESL）Program に入学願いを申請しすぐに受理された．

看護師として "自分" に何ができるか

語学留学から大学院留学へ

　あとで知ったことであるが，アメリカの ESL プログラムは英語を母国語としない学生に大学での授業に必要なだけの語学力をつけることを主な目的とし，学生はプログラム修了後大学に入学する，あるいはすでに入学を許可された学生が正規のコースを受講する前に終えることが期待されている．ESL 学生のほとんどは留学生で，留学生は地元の学生よりも高い授業料を払うことが一般的であることから大学側にとって ESL の学生をたくさんとることは経済的にプラスになるので，ESL プログラムへの入学手続きはたいてい簡易である．そのような事情は知らずに，アメリカの大学から入学許可を得た（かのように）思った私は不安と期待に胸を膨らませて，いざ留学．

　この大学の ESL では，入学時に試験を受け，その結果に応じて三つあるレベルのどのクラスに入るかが決められた．それぞれのレベルのコースを修了すると，次の学期には次のレベルのコースを受講し，基本的には 3 学期

研究そして教育でのチャレンジは続く……chapter 22　357

以内に大学の正規のコースに参加する語学力を習得して ESL を卒業することになる．ESL のコースでは，他の国からの留学生たちと主に与えられた課題について英語でプレゼンテーションあるいは議論をしたり，レポートを書く指導を受ける．

　私は三つあるレベルのうち 2 番目のレベルのクラスに割り当てられ，夏学期（5 ～ 7 月）と秋学期（9 ～ 12 月）のコースを終えた時点で大学の正規の授業を受けられるようになった．次の学期から ESL で取れるコースがなくなるとなった秋学期中，私は次の進路をどうするか迷った．語学留学を修了して日本に帰るか，アメリカの大学に正規入学するか．日本に帰ってとくにやりたいこともなく，英語が少ししゃべれるようになっただけで帰国するのも無意味な気がして，アメリカに残ってなんらかの正規の大学のプログラムに入学することを検討しはじめた．

　看護の仕事に幻滅して留学したにもかかわらず，アメリカ人の学生に混じって英語で勉強するとなると，せめて予備知識が少しでもあるなじみのある分野で勉強したほうがよいような気がして，いくつかの看護の大学院への入学申請を行なった．幸い同じくワシントン DC 市内にある The Catholic University of America から，入学 1 年以内に TOEFL の点数を上げること（何点以上にするように言われたのか覚えていない）を条件に，仮入学を許可された．1990 年のことである．

クラスメートは年配ベテラン看護師

　看護学修士号（Master of Science in Nursing）を修得するこのプログラムでのクラスメートは，看護師として何年も働いてきた経験があり子供が独り立ちしたので自分の勉強とキャリアアップのために大学院に入学してきた年配のベテランナースがほとんどであった．みな仕事と家庭を持っており，社交的な付き合いはほとんどなかった．ましてや言葉がほとんど通じず，授業中に発言することもない留学生の私には友達らしい友達はできなかった．毎日授業以外の時間を図書館で過ごし，出される課題を理解してそれをこなすことで精一杯であった．

　その一方で，学生が教授に質問を投げかけ，盛んにディスカッションが交

わされる授業は大変刺激的であった．今から思えば3割程度も理解できていなかったし，聞き返す語学力もなかったが，授業の内容を学生が臨床現場で体験していることに結び付けて分析・議論し，学んだことに基づいて「自分が看護の実践を変えていくのだ」という学生一人ひとりの姿勢には気迫があった．

やれと言われたことをこなすだけ，あるいはやってはいけないといわれたからやらないのではなく，なぜやるのか，なぜやってはいけないのか，どのようにすることが最善なのかなどを具体的な体験例や組織の規範，法律などを参考に真剣に検討する様子を見ていると，看護という専門職についての誇りが感じられた．そして日本での私の経験は，専門職者としての自律の意識に欠けた受身の姿勢の結果であったと反省した．

何とか修士課程卒業にこぎつけたときの喜びは大きかったが，それにも増して看護師としてなにができるのかについて考える機会を得て，これからも看護の世界でやっていこうと思えるようになったことは私自身にとって非常に有意義であった．

● アメリカの博士課程を選んだ理由

教育方式の違い

修士課程を修了した後，学生ビザの許す範囲でアメリカのホスピスで看護師として働いた．1993年に日本に帰国し，病院で看護師として，そして大学で助手として働いた後，再びアメリカの博士課程に留学することを決めた．今回の決定には研究者としてきちんとしたトレーニングを受けたいという明確な理由があった．

なぜ日本ではなくアメリカの博士課程だったかというと，日本とアメリカの博士課程の教育方式の違いであった．日本の大学院では基本的にひとりの教授についてその指導のもとにその教授の研究領域に近い研究をして博士論文を書いて卒業する．アメリカの博士課程では，通常最初の2年間は，哲学，研究方法，論文の批評の仕方，そして自分の研究領域に関する様々なコースをとって研究者に必要な知識と技術を修得したあとで，自分の博士研究を計

画・実行し，論文として書き上げて博士号（Doctor of Philosophy：PhD）
を修得する．

　最低 2 年間のコースワークプラス研究計画・実行・論文の執筆なので，
最短でも 3 年，平均で 4.5 〜 5 年間はかかる．しかし規定のコースワーク
を通じて研究の哲学的基盤から概念的枠組み，様々な研究方法について，そ
の領域のエキスパートである複数の教員から広く学べることは非常に魅力的
であった．

　私は当初日本で働いていたとき，多くのがん患者が最後まで苦しみながら
亡くなっていくのを見たことから，終末期ケアと緩和ケアに興味を持ってお
り，修士課程のときから専門領域を End of Life Care（EOL ケア）と緩和
ケアとしていた．その EOL ケアに関する研究をしたいと思っていた私は，
国際学会で出会ったこの領域で研究を行なっている研究者のグループがいた
Oregon Health & Science University（OHSU）の博士課程に入学申請し，
許可を受けて再びアメリカへ．1998 年のことである．

Research Assistant として研究にも参加

　この留学は一貫して楽しかった．前回に比べると日常生活の英語でのコ
ミュニケーションには比較的不自由しなかったし，私を留学生としてではな
く，研究者の学生仲間として対等に接してくれたクラスメートや教員にも恵
まれた．そして何よりも，博士課程の中で学んだ知識の広さと深さ，そして
研究を通して看護の知識体系を広げていこうとする教員や学生の研究者とし
ての姿勢が大変刺激的であり，授業に参加すること，そしてそのような議論
に参加することが楽しかった．

　多数の英論文を読むこと，英語で質の高い文章を書くこと，効果的に議論
することは引続き決して容易ではなかったが苦痛ではなかった．私は留学生
だったのでアメリカ人のクラスメートのように連邦政府の研究助成に応募す
ることはできなかったが，コースワークの傍ら研究助成を得ている教員の
Research Assistant（RA）として研究に参加することもできた．授業だけ
ではなく，実際の研究に参加して具体的にどのように研究計画書を書くのか，
データ収集・管理をどのように行なうのかなどを学べたことは研究者になっ

ていくうえで大きな収穫であった.

留学生と在住者の違い

ポスドクへの移行

博士課程を修了し，帰国後（2003 〜 06 年）は留学中に助成を受けていた日本の大学で働いた．月日が経つにつれて，アメリカで見てきたような研究を日本で実行することの難しさを感じ，焦りが生じてきた．研究助成制度の違い，大学教員に期待される役割と機能の違い，同じような研究に対する知識と姿勢を持った協同研究者を得ることの難しさなどが重なって，アメリカに戻って研究を続けたいという気持ちが高まった.

私は博士課程留学中にアメリカ人男性と結婚しており，夫もアメリカへの帰国を望んでいたので，夫の扶養家族として永住権（グリーンカード）をとり，今回は永住者としてアメリカに戻ることになった．渡米前に，留学していた OHSU の教員からポストドクトラルフェロー（ポスドク；博士研究員）の席があるが来る気はないかと連絡があり，幸いにも渡米後すぐに研究職に就くことができた．OHSU は博士課程のときにいた大学で，顔見知りの教員も多くいたので，ポスドクへの移行は比較的容易であろうと思っていたが，実際にはそう簡単ではなかった.

就いたポスドクの席は National Institute of Health（NIH）からの助成金で設置されており，PhD 取得後の研究者を支援して新しい知識の創出に貢献できる独立した研究者に養成するという結果が期待されている．つまりポスドク（私の場合は 1 年間であった）修了時の 2007 年には一人前の研究者であることを示すだけの業績を出すことが求められた．このポジションはアメリカ市民あるいは永住者だけが就くことができ，基本的には，将来アメリカの研究をリードする研究者を養成するためにアメリカ政府がお金を出しているのである．だからもう異国民であるからとか，英語が母国語でないからなどの言い訳はできない．ほかのアメリカ人研究者と同じレベルの成果が求められる.

これは大変なプレッシャーである．博士課程にいたときは，他の学生と対

研究そして教育でのチャレンジは続く……chapter 22　　361

等にやってきたと思っていた．しかし振り返ってみると，課題の論文を全部授業の前に読み切ることができなかったとき，理解できなかったとき，クラスメートは「私には日本語の子どもの本も読めないのだから，母国語以外で書かれたこんな論文を読めることはすごい」といって慰めてくれた．ネイティブに校正してもらう時間のなかった文法的間違いだらけの論文を提出したときも，教員はおそらく「留学生だから」と大目に見て，私の文意を理解しようと辛抱強く読んでくれた．（留）学生だから，与えられた規準に合うだけのことをすれば卒業できた．

しかしこれからは，過程はどうであれ，研究申請書，論文などの最終産物は他のアメリカの研究者と同等に評価・審査され，良いものは認められ，質の悪いものは理由はどうであれ認められない．厳しい世界である．

研究助成の獲得，一人前の研究者に

もう一点，このポスドクの期間に直面した問題は，アメリカでの研究基盤を築く必要性であった．博士課程に留学中はあくまでも留学生だったので，アメリカの研究助成制度や研究者としての道のりなどは，それほど関心を持って理解していなかった．普通であればこのようなことは，博士論文の研究指導教員がそれとなく機会があるごとにメンタリングすることなのだが，私の指導教員は私が日本に戻るつもりでいることを知っていたので，特には指導をしなかったのだと思う．

研究者は，博士論文の研究発表から始まり，引続き関連領域の研究者と交わりながら，自分の研究領域を確立し，研究論文発表などを通してその領域の第一人者として認められていく．私は博士課程修了後は帰国するつもりだったので，特に学外の研究者と交流するということは意図的にはしていなかったし，卒業した時点で帰国したため，帰国後に英論文雑誌に発表した博士論文は，それほどアメリカの同じ領域の研究者の関心を惹くものではなかった．また，私の博士論文の対象は日本人看護師で，日本でデータ収集を行なったため，アメリカでの研究フィールドはまったく持っていなかった．

ポスドクの研究者は，自分の研究領域を深め他の研究者との交流を広めるために，普通は自分が卒業したプログラム以外の大学のポスドクにつく．自

分の研究領域の学会や雑誌に戦略的に投稿・発表し，そこでの自分の認知度を上げていく．そんなことはまったく考えておらず，してこなかった私は，他のポスドクに比べて，かなり出遅れていた．

　これらのことがわかってきたので，ポスドクの半ばで私は仕切り直しが必要であると考えた．改めてアメリカで研究をしていく基盤をつくっていく必要があると腹を据えた．ポスドクのスポンサーであった2人の教授の指導のもと，残りの半年で，自分の計画した研究を行なうためのさらに2年間のポストドクトラルフェローシップの研究計画書を書いて NIH に申請した．この計画書は National Research Scholarship Award（NRSA）の個人を対象としたポストドクトラルフェローシップとして採用され，その後2年間その研究の実施を通して，アメリカでの研究フィールドの開拓，研究関連領域事情と傾向の把握，専門領域学会の選定・参加，他の研究者との交流に努めた．

　文化の違い，まだまだ立ちはだかる英語力の壁，（信じてくれない人もいるが）内向的な性格などから，自分をこのような攻めの位置に置きつづけることはなかなか苦しいことではあるが，アメリカで好きな研究をしていくためにしなければならないことだと腹をくくって，これらの努力は今でも継続して行なっている．

　ポスドクではあるが，この主任研究者として NIH からの研究助成を獲得したということは，先に触れたアメリカでの一人前の研究者としての業績であり，ほかのアメリカ人研究者と比べても劣らない研究計画書を書くことができるという大いなる自信につながった．

●アメリカの大学・Academia で働くということ

「支援的」かつ「シビアな」システム

　2年間のポスドクが終りに近づくと，次の就職先を探すことになる．アメリカであっても看護の領域で研究を続けられる場はほとんどが大学の教員に限られる．大規模なリサーチセンターやシンクタンクなどではフルタイムのPhD を持つ研究者を雇っているが，緩和ケア，看護実践といった私の研究

研究そして教育でのチャレンジは続く……chapter 22　　363

領域ではそのようなポジションは見つからなかった.

　大学であっても，研究を重視して研究者としての教員を採用する大学と，教育重視で採用した教員の研究をサポートする体制のない大学とがある．また研究者としての教員を採用する大学であっても，どの程度の研究支援が受けられるのか，それに対してどのような業績が期待されているのかなどは各大学のミッションやそのときの財政，教員の人数などにより様々である．研究を行なっていくうえで必要な支援として考慮するべきことは，主に研究に当てられる時間（Protected Time for Research）と研究をスタートアップするための助成金，そして研究を行なううえで必要なその他の資源，たとえば研究計画書を提出する時の事務手続き作業を行なう職員がいるのか，複雑な統計分析を担当するあるいはコンサルトしてくれる統計学者がいるのか，研究対象者を募るための臨床現場へのアクセスがあるのかなどが含まれる.

　このなかでも研究に当てられる時間の確保は非常に重要である．博士課程あるいはポスドクを修了したばかりの若手研究者が将来自分の研究時間を確保するための研究助成金を獲得し研究者として成功していくためには，論文を書いて発表する時間，研究計画書を書いて助成に申請する時間が必要である．研究を重視する大学では，採用から 3 〜 5 年間は担当する授業数を制限するなど，仕事量の 40 〜 50 パーセントを研究時間として確保することを約束していることが多い.

　これはアメリカの大学の仕事量（Workload）の考え方と関係している．ほとんどの大学教員が研究・教育・サービスの三つの役割を果たすことが期待されている．これは日本の大学と似ているのだが，アメリカではそれを数値化して各教員がそれぞれの役割をどのような割合で行なうのかを明確化している．例えば，新規採用した若手の教員であれば，最初の 1 年間は仕事の 50 パーセントは研究に，40 パーセントを教育，10 パーセントを委員会活動などのサービスに時間配分するよう採用契約がなされる．1 週間の仕事時間を 40 時間として，毎週 20 時間は研究に，16 時間を教育に，そして 4 時間程度を委員会活動などに費やすことになる．担当する授業の量は，平均週 16 時間ということで，各学期 1 〜 2 コースとなる．これが教育重視の大学や，新任期間をすぎて研究時間を大学がサポートしなくなると，教育 80

パーセント，毎学期二～四つのコースを教えることになり，論文や研究計画書を書く時間などはまったくなくなる．

　最初の数年間は研究する時間を大学が支援する理由は，その時間を使って論文を発表して業績を積み研究計画書を書いて，近い将来にその研究者が外部からの研究助成金を確保することを大学は期待しているのである．というのは，研究計画が採用されると，研究者がその研究に費やす時間に相当する給与が研究費からまかなわれ，大学はその分を研究費が取れなかった他の教員の給与に当てることができる．研究計画書を書く際，研究者はその研究にどれくらいの労力と時間を費やす計画であるか（たとえば平均週16時間，52週間〈約1年間〉）を見込んで，その人件費を予算の中に申請するのであり，実際アメリカの研究助成の大半が研究者の給与として支払われているのである．

　大学が支援する最初の数年間に研究費を外部から取って来なければ，大学はその教員の研究時間の支援を打ち切る．だから最初の数年以降は，研究をしたければ研究をする時間を買い取るためのお金を自分で取ってこなければならないのだ．

　ここに書いたことの大半は実際に就職活動をしながら，あるいは教員として働き始めて学んだ合理的で，ある意味研究者として成功するための機会を与えるという支援的なシステムであるが，その一方で与えられた期間と条件の中で成果を出すことが求められているシビアなシステムでもある．

　しかも，いまのアメリカでの研究資金獲得競争は熾烈を極めており，経験を積んだ著名な研究者であっても研究を継続するための助成金が獲得できず，研究を打切らざるを得ないというようなことが起こっている状況である．私も今受けている助成が終了する2017年の10月までに次の助成金をなんとか獲得しなければならないと四苦八苦しているところである．

周到な準備と高等な教育技術
　以上，大学教員として研究を行なっていくことについて述べたが，それ以外に大学教育を行なうということについても手短に触れておきたい．大学によって学生も多様である．多くの大学が学部教育以外に，修士課程，研究者

研究そして教育でのチャレンジは続く……chapter 22　365

を養成する博士課程，臨床家を養成する Doctor of Nursing Practice（DNP）のプログラムを持っている．前期後期を含めて大学院の学生の大半が数年間は臨床で働いた経験のある看護師ではあるが，年齢も20代後半から50代と幅があり，看護師としての経験も人生経験も様々である．また学部の学生であっても，ほかの分野・職種から転向してきた年輩の学生など多種多様である．

　アメリカでは看護教育そして広くは高等教育の変革が求められており，教員を主体とした講義中心の高等教育から，学生の学びを中心とした Active Learning の教育方針への切り替えが起こりつつある．また通信技術の発達から，遠距離学習，オンラインコースなど，教育の提供の仕方も多様化し，大学教員はそれらの新しい知識や技術に精通し適用することが期待されている．

　私の修士課程での経験のところでも触れたが，アメリカの学生は単に授業を受けるのではなく，自分の意見をはっきりと持って授業に参加する．わからないことは徹底的に問いただしてくるので，教員側も質の高い学習体験を作り出すために周到な準備と高等な教育技術が必要となる．このような主体的な学生とのやり取りは，労力もかかり緊張もするが，切磋琢磨といった感じで楽しいものでもある．逆にたまに日本で講義などをすると，学生からの反応が少なくちょっと寂しい思いをしたりもする．これがアメリカのアカデミアとよばれる大学の環境のなかで教員として研究そして教育を行なっていくということについての私の体験にもとづいた私見である．

● これからのチャレンジ

　私は今現在，Cambia Health Foundation という財団から助成を得て研究50パーセント，教育50パーセント（本大学ではサービスはほとんどカウントされない）という割合で仕事をしている．しかし，この助成はこの10月で終了するので，その後いかに研究時間を確保するかが大きな課題となっている．研究助成の切れ目ができないように，共同研究者らと協力して，質の高い研究計画書を効率的に次々に作成して申請していくことは非常に難し

い．同時に次の助成金獲得につながるような論文発表，研究目的にあった研究チームを作るための研究者とのネットワーク，さらには学生の要望に見合った教育の計画・運営も怠ることはできない．チャレンジは続く……とため息が出ることも多い．

　ところで，アメリカ人はこの Challenge という言葉が好きで，どんなに難しい状況でもそれを困難 Difficulty や無理 Impossible ではなく Challenge と呼んで受けて立とうとする．アメリカでの生活も 15 年を超えた今，いまさら私はアメリカナイズしていないとも言えないので，この際開き直ってアメリカ人のように，大学の中で自分のしたい研究を続けていくということに Challenge していこうと思っている．

FN...Faculty of Nursing

綿貫成明
国立看護大学校看護学部看護学科老年看護学
PhD

chapter 23

ものごとのとらえ方，
考え方を留学から学ぶ

はじめに

筆者は，日本での臨床と教員の経験を経た後，米国大学院に留学して学位を取得し，再び日本で看護教育・研究に携わっています．米国では，当たり前と思っている「前提」や「理由」，「根拠」，「考え方」をあらためて一つずつ言語化して人に伝えること，そして日本の看護のすばらしいところを国外に発信することが重要と気づかされました．また，あらゆることの「基本」に立ち返って学習し直すことで，その後の大きな発展や飛躍も可能ということも実体験として持ちました．

現在は，教員として日本の看護学生・大学院生の教育に加え，世界各国の看護師との関わりを持った仕事の機会もいただくなかで，米国の学びを日本でどう活かすか，筆者個人の体験をもとに意見を述べたいと思います．

369

わたぬき・しげあき

神奈川県出身
1990年　東京大学医学部保健学科卒業
同　年　東京大学医学部附属病院外科病棟勤務
1994年　東京大学医学部健康科学・看護学科助手
1996年　University of Minnesota, MN School of Nursing
　　　　客員研究員
1997年　University of Minnesota School of Nursing 大学
　　　　院修士課程入学
1999年　同　　課程修了．理学修士号（MS）取得（看護
　　　　学専攻）
同　年　University of Minnesota School of Nursing 大学
　　　　院博士課程入学
2003年　同　　課程修了．学術博士号（PhD）取得（看護
　　　　学専攻）
同　年　東京大学大学院医学系研究科健康科学・看護学専
　　　　攻講師
2004年　藍野大学医療保健学部成人看護学助教授
2008年　国立看護大学校看護学部看護学科成人看護学准教
　　　　授
2011年　国立看護大学校看護学部看護学科老年看護学教授
　　　　および
　　　　同　　研究課程部看護学研究科長寿看護学教授
　　　　現在に至る

実習と卒業研究での経験

　筆者が看護の道を目指していた大学 4 年生の時，「看護管理実習」でお世話になった大学病院の外科病棟で活躍する看護師長の印象が強烈でした．患者さんやご家族とのさりげない会話や対応を通して，いかに安全で安心・快適な生活を送ってもらい，回復し退院できるかを配慮していることを肌で感じました．医師と率直に意見を交換し合い，スタッフの一人ひとりが生き生きと働く，そのような雰囲気の病棟に大きな魅力を感じました．採用試験の際に病棟希望を申し出たところ，病院から採用の内定をいただくことができました．

　卒業研究では，認知症高齢者の体重減少や摂食・身体活動に関する研究を行なっていた講座に興味を持ち配属を希望し，その一部に取り組みました．この「高齢者ケア」のテーマが，その後の研究分野の方向を決める一つとなりました．当時の卒論指導の先生方から，米国に留学して看護を学んでくることの意義や魅力を，何度も熱く語られました．しかし，当時の筆者は「留学は遠い夢の話」と思っていました．

自問自答する日々

　希望通りの病棟での勤務 1 年目は無我夢中でした．定時の処置や患者への配慮など，抜けがちの自分を先輩がフォローしてくださり，また厳しくも熱いご指導を受けながら，山あり谷ありの日々を過ごしました．4 年目を迎える頃には，新人指導，学生指導，夜勤リーダーを担うようになりました．

　日々の看護は楽しく，また患者家族，同僚・多職種の方々との出会いは，掛け替えのない貴重なもので，自分を日々成長させてくださったと思います．一方で，落ち着いて本を読んだり，物事を考えたり思考を整理する時間が，十分にないままで過ごしてきた自分に気づきました．一通りの「業務」には体が動き，頭もある程度働くのですが，本当に「看護」を見極めて提供できているかと自問自答し続けました．

　当時，手術後の患者が，「不穏」「ICU 症候群」などと言われる状態に陥

ることがよくあり，その看護に苦慮していました．病棟の看護研究チームに
も声をかけていただき，その実態調査の経験もさせていただきました．後々
に，それが手術後の患者の「術後せん妄」だったということを知るのですが，
曖昧な知識を整理して学習をきちんと積み重ねたい，また研究にも腰を落ち
着けて取り組みたいと思うようになりました．そのような矢先，母校の大学
の先輩教員からお声掛けをいただき，助手として看護教育の道に入ることに
なりました．

「遠い夢」で終わらせなかった留学

新たな思考の訓練の必要性

経験の浅い中，早速講義・演習の補助を担当したり，大学院生とのゼミの
場で英論文の抄読を行なったり，研究計画を発表する機会が得られました．
しかし，その時の自分の力は，論文読解や研究計画のすべてにおいて，まだ
まだ及ばないと痛感しました．臨床実践は，その場その場で判断して答えを
出し行動に移す必要があり，日々の振り返りと年月の積み重ねで成長してい
けることが多いと思います．教育・研究は，その場ですぐ答えが出ないこと
も多く，数週間・数カ月という先々の目標や期日を見極め，ペース配分しな
がら複数の仕事を同時に進める必要があります．

「あれはどうなのか」「これはどうなのか」と院生・上司とゼミでディス
カッションしていくことで，研究の切り口や方法が深まっていくことを目の
当たりにしました．自分がそれまで主に使ってきた「思考回路」とはまた
違った，新たな思考の訓練が必要だと気づかされました．自分も大学院で学
ぶ必要があると思い始めた頃，大学卒業時に恩師から勧められていた米国大
学院への留学を再度考えるようになりました．留学体験者の話を聞き情報を
集めるうちに，留学が「遠い夢」ではなく，一気に現実的な道へと変わって
きました．

留学先の絞り込み

看護の大学院教育の歴史が長い米国では，50 州それぞれに州立大学と私

立大学が多数存在しています[*]. そのため, 選択肢の幅が相当広いと同時に, 選択肢が広すぎて悩ましい点もあります. どの州のどの大学院に絞るか, 本当に自分が進みたい専門分野は何か, さまざまな人に相談をしているうち, University of Minnesota 大学院の留学生に話を聞く機会がありました. その大学院では（今は多くの大学院がそうですが）, 看護の理論・倫理・研究の三本柱をコア・カリキュラムと位置づけ, どの分野に進む場合でもこのコア・カリキュラムの履修が必須となっていました. コア・カリキュラムの科目は, 「ものごとのとらえ方, 考え方を学ぶ」ものであり, それまでの「常識」が「非常識」になることもあり, 世界が違って見えてくることもあると聞きました. そしてミネソタ州という地理的条件, 治安, 物価が馴染みやすいということも知らされたのです.

  ＊州別の看護大学院リスト　http://www.gradschools.com/programs/nursing

短期留学の目的

　自分が将来どのような形でキャリアアップするかは未知数でしたが, 米国での看護を少しでも学び, 将来何らかの形で貢献できればという思いが掻き立てられました. 「思い立ったら吉日」, 熱のあるうちに勢いに乗って進めることが大事なので, 英語試験の TOEFL（Test of English as Foreign Language）^{**}を受けることから始めました.

　しかし, 筆者は中高 6 年間と大学受験時代に受験の読解・文法を中心に鍛えただけで, 大学に入ってからは英語の授業以外は専門課程の卒業研究で, 英論文をいくつか読み引用文献として活用した経験のみでした. 臨床現場でも助手の業務でも英語を使う経験は限られており, リスニングも長文読解も, そのときの自分には難易度が高すぎて合格には程遠い状態でした.

　通勤途中にリスニングの練習を積み重ね, 過去問を何度か解きましたが, 数カ月後に再度挑戦してもさほど点数の伸びには繋がりませんでした. そのため, 一大決心して一度現地に出向き, 留学の準備を一気に進めてしまおうと考えました.

　上司に許可を得て休暇をいただき, University of Minnesota 大学院の老年看護学の教員にメールを出し, 履歴書と研修計画書を送付し, 3 カ月の客

員研究員として短期留学を受け入れていただきました．その間に，認知症高齢者ケアに関する大学院講義を聴講させてもらいながら，大学院の状況を見聞きして資料や情報を集め，修士課程のアドバイザーとなっていただけそうな教員に面談を申し込みました．

　また，その期間に現地の留学生対象の英語プログラムで，長文読解，リスニング，スピーキングとプレゼンテーション，アカデミック・ライティング（レポートや学術論文の書き方）の科目を受講しました．最初の1カ月は，慣れない英語を毎日使うことで「すぐ頭が疲れる」「頬や喉周囲の筋肉が疲れる」といった症状を経験しました．英語は，日本語とは別の思考回路と表情筋を使うことを実感しました．

　滞在場所は，戸建てに家主が住み部屋を賃貸するルーミング・ハウスでしたので，家主の高齢女性，6人の各国留学生と毎朝毎晩会話しました．日中の大学院と英語プログラムを含めると，1日中が英語漬けの生活となりました．そのような生活が2カ月経ち，TOEFLに再チャレンジしたところ，リスニングと長文読解の得点が伸び，無事に基準をクリアできました．

入学許可をもらう

　米国大学院の出願には，GRE（Graduate Record Examination）[**]という学力試験も必要です．GREでは，ネイティブの米国人でも相当難しい語彙，速読，内容分析や類推などの能力が要求されます．英語を母国語としない留学生には相当なハンディであり，TOEFLと同様に対策が必要でした．数学の問題だけは日本の高校程度で簡単でしたが，出題方式には慣れておく必要がありました．

　看護師の免許についてですが，専門看護師CNS（Clinical Nurse Specialist）やナースプラクティショナーNP（Nurse Practitioner）のコースでは，正看護師RN（Registered Nurse）の資格試験に必要な，CGFNS（Commission on Gradates of Foreign Nursing Schools）やNCLEX-RN（National Council Licensure-Registered Nurse）試験が当時は推奨されていました．私の場合，修士課程も博士課程も研究を主体としたコースで，正看護師の免許が必須ではなかったため，免除してもらい大学院での研究を続ける

ことができました（現在は，ほとんどの大学院では必須と思います）.

　最終的に，大学院の出願***については，老年看護学についても研究を活発に行なっている University of Minnesota を始め，ノースカロライナ，イリノイ，オハイオ，オレゴン，カリフォルニアの各大学から願書を取り寄せ，いずれにも出願して入学許可 Admission をもらうことができました．その中で，生活にも慣れ，またプログラムの実際について全米の中でも引けをとらない実績と歴史があることから，ミネソタに決めました.

　博士課程は，当然研究テーマによって行き先と指導教員を検討する必要が出てきます．筆者の場合は，University of Minnesota 大学院の看護学専攻で修士課程を修了し，引き続きアドバイザーの教員と複数の教員の面接を受け，そこの博士課程に引き続き進学する道を選び，研究を続けました.

　＊＊ TOEFL や GRE の情報：国際教育交換協議会（CIEE）http://www.cieej.or.jp/

　＊＊＊留学準備案内や奨学金の情報：日米教育委員会（フルブライト・ジャパン）http://www.fulbright.jp/index.html

────→ それは「未開の地」を旅するようなワクワクする感じ

英語が苦でなくなっていく過程

　University of Minnesota の英語プログラムでは，とりあえず一通り聞いたり読んだりして「大意」をつかむ訓練を受けました．知らない単語や意味不明のことがあっても，「筆者・話者は何を言いたいのか」に焦点を当てる訓練でした．また，自分の知っている単語と文法で，いかに伝わる文章を書くか，伝わる話し方をするかという訓練もありました．これらの力をゼロから鍛え直したお蔭で，その後の大学院での実践力に結びついたと思います.

　聞く・話す・読む・書くの総合力を伸ばすには，数カ月以上の英語漬けの生活が私には欠かせませんでした．また，TOEFL 試験のクリアは運転免許を取り立てのようなもので，高速道路や大都会の道路を運転するのに必要な，もう一つ上の段階の日々の訓練が必要でした．大学院の授業でも，講義では教員が明瞭に話をするのでついていきやすかったのですが，学生同士のディ

ものごとのとらえ方，考え方を留学から学ぶ……chapter 23　375

スカッションやプレゼンテーションでは，聞く・考える・話す力が TOEFL の基準以上に求められました．

さらに英語漬けの日々を半年，1年と続けていくうち，ある日突然「目からウロコ」状態で英文が目に飛び込んでくるようになり，耳からも英語が入ってくるようになりました．そうすると，一定の長さ以上のフレーズが口をついて出てくるようになり，また書けるようになり，英語が徐々に苦でなくなってくるのを実感しました．

授業を受ける前には，膨大な量のテキストや文献の事前課題が指定されます．読み終えるのに何日もかかる量ですが，米国人は仕事の傍ら何回分か先までの文献を読んで授業に臨んでいました．一方，留学生の私は，不慣れな難しい内容の大量の英語と闘う時間が必要でした．理論，倫理，研究法などで，見慣れない単語が出るたびに辞書を引き引きでしたが，徐々に段落ごとの大意で読み進む技術を，やがては論文1件やテキスト1章の大意をつかめるようになっていきました．

授業で課されるレポート，研究計画書や論文は，米国心理学会 APA（American Psychological Association）のスタイルで書く必要がありました．文章の構成や書き方，ピリオドやスペース，大文字小文字の使い方など，細かいルールが決められています．不慣れな中でもレポートを何本も書く中で，使って覚えることができ，後々このスキルは論文を作成するときに大変役立ちました．

あるとき，街中の本屋で子育てに関する一般向けの図書を買って読んだところ，「英語は何と易しく読みやすいのか」と思いました．そしてふと，それまでの大学院のテキストや論文を読み返したところ，「英語が難しいのではない，論文が難しいのだ」と実感するに至りました．今から思うと当たり前ですが，論文は日本語でも難しいこと，言語化・抽象化という高次脳機能の作業であることを実感しました．

異なる国々や年代の人々と学び合う

英語力の獲得には苦労しましたが，米国人そして留学生同士でコミュニケーションを図れたことは，「異なる国々の人々と学び合う」ことにつなが

りました．共通言語としての英語は，自分には不自由な「第二言語」ではありますが，その英語を介して色々と話ができるメリットは大きかったと思います．

ミネソタにはアジアの留学生が多く，また中近東の留学生もいました．米国の看護では，「文化の多様性への配慮」が盛んに唱えられるようになった時期でもあり，留学生は様々な授業で自分の国や文化ではどうなのか，米国の文化や考え方はどうなのか，というディスカッションになりました．これは，おそらく日本国内だけでは得がたい体験だったと思います．

ミネソタの地で初めて知り合った日本からの看護留学生は，日本語で語り合い支えあえる仲間であり，留学を継続する上での大きな支えとなりました．日本の看護留学生は，一度退職して貯金や奨学金で生活しながら学習に励んでいました．その後，現地で看護師として活躍している方もおられますし，日本に戻られ活躍しておられる方もいらっしゃいます．留学生らとの一番の思い出は，米国における看護の学びを日本にどのように「輸入」するのかをテーマに扱った，「アメリカの看護を料理する」というシリーズの解説[1]を，分担して書いたことです．

大学院では小人数のセミナー形式の授業が多く，数名から十数名の受講者というのが通常でした．事前に読んできた指定文献と，それまでの個人の体験もふまえながら，大学院生同士，教員とも熱を帯びたディスカッションが毎回展開されました．筆者は当時20代後半から30代前半の時期でしたが，大学院生は20・30代の人はむしろ少なく，40・50・60代と思われる年齢層の方が多くいらっしゃいました．そのほとんどが現場で働く看護師や管理職，他大学の教員で，自らの職業人としての生活，家庭生活，そして学業を並行しながら，やりくりをしていました．

大学院では，院生同士・教員ともファーストネームで呼び合い，「対等」なひとりの人間として扱われました．年齢や経験，職位の違いはさておき，個人個人の考えや発言を重要視する文化が根着いていると感じました．人生経験豊かな先輩たちからは，大学院で積極的に生きた学習をしようという姿勢が強く感じられ，筆者もたくさんの刺激をもらって成長することができたと思います．

ものごとのとらえ方，考え方を留学から学ぶ……chapter 23　377

「先立つもの」を工面する方法

　留学生活にも、「先立つもの」は不可欠です。留学生は州外居住者 Non-resident 区分のため、州内居住者 Resident より高い学費を払うことになります。学生ビザ F-1 取得に必要な入学許可証 I-20 を得るには、残高証明や奨学金証書を提出する必要がありました。学費、教科書代、生活費、医療保険代、渡航費を合わせると相当な額になりましたし、留学中に生活が苦しくなるたびに親や家族に大変な心配と苦労をかけておりました。

　留学生は学業が当然優先のため、原則的に学期中は週 20 時間までの大学内就労のみが許可されていました。最初は生活に慣れ授業についていくのが精一杯でしたし、Research Assistant や Teaching Assistant の公募に応募しても、前任者継続のため新規採用されないことが多くありました。幸い 2 年目からその機会をもらってから、生活費を一部補う給与のほか、授業料と医療保険の一部が免除される特典が受けられました。

　留学生活の中、節約することはもちろん、中古を扱う店を人に教わり、定期的に見にいくようにしました。また、近所や学生同士で中古品を直接売買することも多くありました。そのため、生活用品のほとんどが非常に安い中古で生活できました。

　さらに、日本と現地の様々な奨学金、研究助成金を複数いただくことができたお蔭で、数年にわたる留学生活で学業専念を継続することができました。学業を第一優先として学習と研究に没頭できる環境は、苦しい生活であっても、時間と人との関わりが贅沢に持てるという利点がありました。特に博士後期課程では、文献を読み込み、フィールドワークをし、研究計画を立て、データ収集・分析を行ない、論文を執筆する点で、贅沢に時間が使え、英語のハンディがある自分でも何とか前に進むことができたので、貴重な環境だったと思います。

いちいち言うことが重要

　米国の看護大学院修士課程、博士課程での大きな学びは、今までに述べたことに加えて、普段から当たり前と思っている「前提」や、「当たり前」と思っていることについて、一つひとつその「理由」、「根拠」を押さえ、「考

え方」を学ぶことです．改めて，一つずつを言語化して人に伝えることが，様々な科目の課題で求められましたし，グループワークや論文作成のプロセスでも求められました．

　日本の大学院でも，おそらく同じことが求められるとは思いますが，日本人同士ですと生活の中ではおそらく「何となく分かっていること」は，「いちいち言わなくて良い」と思う傾向にあるように思います．しかし，米国は多民族国家という前提で，「いちいち言う」ことを求められることが多くありました．

　たとえば，様々な授業においては，一つひとつの現象や用語，理論，課題について，そもそもの前提となっていることは何か，それは何であるのか，なぜ問題なのかを洗い出しました．その上で，その問題に取り組む意義は何か，どのような選択肢があるのか，そしてどのような根拠をもって選択肢を絞っていくのか，毎回の授業で真剣に皆でディスカッションしました．そのためには，事前に読んでおく必要のある大量の文献が必要であることにうなずけました．授業中のディスカッションの幅の広さ，奥の深さについていくのは大変でしたが，それは同時に，これまでに経験したことのない「未開の地」を旅するようなワクワクするものでした．

　筆者は，前述のように高齢者のせん妄ケアに悩んでいたことから，このテーマに引き続き取り組みました．修士課程では，せん妄のアセスメントのツールの一つである，ニーチャム NEECHAM 混乱・錯乱状態スケールを原作者の許可を得て翻訳し，そのパイロットスタディを行ないました（綿貫ら，2001）．

　博士課程では，当時普及しつつあった心拍動下の冠動脈バイパス術を受ける患者の，術前と比較した退院時における認知機能と QOL についての調査（Sendelbach ら，2006），ならびにその一貫としてせん妄発症の実態と関連因子に関する調査を行ないました（Watanuki, 2003）．大学院生らと指導教員のチーム（写真）で，毎日交替で病院に入らせていただき，患者への説明と面談，データ収集をさせていただきました．

　実態記述・要因探索型の研究でありましたが，手術が高齢者の認知機能や生活の質に及ぼす影響の実際と，それに関連する術前・術後のリスク因子が

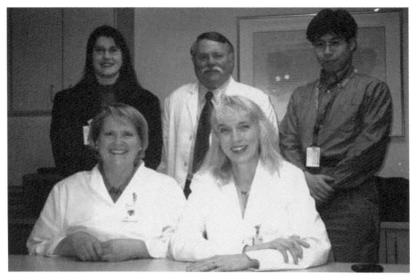

▲ 2002年8月 University of Minnesota 大学院看護学専攻の博士課程研究チーム
手前右よりリンクイスト博士（指導教員），センデルバック氏（博士課程，専門看護師）
奥右より筆者，チョーズ氏（リサーチ・ナース），サンダウ氏（博士課程，看護師）

明らかとなり，看護実践に直結する研究の醍醐味を実感しました．また，指導教員の助言のもと，研究プロジェクトチームのメンバーと切磋琢磨しサポートし合いながら進めることができ，研究のアイディア洗練から，データ収集のプロセス，データの解釈に至るまで，非常に楽しくかつ深い学びの日々を送ることができました．

「日本から」の看護の発信

言語化すること，基本に立ち返ること，無理をしないこと

看護研究は，「絶対の正解」がない中で，試行錯誤しながら進むことが多くあります．先行研究の知見の蓄積と，看護実践の中での疑問や課題，社会的な視点での貢献や意義を見据えつつ，研究指導者や仲間と議論を重ね，アイディアや計画を磨いていきます．

米国での大学院の学びは，理論，研究法，統計学，論文の読み方など多岐

にわたりますが，その中でも特に，前述のように当たり前を言語化すること，それを論理的に組み立てて明確にしていくことが大きかったと思います．そのような言語化の訓練，思考の鍛錬を20代・30代でしておいたことが，完全ではないにしても今の自分にとって，助けになっていると思います．

　また，今までの日本は，独学で学び頑張って研究に取り組むべきであるという風潮があるように感じられますが，米国では基本に立ち返り決して無理はしない，という印象を受けました．具体的には，研究の手法に関するあらゆる科目を履修しておくことが求められました（例：量的研究法の基礎，推量統計の解析手法，多変量解析の回帰分析の手法等）．もしさらに高度な統計手法を使った研究論文に取り組む場合は，それに応じた手法の講義・演習が追加で必須となるとのことでした．その上で，統計学者が必ず一緒に研究チームに入り，博士の学生，指導教員，統計学者とともに一緒に解析を行なったり，解析結果を解釈して次のステップを相談したりしていました．

　日本の方法も米国の方法も，メリットとデメリットがあると思いますが，米国の堅実な方法，ある意味で石橋をたたいて渡る方法も，見習う必要があるように感じています．

研究のさらなる「発展」

　筆者は，高齢者の認知症やせん妄のケアなどの研究テーマに関わってきましたが，留学を終えて帰国後，さらにこれらを「発展」させる研究テーマや手法に関わることになりました．

　たとえば，日本の高齢者ケアの研究の一貫として，がんの治療を受ける高齢患者に関する研究は取り組むべきことの多い，非常にニーズが高い分野で，その分野の研究にも関わる機会をいただいております．患者や家族のニーズの実態に関する「観察研究」から，実際に介入プログラムを開発し，その実現可能性や効果を検証する，「介入研究」にも取り組み始めています．文献レビューから研究計画書作成，倫理審査，データ収集と分析，学会発表と論文投稿という一連の活動で，一つのテーマの研究をある程度「やり遂げる」には，チームでの地道な努力と何年もの歳月が必要です．

　論文を仕上げるには多くの難関がありますが，これらの研究で実感するの

ものごとのとらえ方，考え方を留学から学ぶ……chapter 23　381

は，超高齢社会の日本からも，様々なエビデンス，あるいはその基となるデータを英語論文として世界に報告し，日本からの看護を発信していくことが大変重要であるということです．すでに，精力的に取り組まれている看護研究の先人たちがおられますので，少しでも追いつけることを目指して，日々精進したいと思います．

アジア諸国との活動

帰国後，英語が自分の言葉の一つとなり，米国留学では想像していなかった，多様な国々の人との「新たな」活動に関わることができました．

筆者が帰国後に赴任した大学では，「国際看護学実習」という科目があり，タイやベトナムでの実習に行く班の引率教員の1人となる機会を得ました．タイ語やベトナム語は大変複雑で難易度が高く，基本的な言葉しか覚えられませんでしたが，タイ語やベトナム語を現地の教員や通訳に英語にしていただき，それを私や英語が得意な学生が日本語にするという2段階の通訳で実習を進めました．英語と日本語のやりとりを通して，参加した学生の刺激にも繋がったと思います．

現在は，JICA 国際協力機構の「看護実践能力強化プロジェクト[2]」の「老年看護分野」で，日本とインドネシアの複数の大学・病院と関わる機会をいただいております．日本に研修に来られたり，自分たちがインドネシアに出向いたりして，同国における老年看護の継続教育の発展について，ワークショップでアドバイスさせてもらう役割を担っています．

細かいニュアンスを伝え合うには，現地語によるコミュニケーションに勝るものはないという側面もあるので，一部ではインドネシア語－日本語を直接通訳できる方をお願いして，仕事を進めることもあります．しかし，行政職の役職や医師，看護教員の多くは，英語を比較的自由に使えるため，お互いに「第二言語」である英語で歩み寄り，意見交換をすることも多くあります．

*　　　*　　　*

筆者の，これまでの日本と米国，そしてまた日本での経験をもとに，感じ

たことや考えたことをいくつかの論点で申し上げました．これから自分でも
まだまだ取り組む必要のある内容もありますし，皆さんにもさらに頑張って
もらいたい内容も書かせていただきました．これらのことが，少しでも読者
の方々の参考になりましたら幸いです．

[参考文献]
1) 綿貫成明，他．アメリカの看護を料理する．臨床看護，30（8）〜 31（3），
　　2004 〜 2005（月刊誌連載　全 9 回）．
・綿貫成明，仲井美由紀，尾関志保：看護留学生たちの見る夢．臨床看護 2004; 30（8）:
　1285-92.
・綿貫成明，仲井美由紀，尾関志保：夢は専門的で独立的な「上級実践看護師」．臨床看護
　2004; 30（9）: 1425-33.
・尾関志保，綿貫成明，仲井美由紀：夢は効果的な痛みのケア．臨床看護 2004; 30（10）:
　1585-96.
・安部陽子，岡野晶子，手島芳江：夢のある職場を創るために．臨床看護 2004; 30（11）:
　1733-43.
・山崎あけみ，本間裕子，竹ノ上ケイ子：ナースが進学を決意するときに見る夢．臨床看
　護 2004; 30（12）: 1883-9.
・仲井実由紀，綿貫成明：夢はホリスティックにみられる看護師；あらためてフィジカルア
　セスメントとは．臨床看護 2004; 30（14）: 2269-81.
・喜吉紘子，久木元由紀子，宮崎啓子：夢は，すべての人にとって質の高い看護．臨床看
　護 2005; 31（1）: 112-20.
・澤田かおり，高橋絵里香，綿貫成明：夢のある高齢者ケア．臨床看護 2005; 31（2）:
　254-64.
・綿貫成明，仲井美由紀，尾関志保：アメリカの看護を料理する心得；夢を現実にする「料
　理人」の仕事．臨床看護 ; 2005: 31（3）407-17.
2) 独立行政法人国際協力機構：インドネシア看護実践能力強化プロジェクト．
　　URL: https://www. jica. go. jp/project/indonesia/013/outline/index.
　　html

[主な業績，論文]
綿貫成明，酒井郁子，竹内登美子，諏訪浩，樽谷敏広，一瀬邦弘，バージニア・ニー
　　ロン．日本語版 NEECHAM 混乱・錯乱状態スケールの開発およびせん妄のア
　　セスメント．臨床看護研究の進歩．2001, 12, 46-63.
Watanuki S. An exploration of the incidence, patterns and course, and corre-

lates of delirium among patients undergoing off-pump coronary artery bypass surgery graft. Doctoral Dissertation, University of Minnesota-Twin Cities. 2003.

Sendelbach S, Lindquist R, Watanuki S, Savik K. Correlates of neurocognitive function of patients after off-pump coronary artery bypass surgery. Am J Crit Care. 2006, 15, 290-298.

Watanuki, S., Tracy, M.F., Lindquist, R. Therapeutic listening. In M. Snyder, R. Lindquist, & M.F. Tracy (Eds.), Complementary and Alternative Therapies in Nursing (7th ed.) New York: Springer, 2014.

FN...FACULTY OF NURSING

原田奈穂子

東北大学大学院医学系研究科保健学専攻
地域ケアシステム看護学分野
PhD, RN

chapter 24

「私らしさ」とは
なにか

はじめに　私の大学時代は，学業的には劣等生で落ちこぼれであ
ったが，友人にも恵まれ非常に充実した生活を送ってい
た．そんなある日，私は，非常に個人的な理由から留学
を目指すようになった．それは，何かを極めたい，この
病気の患者によりよく関わりたい，そのような高尚な理
由ではない．そして，留学先米国でのキャリアを続けよ
うとしていた私は，東日本大震災を契機として進む道を
大きく変えることになり，日本に戻ること選んだ．

"Ask, and it will be given to you

Seek, and you will find;

Knock, and it will be opened to you."

Matthew 7-7

私はキリスト教信者でないが，この言葉は，私の留学生
活を的確に表わしていると思う．そして，多くの友人の
支えがあって，今の私の道がある．もし，あなたが，こ
の本の他の章を読んで，「私は留学したらどうなるのだ
ろう？」と，留学する前から心配になっているのであれ
ば，これから紹介する私の道のりをお読みいただき，そ
んな心配を吹き飛ばしてもらえば幸いである．

385

はらだ・なほこ

千葉県出身
1998年　聖路加看護大学看護学部卒業
同　年　聖路加国際病院外来勤務
2001年　苑田第一病院二次救急外来勤務
2002年　千葉県救急医療センター初療勤務
2004年　渡米
2005年　米国・正看護師（RN）資格，ペンシルベニア州
　　　　免許取得
2006年　University of Pennsylvania School of Nursing, PA
　　　　大学院看護修士課程入学成人急性期ナースプラク
　　　　ティショナー（NP）専攻
2009年　同　　　課程修了．看護修士号（MSN）取得
同　年　Boston College, William F. Connell School of
　　　　Nursing, MA 看護大学院博士課程入学
2013年　帰国．防衛医科大学校医学教育学部看護学科成人
　　　　看護学講座講師
2015年　Boston College 看護大学院博士課程修了．看護博
　　　　士号（Doctor of Philosophy in Nursing）取得
2016年　東北大学大学院医学系研究科保健学専攻地域ケア
　　　　システム看護学分野講師
2017年より宮崎大学医学部看護学科地域・精神看護学講座
精神看護学領域教授着任予定
e-mail：nahokonobuta@gmail.com

悲しい留学の契機

　私の留学の契機は失恋である．おそらくこの本でこのような動機で留学を目指し，実行したのは私くらいなのではないかと思う．しかし，看護系留学は往々にして半年や1年で終わることではない．基礎教育・大学教育を終え，臨床に携わり次のステップに踏み出すことを考える頃，私たちは人生の中でパートナーとの出会いや結婚，出産といった大きなイベントが起きやすい時期でもあると言える．

　読者の中には男女問わず，パートナーとのこと，ライフイベントの理想像と留学との狭間で揺れる方もいるのではないか．むしろ，揺れながらも留学を考えている読者を，私は応援したい．私のような先例を踏まえてあなたらしい留学計画とライフプランを設計し，そして米国に，世界に踏み出してほしい．

　もう一点読者に伝えておきたいのは，私は劣等生であったことである．聖路加の学生であった時も，臨床を始めてからも，あまり勉強には身を入れなかった．聖路加タワーの下で隅田川を眺め，銀座に散歩に行くことが楽しみの学生生活を送り，仕事を始めても，同級生のように休日もセミナーや勉強会に参加するのでなく，家族との時間を過ごしたりしていた．お陰で留学する際の GPA（Grade Point Average）は自分でも驚くほどの低さであった．

　28歳で失恋した私は，ようやく自分の看護師としての進路を考えるに至った．1995年に起きた地下鉄サリン事件以来，私の興味は変わることなく「トラウマ」であった．臨床領域を救急に選択したのもトラウマへの看護に携わりたいと思ったからである．しかしながら，その頃，心身のトラウマに関する体系立った大学院プログラムや指導をしてくれそうな教員を私自身の力では見つけることができなかった．困った時の母校である．卒業以来ご無沙汰していた大学に赴いた．

　学部教育でもお世話になった小松浩子先生にご相談したところ，先生は問題児であったはずの私を温かく迎え相談を受けてくださった．私の興味を伝

えると，「あなたがやりたいことを教えてくれそうなところはまだ日本には
ないと思うの．もし頑張れるなら日本以外のところで勉強するのも考えてみ
たら？」とお話しされた．「日本で勉強することもできるとは思うけれど，
自分で切り開くタイプの大学院での学びになると思うわ」ともお話しくだ
さった．

　残念ながら私の学習スタイルは，自分で道を切り拓くよりは，教わったほ
うが理解の早いタイプなのだ．「行きたい学校が決まったらまた相談にい
らっしゃい」と研究室のドアから送り出してくださった先生の声を聞きなが
ら，内心困ったなと思いながら帰ったのを覚えている．

　その後，家に戻りデスクトップPCに向かい，拙い英語で大学院を
Google検索してみた（スマートフォンが存在しなかった頃である）．検索
結果のトップに出てきたのがのちに修士の道を選んだUniversity of Penn-
sylvania（以下Penn）である．後日わかったのはYahoo検索とGoogle検
索では英語の検索情報結果が違うということだった．検索エンジンが異なっ
ていたら，違う留学の道を選んでいたのかもしれない．

　心身のトラウマケアができる看護師になりたいとPennのナースプラク
ティショナー（Nurse Practitioner：NP）課程に入ることを決めた私は留学
準備を始めた．留学準備については他の筆者も書いていることなので割愛し
たいと思う．ただし2003年頃は，NCLEX-RN（National Council Licen-
sure Examination Registered Nurse）は米国でのみ受験可能だったため，
渡米前はペンシルバニア州で外国人がNCLEX-RNを受験する際必要な
CGFNS（Commission on Gradates of Foreign Nursing Schools）　と
TOEFLを受験した．また，私は渡米してから入学まで1年半掛かっている
少し特殊なケースだと思うので，次項で触れてみたい．

➤ 博士も楽しい⁉　その気になった私

前半はNCLEX-RN受験生，後半はGRE浪人生

　私は2004年10月に渡米し2006年1月に留学するまでの15カ月間を
フィラデルフィアで浪人生のような生活を送ることになった．正確に言えば，

前半は受験生，後半が浪人生である．NCLEX-RN を受験する前にいくつかの大学院プログラムに応募をしていた私はすべての大学から NCLEX-RN に通ったら教えるように，という返答をもらった．

　本来は免許がないから応募する資格すらないのだが，大学院を聴講したり，ファカルティと繋がりを作って自分を知ってもらうことも大事という知識を，留学前の情報でどこからか得ていた私は，すでに米国にいることを活かし志望大学のトラウマ関連研究に携わるファカルティにコンタクトを取り，インフォーマルなインタビューをしていただいたりした．実際のキャンパスの様子や，アドミッションの留学生への姿勢とサポート体制なども実際に見聞することで，志望学校の優先順位も変化した．

　2005 年の初夏に NCLEX-RN に合格し，それぞれの大学に合格した旨を伝えると第一希望の Penn 以外が fall semester からの入学許可を送ってくれた．けれども，Penn の Adult Acute（成人急性期）NP プログラム責任者の Debbie だけは，"Congratulations on NCLEX! Nahoko, you need to work on your GRE vocabulary score to enter our program." とつれないメールを送ってきたのである．

　初心貫徹で第一希望校であった Penn に入るため GRE（Graduate Record Examination）浪人として半年を過ごした．I-20 を維持するために Kaplan に入り，ひたすら GRE の，しかも Vocabulary スコアのための勉強の日々が始まった．読者の中にはなぜ TOEFL でなく GRE なのか？と疑問に思われる方もおられるだろう．私も同じ疑問を持った．けれども，必要と言われているのに理由を聞くのもおかしいのではないか？と，今考えてみるとよっぽどおかしな考えを持った私は，Debbie に尋ねることなくひたすらラテン語ギリシャ語の言葉の成り立ちを覚えることを始めたのである．

　私にとってこの半年が，ともすると留学期間のみならず人生で一番辛かった時期かもしれない．学校にも入れず，看護のことでもない英単語をひたすら覚える作業の繰り返し，伸びないスコア，どんどん減っていく貯金．このまま日本に帰らないといけなくなるのではないか，という不安を抱えながらの毎日は辛かった．しかも私の通った Kaplan はもともと銀行を改築した建物で，自習室が金庫の中だったため，日の当たらない地下の金庫の中という

環境は，より一層どんよりとした気分を増幅してくれた．

突然の入学許可

　2015 年の年末に受けた GRE スコアは Debbie が示したスコアより 20 点低いものだった．まだクリスマスのデコレーションが残るグランドセントラル駅から Amtrak に乗るまでの間，悲しくて仕方のなかった私は泣きながら友人に電話をした．彼女は当時すでに Penn の人文系の博士課程にいた日本女性で，入学がなかなか叶わない私を温かく支えてくれた友人のひとりである．

　友人はキャンパスでネイティブのクラスメートとお茶をしていたのだが，私の状況を聞くとその場でクラスメートに話をしたのである．するとクラスメートの彼が電話に出て，「泣くんじゃない．フィリー（フィラデルフィアの通称）に帰ってきたら Debbie にメールを送るんだよ．最初のスコアから半年でここまで進歩したんだって伝えなさい．自分の努力を伝えないといけないよ」と言ったのだ．言ったところで何になるんだろう，と思いながらわかったと返事をして電話を切り，めそめそしながらフィリーに帰ってきた．

　翌日に言われた通りにメールを送り，家族が送ってくれたお餅と黒豆でひっそりとしたお正月を過ごした．松もまだ明けない 4 日に Debbie からメールが返ってきた "Come to my office and let's talk." 私は努力をしてきたこと，2 月末にもう一度 GRE を受けようと考えていることなどを英語でうまく伝えるべく何度も練習し Debbie のオフィスを訪ねた．

　挨拶の後，なぜか自分のリーダーシップに対する考えや問題に直面した時のアプローチ方法を尋ねられ，始終「？」マークが頭に浮かびながら答えをひねり出していた．練習もしていない事柄なのでいまだに何を言ったのか一言も思い出せない．

　質問がひと段落したので，「えっと，次の GRE 受験日は……」と言いかけたら，"Don't spend money on GRE any more. The class starts from 18th! " と叫ばれてしまった．それでも意味がわからず，「頑張るのでこのプログラムに入りたいんです」と間抜けな意思表明を続ける私に彼女は "You are in, Nahoko. Congrats!" と大きなハグをしてくれた．この時から私のコ

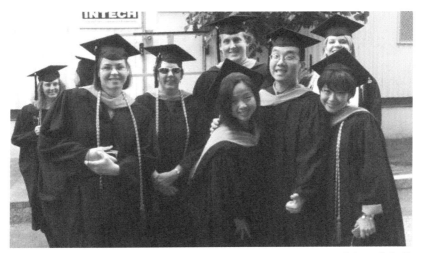

▲Penn の卒業式．Swine flu outbreak で家族が日本から出国できなかったのが残念——筆者，前列（向かって）右端

ミュニケーションスタイルは変わることがない．どんな時でも，対話を続けること．相手がわかるように，自分のことを理解してもらえるよう対話する努力をし続けること，である．

　私は修士を終えたら日本に帰ることを考えていた．なぜならば，遠距離恋愛をしていたからである．失恋が留学を決めた動機であったが，留学を決めてからもパートナーができてしまい，日本に置き去りにする羽目に陥ったため，卒業したらできるだけ早く帰国したかったのである．しかし，米国の大学院は面白い．充実した講義と，贅沢な学習環境に，勉強が嫌いな私でさえも Debbie に卒業後の進路を聞かれた際に「博士も楽しいわよ」と言われその気になってしまった．Penn は進学校でもあるので，NP コースの卒業生にも卒後 PhD（Doctor of Philosophy）に進むことを強く勧める傾向があった．

　副専攻を学ぶ間にマイノリティの Health inequity や Victimology といったトラウマに関わる未知の領域をさらに深めたいと思い，Victimology の特別講演に来ていた Dr. Ann Burgess に挨拶をしたら来年ボストンにいらっしゃい，と言われ，言われるがままボストンに行くことを決意してしまった．

「私らしさ」とはなにか……chapter 24　391

私を揺らした東日本大震災

Comprehensive examination を前に一時帰国

Boston College William F. Connell School of Nursing（以下 BC）の PhD トラック 2 年生の時，2011 年 3 月 11 日に東日本大震災が発生した．私のそれからの進む道は，予想していた「それ」から大きくずれることになった．3 月 14 日に帰国し，医療支援チームとして宮城県気仙沼市で活動したことを契機に，最終的に 2014 年に私は帰国することになる．

家族の無事を確認した後，友人の志賀久美子さんを通じたご縁で医療支援に関われることになった．彼女も看護職だが，当時は渡米中で在ボストンの女性を中心とした勉強会などコミュニティで子育てしながら活躍されていた．現在彼女は私と同じく日本に戻り，訪問看護領域で活躍されている．学位を取ることだけが留学ではなく広い意味で捉えるのであれば，これも一つの看護職の留学であろう．

話を私に戻そう．Spring semester 中に 4 週間の帰国を大学は割りとあっさり許してくれた．それほど米国においても東日本大震災の報道は多くなされていた．支援活動などについては割愛するが，この時に米国の NP・PA のメーリングリスト（JAPANPA 管理人・儀宝由紀子さん）経由での繋がりから，NP・PA の友人が支援活動を行なうことになった．今でもこのネットワークを通じてのグループ，個人レベルでの関係性は継続している．本書への執筆の機会も，筆者のひとりでおられる鈴木美穂さん（14 章参照）とのつながりからである．広い米国の中で，この日本人看護職種のネットワークはとても有機的に，緩やかなサポートシステムとして私を支えてくれた．

こうして一時帰国し，BC に戻った私だが，4 週間の personal Leave の後の catch-up は思い出したくないほど大変であった．

災害支援活動と博士論文の同時進行

Comprehensive examination を他のクラスメートと同時期の 5 月に受けられなかった私は 10 月に受験するために，3 週間で Term paper を合計

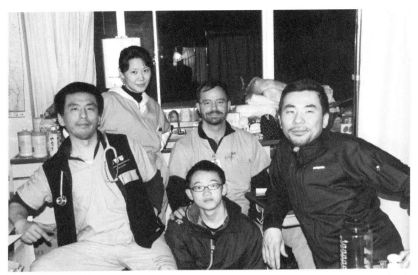

▲宮城県気仙沼階上中学校での医療活動を共にしたスタッフと．このミッションがなければ日本に帰国せず米国に今でもいたはず

100ページほど書くことになったのである．追い込まれていた私は，BCの歴史学部のPhDに在籍していた友人の「奈穂子さんのペーパー締め切り日に，Red Soxのチケットを買ってあるから提出したらフェンウェイ・パークでビールを飲もう」という励ましにあっさり乗ってしまい，何とか仕上げることになる．振り返ってみると，私には常に友人のサポートがあるために，10年間米国でなんとかやり過ごすことができたのだと思う．読者も留学の際には，友人に頼り，頼られる関係を築き大切にしてもらいたい．

米国のPhDトラックでは，Comprehensive examinationを受けるとAll but Dissertation（ABD）という立場になり，ようやく博士論文に着手することができるようになる．必修のクラスはなくなり，定期的に指導教員と進捗状況を確認し合うことができればキャンパスにいる必要はなくなる．この状況を活かして，私は災害支援活動と博士論文の同時進行をすることになった．

15カ月の間，3週間日本で支援活動に従事し，1週間ボストンに戻る生活を続けたのである．一体どこからそんな交通費が？と読者は不審に思われ

「私らしさ」とはなにか……chapter 24　393

るだろう．当然である．私は，入学までの 1.5 年と，アイビーリーグでの大学院生活 3 年間で，留学用の貯蓄はすべてなくなっていた．なので，PhD を考えた時は学費と生活費を提供してくれる学校しか受験することができなかった．ますます不審である．

このような生活ができたのは，5 年の東海岸での生活で図々しさと交渉力だけは「東海岸の米国人」並みに鍛えられた私の交渉の成果である．幸運なことに支援団体が私の任務遂行能力に投資をしてくれたお陰で，支援活動を継続しつつ学業も手放すことなく進めることができた．しかしながら，やはり両立は難しく，もともと臨床とフィールドワークが好きな私は 2 年間ほぼ博士論文には手をつけずにいることになる．

●帰国後のキャリア〜異分子扱いされることに違和感〜

教員というキャリア

2011 年以来米国と日本のあいだを往ったり来たりを続けていたご縁で，先述の JAPANPA メンバーのひとりである山本則子先生に請われ東京大学や，高知県立大学と 4 大学共同運営の災害看護学プログラムに特任助教として短期的に教育機関に関わる機会をいただいた．

この頃は不謹慎ではあるが，教員という責務というより災害支援の共有や米国での留学経験などを学生に伝えるだけの，"どこかの院生"といったほうがふさわしい．それほどまでに私自身はずいぶん長いこと教育機関に身を置いていたにもかかわらず，教員というキャリアに魅力を感じていなかった．

にもかかわらず，やはり人生はわからない．ABD の状態，要は学生のままで，私は 2014 年 10 月から大学教員としてのキャリアを歩み始める．歩み始めるつもりはまったくなく，むしろ私は教職という責任の重い職種に就くこと自体忌避していたため困惑しながらのスタートであった．なぜならば，先述のように大変不真面目な学生であったため，真面目に取り組む学生に関わる術など何もわからなかったからである．しかも，ご縁があり，防衛医科大学校という，かなり特殊な教育機関に着任した．

日本での教員生活を始め，私はかなり強いカウンターカルチャーショック

を受けた．教員という仕事を通じて日本の看護の教育，研究，実践の３領域が，米国のそれと非常に異なっていることを感じた．読者に誤解をしてもらいたくないのは，この差違が違和感だったのではない．私の発言，立ち居振る舞い，言語的非言語的なコミュニケーションにおけるあらゆることをその都度指摘されるという "異分子" としての存在に対して違和感を強烈に覚えたのである．

　私には私の「在り方」が留学によって別人のように変わったとは感じていない．もちろんマイノリティとして，英語を母国語としない移民として，幾多の素敵な経験も嫌な経験もした．Penn に入るときの Debbie とのやりとりのような，色々な対話の経験を通して，交渉力が上がった．深夜の辛辣なトーク番組が大好きになった．かといって私が「私らしさ」を失くして別人になったわけではないし，日本人としての価値観や，日本人看護師としての価値観や倫理観を失ったわけでもない．にもかかわらず，私の言動は「留学帰りだから」という接頭語が付けられて他者に受け止められた．

　そもそも，米国と日本の看護職の在り方は医療制度も違い，言語も文化も異なるため比較することに無理があると私は考える．よって，私は「米国では」と日本の看護の教育，研究，実践を比較することをしたことがない．しかし，どうも他者は同様には考えないらしい．「ハラダはアメリカ帰りだからそう考えるかもしれないけれど，ここではね……」と何度言われたことかわからない．人は異分子に遭遇すると，受け入れるか，排除するか，無視するか，いずれかの行動を取る．受け入れる以外の行動をとられた場合，異分子は「異分子であること」を，他者の行動を通じて，いやでも強烈に自覚する．

　この違和感が強くなる時，往々にしてその場の同調圧力が高まっている時でもあるのだが，ふと，この国の外でキャリアを求めている自分に気が付く．読者のあなたが日本に戻ってくることになったとき，同じような経験をするかもしれない．けれども，覚えていてほしい．周囲の人間がどのようなラベルをあなたにつけても，あなたはあなたであることに変わりはないし，あなたの留学を通じて得た経験はあなたの財産である．

留学の影響……コミュニケーション障害

コミュニケーション，という言葉を使ったので一点言葉について補足したい．しつこいようだが私は学部生のとき本当に不真面目だった．そのため統計学の成績は最悪だった．しかし修士の Penn も博士の BC もアプリケーションに統計学の成績だけは別項目で申告することを求められた．最悪である．よって，私は統計学を Penn に入学後一から勉強することになった．

何が言いたいかというと，私の統計に関する知識はすべて英語なのである．よってしばらくの間日本語の統計学用語がまったくわからなかった．今でも，ともすると院生とのゼミナールの最中にこっそりスマートフォンで和英訳したりしている．

いやらしく聞こえるのかもしれないし，この点では異分子扱いされても反論する気はまったくないのだが，このようなコミュニケーションにおける障害が出るのも留学の影響である．

ただし，世界の研究成果の発表の場である学術雑誌の使用言語は，基本英語である．よって，研究者としてのスタンダードな教育を受けている人間は統計学用語を Technical Term として英語で理解しているはずなので，このような人たちとのコミュニケーションでは不自由でもなく違和感も感じるものではない．やはり，いやらしいことを書いている気がする．

● 異分子であることを強みに

公衆衛生へのトラックチェンジ

2 年半防衛医大で成人看護学に在籍した後，私は東北大学地域ケアシステム看護学という公衆衛生領域の講座に移った．移動した理由の一つは，領域を変えたかったからである．日本の看護の学術領域でいうと，私の臨床と学びの多くは成人急性期である．しかも災害専門らしい．らしいというのは，周りからあなたの専門は成人でしょうと言われるのだが，当の本人は「トラウマ」への看護が焦点なので，成人だけでも，急性期だけでも，災害だけでもないと考えているからである．

私の博士の指導教官である Ann はレイプ被害にあった女性の研究からト

ラウマの第一人者になった．しかし彼女はレイプ被害者にとどまらず，最近は FBI や CIA と Cyber crime について熱心に取り組んでいる．このような幅広い領域で自分の専門性を開花させたメンターを持ったせいか，ある領域にこだわることに違和感を持ち始め，成人看護学の講義数と実習数は私のやりたいことを阻むと考えるようになった．

　周囲が私は成人だと考えるにはそれなりの理由があるのだろう．確かに 2011 年から私は東日本大震災を経験した東北のコミュニティと長く，そして深く関わってきた．最初は災害看護の領域での関わりがあったかもしれない．しかしながら，3 月 15 日から活動した気仙沼市階上で，最も求められ，私にはまったく知識が欠如していたのが公衆衛生であった．

　そこから私なりに学び始め，実践することになった．コミュニティの在り方，被災したコミュニティの健康，保健，医療との関わり，こころのケアにしてもトラウマ症状ではなく，レジリエンスを重視した公衆衛生的な視点に基づく関わりとケア，これらが被災後のコミュニティで 5 年間私が展開してきた看護ケアである．よって，強いて領域を挙げるとすれば，公衆衛生や地域看護がよりしっくりくると考えるようになった．

　けれどもそう簡単にトラックチェンジはできない．紹介してもらえるポジションはみな成人で，またもや海外に出てしまったほうがいいかも……という安直な考えが浮かび始めた頃，数回しかお会いしていなかったにもかかわらず常に気遣ってくださっていた東北大の歯学部国際保健分野の小坂健先生が，保健学科地域ケアシステム看護学をご紹介くださったのだ．

　おそらく私にとって有利だったのは，大学院生であったにもかかわらず，災害関連の支援を通じて論文発表や学会発表を割と多く行なってきたことである．就職には業績はつきものだし，留学し留学先の大学院では TA（Teaching Assistant）や RA（Research Assistant）として学会発表は当然のごとく求められるので，読者はあまり心配しなくていいことだとは思う．私の看護のトラックチェンジにとって有利だったことは，日本の災害関連の学会だけではなく，公衆衛生系の学会にも発表してきていたことであろう．災害がメインキーワードであっても，サブに公衆衛生が入っていると，公衆衛生関連の業績とカウントされるのである．これを業績の読み替えと言うら

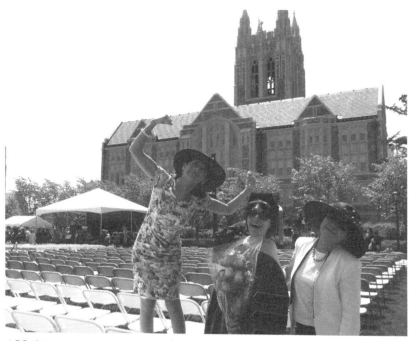

▲BC でのcommencement. この日のディナーの時にやっと母が一度も遊びに来てくれなかった理由が明らかになった.「あなたは遊びに行ってるんじゃない. この国でひとりで闘ってたのだから, 邪魔しになんか行けるはずないでしょう」

しい.

　将来的に日本に戻る視野があるのであれば, このことを頭の片隅入れておき, 論文や学会発表のタイトルを考えておいてほしい. もっとも, この本は留学前に読む本なので, これはあまり役に立たない情報かもしれないが.

熊本の地震に再び揺れる私

　まれなるご縁で仙台に移った私は, 念願の公衆衛生領域の講座に 2016 年 4 月に着任した. にもかかわらず, 熊本・九州地方地震が中旬に起きた後, 仙台と熊本の 2 カ所で仕事をすることになる. 着任早々ではあったが, 4 月 17 日に派遣要請を受けた私を講座教授の大森純子先生をはじめ, 講座のみなさんが送り出してくださり, 本稿を書いている 2016 年 11 月までの半年

間，主に益城町への行政支援という形で，被災後のコミュニティに関わる機会に恵まれた．

恐ろしいまでに空気を読まない着任教員である．領域が違えばやはり業務は異なり，伴う知識の整理も必要になる．しかし熊本に呼ばれ，送り出された私は東北で学んだことを東北大の看護職として実践するという大義名分を自分で作り上げ，熊本に関わり始めた．このような図々しさは留学で鍛えられたのか，もともとの「私らしさ」なのかは本人には見極められないし，見極めることをいささか躊躇もする．

● そして「あなたらしさ」とはなにか

帰国してからのキャリアの話を続けるので，熊本での活動は別の機会にお伝えしたい．九州に関わった結果として，私は来年（2017 年）4 月から宮崎大学地域精神看護学講座へ着任することになった．そのプロセスの中で，多くの人にお世話になり多くの人に助けていただいた．

その中で，「あなたは 10 年も留学してきて，色々な場所で色々なことをしてきたようだけれども，結局何がしたいのかわからない」と言われたことがある．発言された方は看護の方であった．とても驚いたし，とても傷ついたことでもあった．なぜならば，私はどのような時でも場所でも対象でも行なってきたことは看護であると自負してきたからである．そのための教育と臨床を，日本と米国で培ってきた．前述のような価値観を持つ日本の看護職者が減ることを願うし，読者のあなたが日本に戻りキャリアを築く頃は，看護が，もっとオープンな領域であってほしいと思う．

私はおそらくしばらくの間，大学という機関に所属し，教育という手段で，これからの看護を担う人たちと，ともに学ぶ立場で居続けると考えている．先に，「あなたが日本に戻る頃」と書いたが，正確には，あなたが多くの選択肢の中で日本を選んでもらえるような場所を日本に増やせていればと思う．

大学でなくてもいい．あなたが選んだ「看護」を発展させることのできる，実践できる場はどこにでもあるのだから．そして，どんな時でも人間として幸せであってほしい．人生の中で，もっともイベントが多い大切な時期に世

「私らしさ」とはなにか……chapter 24　399

界に飛び出していくのだから，不安は大きくても当たり前である．ひとりの人間として悲しいことも楽しいことも，たくさん経験してほしい．看護というキャリアで充実した人生を送っていても，それはあなたの一部でしかないのだから．行く前に，行った先で，不安を抱えていても，悩み続けても，あなたが決めたことは必ず次につながる．

［参考文献］
1）原田奈穂子．惨事介入（クライシスインターベンション）．従業員支援サービス（EAP）の惨事即応手法—マルチ・システムレジリエンス・アプローチ—．Robert D. Intveld．ピースマインド・イープ監修．2016, p118-122.
2）原田奈穂子．精神保健・心理社会的支援とこころのケア（第5章）．災害時の歯科保健医療対策．日本災害時公衆衛生歯科研究会編，一世出版，2016, p244-246.
3）Harada N, Shigemura J, Tanichi M, Kawaida K, Takahashi S, Yasukata F. Mental health and psychological impacts from the 2011 Great East Japan Earthquake disaster：a systematic literature review. Disaster and Military Medicine. 2015.1, 1（17）
4）Harada N, Alexander N, Olowokure B; World Health Organization Regional Office for the Western Pacific Event Management Team. Avian influenza A（H7N9）：information-sharing through government web sites in the Western Pacific Region. Western Pac Surveill Response J. 2013, 30;4（2）：44-6.

FN...FACULTY OF NURSING

馬屋原真佐子

ラッシュ大学看護学部／医学部
PhD, RN, CHPN, FPCN®

chapter 25

アメリカで緩和医療を
教えるようになって

はじめに　祖母の死を通して在宅介護を経験し，看護師を目指した私は臨床現場における疼痛管理と終末期医療のあり方に疑問を抱きました．その後，進行がんの患者との出会いから米国留学を決意しました．WHO の疼痛管理法を学ぶためです．念願の米国看護大学に留学を果たし，大学院卒業と同時にホスピスナースとしての第一歩を踏み出した私ですが，そこで目にしたのは，痛みで苦しみながら薬物依存のレッテルを貼られて亡くなっていく患者たちでした．このとき疼痛管理の難しさを改めて思い知らされました．それからは緩和医療教育と疼痛管理のスペシャリストを目指し博士号取得に進路を定めました．

現在はホスピス緩和医療の認定看護師（Certified Hospice and Palliative Nurse：CHPN）として大学で教鞭をとる傍ら，疼痛管理の研究に力を注いでいます．

401

まやはら・まさこ

福岡県出身
1991年　熊本医療技術短期大学看護学部卒業
同　年　聖マリアンナ医科大学病院勤務
1992年　渡米．University of Oregon, OH 語学留学
1993年　Northwestern Christian College, IL 卒業 Interdisciplinary Studies
同　年　バクスター株式会社にクリニカルコーディネーターとして勤務
1997年　再度米．Rush University College of Nursing, IL 入学
同　年　Rush University College of Nursing 看護学士号（BSN）取得
1998年　米国イリノイ州正看護師（RN）免許取得
同　年　Rush University College of Nursing 看護修士号（MSN）取得
同　年　Rush Hospice Partners, IL にケースマネージャーとして勤務
2003年　Hospice Partners, Comprehensive Pain Management コンサルタント
2009年　University of Illinois at Chicago, IL 看護博士号（Doctor of Philosophy in Nursing）取得
同　年　Rush University College of Nursing Clinical Instructor として勤務
2010年　Rush University College of Nursing Assistant Professor として勤務
2014年　Rush University College Medical College Assistant Professor 兼任
2016年　Hospice and Palliative Nurse Fellow（FPCN®）に選出
現在に至る
e-mail: Masako_Mayahara@rush.edu

穏やかで静かな死

　私が看護師を目指したのは，子供の頃から私を可愛がってくれた祖母を自宅で看取った経験があったからです．ちょうど高校生だった私は，医師の往診を受けながら最後まで自宅で過ごした祖母を，共働きの両親に代わって介護していました．

　布団で寝ている祖母を沐浴させようとして寝具を濡らしたり，呼吸が苦しそうな時は酸素の量を勝手に増やしてみたり，失敗もたくさんありました．でも今思うと，家族に看取られとても穏やかで静かな末期でした．祖母の看取りを通して在宅介護に関わったことで，在宅医療の大切さと難しさを実感し，将来は看護師になって老人看護に関わりたいと思ったのです．

　高校を卒業すると医療技術短期大学の看護科に進学しました．祖母のようなお年寄りのお手伝いができると張り切っていたのを覚えています．色々な看護技術を身につけて，祖母にはやってあげられなかったことができるようになりたいと思っていました．ところが臨床実習が始まってみると，自宅での看取りとはまるで違う"病院死"の現実に驚かされました．

　まだホスピスや緩和医療病棟がほとんどない頃です．患者の余命にかかわらず根治治療を続けるのが当たり前で，進行がんの患者にあまり効果が望めない化学療法を続けたり，抵抗する患者に鎮痛剤を打って人工呼吸器につないだりすることが日常的に行なわれていました．

　私はまだ看護学生でしたが，命を救うという使命感に駆られるあまり，患者の意志を尊重しない医療の現場に疑問を感じ始めていました．ちょうどその頃，医師が進行がんの患者を安楽死させ，殺人罪に問われる事件が起こりました．終末期医療のあり方について活発な議論が行なわれるようになりました．

辛い死

　そんな中，臨床実習中に出会ったある患者との出会いがきっかけで，私はその後アメリカに留学し，緩和医療の研究者としての道を歩むことになりま

す．私が働いていた病院では麻薬の管理が非常に厳しく，投薬の度に看護主任に許可を得なければなりませんでした．麻薬中毒になるといけないからと，よほど強い痛みがなければ麻薬の使用は認められませんでした．そして，麻薬を打つ前に生理的食塩水を打って患者の痛みが本当かどうか確かめるように指示されていました（プラセボ）．

その時私が受け持っていたのは，50代の男性でした．末期の胃がんで全身に転移があり，一日中強い痛みに苦しんでいました．主治医の先生は，「あの人は薬がほしいだけだから」と言って，患者の痛みの訴えにまるで聞く耳を持っていませんでした．今思うと，その患者は長期の麻薬使用で痛覚過敏になっていたのかもしれません．主治医が点滴のテープを剥がす度に"ヒィー"と大きな悲鳴を漏らしていたことを思い出します．

末期がんであることは患者に告知されておらず，病室で寝泊まりしていた奥さんは病名を本人に悟られないよう一生懸命嘘をついていました．コントロールできない強い痛みに加え，病名を告知してもらえないことで，医療チームに対する不信感が高まっていて，患者は次第に誰とも口をきかなくなっていました．奥さんは，夜になると患者がベッドの上から鬼のような形相で恨めしそうに奥さんを睨みつけるので，怖くて目が開けられないと話していました．

なんとかできないかと先輩の看護師に相談しても，「学生さんには無理だから，そっとしといたほうがいい」と言われてなす術がないまま患者が苦しむのを見ていることしかできませんでした．

いつも患者の側で様子を観察していた私は，その患者が薬をもらうために嘘をついているとはどうしても思えませんでした．周りに人が居ようと居まいと，患者がじっと痛みに耐えている姿を見ているうちに，何とか主治医に患者の痛みをわかってもらう方法がないかと考え始めました．学校の先生にも相談しましたが，役に立つアドバイスを受けることはできませんでした．

途方に暮れた私は，何か答えを見つけられないかと大学の図書館で文献を読み漁りました．そこでアメリカのナースによって書かれた，"Pain is whatever the experiencing person says it is, existing whenever the experiencing person says it does"（疼痛は経験している患者が痛むと訴えるも

のすべてであり，患者が痛いと訴えるときにはいつでも存在するものである）（McCaffery, 1968, p.95）[1]という，その当時では考えられない新しい痛みの定義を読んでショックを受けました．そして文献を読んでいるうちに，WHO方式がん疼痛管理方法（三段階除痛ラダー）があることを知ります．患者の痛みの訴えに合わせて段階的に処方する薬の種類を変えていくという新しい疼痛管理の方法に驚きました．

　患者の痛みを信じることが疼痛管理の第一歩だという文献の言葉に励まされ，主治医に痛みの辛さをわかってもらうため，疼痛日記を付けてみてはどうだろうと患者に提案してみました．すると，今まで口も利いてくれなかった患者が「この痛みから解放されるならなんでもやる」と積極的に私の計画に同意してくれました．次の日病室に行ってみると，患者は嬉しそうに笑って，パジャマのボタンを外し，お腹を見せてくれました．その患者は，私が渡しておいた疼痛日記にではなく，痛む場所に直接黒いマジックで印をつけていたのです．患者の腹部は，痛みの壮絶さを象徴するように真っ黒に塗りつぶされていました．

　なんとか自分の痛みをわかってほしいという，患者の必死さがひしひしと伝わってきました．残念ながら，そんな患者の訴えも聞き入れられることはなく，結局「薬物依存の問題患者」というレッテルを貼られたまま，その患者は約1カ月後に亡くなりました．随分辛い死だったと思います．私は自分の無力さをしみじみ思い知りました．

ホスピスでのボランティア

　同じ頃，私の通っていた大学の先生の知人がアメリカで看護師をしていると聞いて，その伝でアメリカの病院を見学に行く機会に恵まれました．今思うと無謀ですが，ともかくアメリカに行って文献で読んだことが本当かどうか，自分の目で確かめてみたかったのです．

　アメリカ訪問中，ホスピスを見学することができた私は，WHO方式がん疼痛管理法が実践されている現場を目の当たりにしました．また，医師，看護師，ソーシャルワーカー，看護助手，ボランティア，牧師と幅広い職種のスタッフが，それぞれが同等に意見を出し合って患者のケアプランを立てて

いることにも驚きました.

　ここに私が求めている答えがあると確信した私は，日本を離れアメリカで看護師を目指す決心をします．とはいえ，当時は英語もあまりしゃべれません．看護学部に入学する前に，まずは語学学校へ通って英語を学ぶことしました．そしてだんだん英語がしゃべれるようになるとすぐにホスピスのボランティアとして働き始めました.

　その頃アメリカでは，日本でもシシリー・サンダース（Cicely Saunders）女史がイギリスで起こしたホスピス運動が注目を集めていました．私もサンダース女史の書いた文献を読んで彼女の提唱するトータルペイン（全人的苦痛）に感銘を受け，サンダースが働いていたイギリスの St. Christopher's Hospice へ見学に行きました．よくそんな行動力があったものだと自分でも驚きますが，なんとしても疼痛管理ができるようにならないといけないと必死になっていたのです.

　そのシシリー・サンダース女史が日本を訪問した時，たまたまテレビ局で働いていた友達がアメリカで勉強している私のことを話してくれ，サンダース女史が私宛にメッセージを書いてくれました．"Good luck with your study" と書かれた直筆の色紙は今でも私の宝物で，初心を忘れないようにいつも目に触れるところに飾ってあります．この時期アメリカでホスピスボランティアとして働いた経験は，忘れがたい思い出です.

──────•教育者としての一歩

会社就職を経て大学院に

　アメリカで英語学び，学位をとることに成功した私は，米国での経験を日本で生かせる道はないかと暗中模索していました．ちょうどそのころ，日本で訪問看護の教育をするナースを探しているという米国企業を紹介され，クリニカルコーディネーターとして，日本ではまだ珍しかった腹膜透析の在宅看護教育に関わることになりました．米国企業主催の看護教育プログラムということで，アメリカから著名な講師を招待し，日本各地で延べ 2000 人の看護師を対象にプログラムを実施しました.

その頃は，まだ4年制の看護学部も限られていたため，自己啓発の場を求めて自費で休みをとってプログラムに参加する看護師がたくさんいました．そんな向学心旺盛な看護師の方たちからは随分刺激を受けました．また，アメリカから招待した講師の先生方との交流が深まるにつれ，プログラムを提供するお手伝いをするだけでなく，いつか自分が看護教育のスペシャリストとして教壇に立ちたいという思いが強くなってきました．

在宅看護だけでなく，終末期医療に直接関わる仕事をしたいという思いもあって，ホスピスと在宅看護を専門に勉強できる大学を探して大学院進学を目指すことにしました．経験を重視するアメリカで，在宅看護教育に携わった経験をエッセイに書き，また面接で実体験を話せたことが，大学院に合格する決め手になったような気がします．

とはいえアメリカ大学院留学を行なうにあたり，まったく迷いがなかったわけではありません．実はその頃，看護師でもあり，医師でもあったサンダース女史に啓発され医学部も受験していて，ちょうど合格通知を受けとったところでした．日本で医師になるか，アメリカの大学院に進学すべきか随分迷いました．でもアメリカで疼痛管理を学んだほうが将来日本の緩和医療の質の向上に貢献できるのではないかと考え，最終的にはアメリカへ留学する道を選択しました．

問題患者の陰に医療者の責任

アメリカの大学院ではホスピスを専攻し，念願のホスピスナースになった私はホスピスで働き始めます．日本と違って麻薬がふんだんに処方されているアメリカのホスピスですが，実際に働き始めてみると，疼痛管理がうまくいかず苦しんで亡くなる患者がたくさんいることに気づかされました．

特に忘れられないのはマーサという患者との出会いです．マーサはいつもナースにケンカを売っていて，態度の悪いことで有名な患者でした．マーサの担当は誰も長続きせず，担当が何人も入れ替わっていました．ある日，たまたま前任者が休みの時に臨時で彼女を訪問することになりました．早速訪ねていってみると，ドアベルを鳴らしても誰も出てきません．15分ほど待って，やっと少しドアが開いたと思ったら，難しい顔をしたマーサがぶっきら

ぼうに「いったい何の用？」と冷たく聞きます．「ホスピスのナースです」と答えると「役立たずが．一体何しに来たんだ」と怒鳴ってドアを閉められ，その後は何度ドアベルを鳴らしてもドアを開けてくれません．

　結局そのようなことを5日ほど繰り返した末，とうとう6日目にドアを開けて，しぶしぶアパートの中へ入れてくれました．肛門がんで痛みがひどいと申し送りを受けていたのですが，部屋に入ってびっくりしました．家中がまるでゴミだめのようになっていて，足の踏み場もなかったからです．トイレに行くと言うので後ろからついてくと，マーサはトイレのドアを開け，そのドアに寄りかかりながら片手で血便のついたオムツを外し，そのオムツを浴槽にいきよいよく投げ込みます．よく見ると，浴槽は血で固まったオムツであふれそうになっていました．

　あまりにも辛そうなので，とりあえずベッドに寝かせ，痛み止めを飲ませようと戸棚を開けると，袋に詰められた何種類もの痛み止めの薬が出てきました．麻薬から市販薬まで含めて全部で10種類以上あったと思います．「いつもはどの薬を飲んでいるの？」と聞くと，無言で赤い蓋のついた瓶に入っている市販の鎮痛薬を2錠出し，冷えたコーヒーで流し込みます．なぜホスピスから処方されているモルヒネを使わないのか尋ねると，目が悪いので量を間違えるのが怖いからと答えます．

　その時マーサに処方されていたのは液剤のモルヒネでした．目の悪いマーサには，スポイトの目盛りが読めないため，代わりにいつも飲みなれている市販薬を飲んでいたのです．「これだと間違いないからね」という彼女を前に，進行がんの痛みを市販薬で抑えようとしていると知ってやりきれない気持ちになりました．

　そして，今まで何カ月もホスピスでケアを受けてきて，誰もマーサは目が悪くてスポイトが使えないということに気づかなかった，そのことにショックを受けました．痛みのある患者は往々にして，問題患者だと思われがちですが，多くの場合，それは患者のせいでなく，医療従事者の責任であることがほとんどです．特に痛みがきちんとコントロールされてない患者は，薬を頻繁に要求するため薬物依存になっていると思われ（Pseudoaddiction），それが原因で薬の処方を拒否されることも多々あります．私はそんな偏見を

なくすため，ホスピスでスタッフ向けの疼痛管理教育を始めました．

　また，マーサが持っていた薬のほとんどを中止し，麻薬を経皮吸収型製剤に切り替えることでマーサの痛みをコントロールすることに成功しました．薬の種類も減らし，ふたの開けやすい老人用の薬瓶に詰め替えてもらう工夫もしました．

　痛みがコントロールされると，今まで問題患者扱いされてきたマーサは，まるで別人のように優しくなりました．そして毎日私が来るのを心待ちにしていると言ってくれるようになりました．死ぬ前にやり残したことはないかと聞くと，2年もお風呂に入っていないので，お風呂に入りたいといいます．そこで看護助手と2人で何時間もかけて血だらけのオムツで一杯だった浴槽を片付け，彼女をお風呂に入れてあげました．その時は，もう思い残すことは何もないととびっきりの笑顔を見せてくれました．そして亡くなる前に，親切にしてくれたからと私にセーターを編んでくれました．

　このような患者との出会いを通して，私は少しずつホスピスナースとしての自信をつけていったのです．患者教育もさることながら，疼痛管理の第一歩は医療従事者の教育だと悟った私は，看護師を教育できるようになるために博士号を取得する決心をしました．博士号取得後はアメリカの大学で教鞭をとり，大学院で看護学生と医学生に緩和医療を教えています．また，ホスピスと緩和医療の認定看護師（CHPN）として働く傍ら，ホスピスのコンサルタントとして数々のプロジェクトに関わり，その結果を学会で発表したりしています．ホスピスと緩和医療看護協会シカゴ支部の代表としての活動も忙しく，つい先日もイリノイ州のホスピスナースを集めて，泊りがけのセミナーを開催し交流を深めてきたところです．

● 研究者として，一歩また一歩

痛みの訴えが伝わるシステム

　臨床で疑問に思ったことを文献で確かめるということを繰り返していた私にとって，研究者としての道は自然な選択でした．博士課程では自宅で疼痛

アメリカで緩和医療を教えるようになって……chapter 25　409

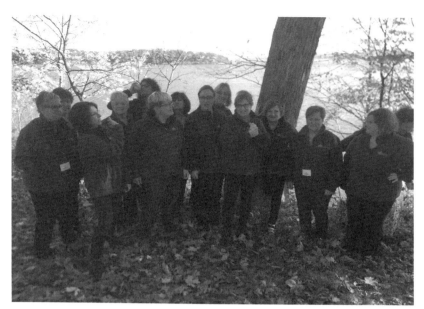

▲Hospice and Palliative Nurses Association Chicagoland Chapter Retreat, ウイリアムス・ベイ（ウイスコンシン州）にて

管理をするホスピスの患者とその家族のサポートを研究課題に選び，緩和医療の研究者としての第一歩を歩み始めました．そして，研究をするときはクリニシャンではなく，科学者として先入観にとらわれないことの大切さを学びました．

現在大学では博士課程の学生の研究を指導するとともに，緩和医療の研究者として，ホスピスの患者や家族が自宅での疼痛管理をする際のサポートをするコンピューターのソフトウエアを開発したり，臨床で活躍する医師やナース向けの緩和医療の教育プログラムを開発したりしています．

患者の痛みの訴えが無視されず，医療従事者に確実に伝わるようなシステムをつくりたいと思っています．そして今後は痛みを自分で訴えられない認知症の患者の疼痛管理と家族のサポートに研究の場を広げていきたいと思っています．ひとりでも多くの患者が痛みのない安らかな死を迎えられるように努力を続けていきたいと思っています．

メンターとの出会い

　私が様々な患者との出会いを通して緩和医療の大切さに気づき，博士号を
とるに至ったのは，その時々に尊敬できる指導者（メンター）のサポートが
あったからです．特にがん疼痛管理の第一人者として世界的に有名なジュ
ディ・ペイス（Judith Paice）博士との出会いがなければ，今日の私はな
かったと思います．彼女はクリニカルナーススペシャリスト（CNS）とし
て，ナースと医師の教育を続け，がん疼痛管理の質の向上に長年貢献してき
ました．国際的に活躍する彼女が，たまたま私の大学院にいたため，彼女か
ら直接疼痛管理の指導を受けられたことは本当に幸運だったと思います．

　また，Marquette University の終末期医療センターのディレクターであ
るスーザン・ブレイクウエル（Susan Breakwell）博士も，私がホスピスの
ナースとして活躍するために大きな力添えをくださいました．初めは大学の
担当教授と生徒として出会ったのですが，今はアメリカでのかけがえのない
友人として，いつも情報交換をしています．私がホスピスと緩和医療の仕事
を続けていくうえでの支えになっています．

　そして，学生だった私に色々な機会を与えてくれ，アメリカの緩和医療で
成功するよう指導してくれたアメリカホスピス緩和医療看護協会（Hospice
and Palliative Nurses Association: HPNA）の前最高責任者であるジュ
ディ・レンツ（Judy Lentz）さん．彼女のような大きな組織の責任者が，
日本からやって来た，ただ一介のナースである私の可能性を信じて後押しを
してくれ，アメリカの緩和医療界で活躍の場を与えてくれたことに心から感
謝しています．

　それから何と言っても，人として今を生きることの大切さを常に教えてく
れるホスピスの患者たち．彼らとの出会いがなければ，私はこうしてアメリ
カで緩和医療を教えることもなかったと思います．

　写真は，ある患者が，余命6カ月の宣告を受けた後，生まれ故郷のイギリ
スに帰って家族と撮った写真です．家族とお別れのパーティをした時，自
分が死んだらこうなるからと彼なりのジョークで鉢植えの花を胸元に置き，
死んだふりをして家族のみんなを笑わせています．死を恐れるのではなく，

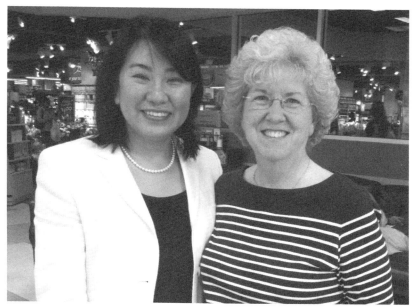

▲アメリカホスピス緩和医療看護協会の元最高責任者であったジュディ・レンツさんと

死と向き合って,家族との大切な思い出をつくる勇気.こんな患者との出会いを通して,今を生きること,人と人とのつながりを大切にすることの意味を日々実感させられます.そんな人々との出会いに恵まれた自分は,本当に幸せです.

緩和医療のリーダーとして～今後の展望～

　日本を離れて 20 年,アメリカの緩和医療の向上にささやかながら尽力してきた私ですが,2016 年 3 月には,HPNA の Nurse Fellow（FPCN®）に選ばれました.このタイトルは緩和医療への長年の貢献が認められた人に送られるものでとても名誉に思っています.
　私がアメリカへ留学したのは,一看護師として,痛みに苦しむ患者のために何かできないかという純粋な思いからでした.今回自分が留学を志した経緯を振り返る機会を与えていただき,本当に感謝しています.今後は,これ

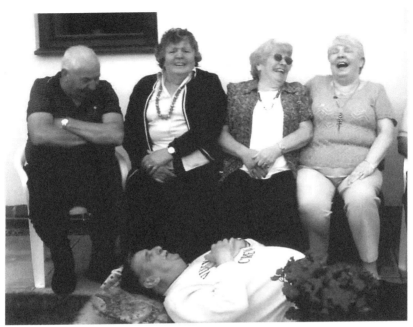

▲家族とのお別れのパーティの席で．患者は余命6カ月の告知を受けていた

まで自分を支えてくださった指導者にかわって，自分が日本の看護師の皆さんの支えになれればと思っています．

最後に，私の好きなマーガレット・ミード（Margaret Mead）の言葉を，留学を目指す日本の看護師の皆さんに送ります．

Never doubt that a small group of thoughtful, committed citizens can change the world; indeed, it's the only thing that ever has.

[参考文献]
1）McCaffery, M. Nursing Practice Theories Related to Cognition, Bodily Pain, and Man-Environment Interactions. Los Angeles, UCLA Students, Store, 1968.

資　料　1

2017 年度 JANAMEF
《研修・研究, 調査・研究助成募集要項》

2017 年度助成要項（A）──研修・研究助成
（JANAMEF−A）

1．助成内容　日本の医療関係者の米国・カナダ他における医療研修助成ならびに米国・カナダ他の医療関係者の日本における医療研修助成（研修期間 1 年以上）

2．応募資格　①2017 年 4 月 1 日から 2018 年 3 月 31 日迄に出国する方
②臨床研修あるいは医学研究を希望する医療関係者で各専門職種の免許取得の方
③TOEFL iBT80 点以上の取得者（IELTS6.0 以上も可）
④USMLE/Step1・Step2CK・Step2CS・MCCEEGFMS・CGFNS 等の合格者が望ましい
⑤臨床研修を目指す方が望ましい
⑥研修先が決まっている方（研修先の紹介はしておりません）あるいは, マッチングに応募していて 2017 年 3 月 31 日までに結果が確定する方
⑦当財団から 4 年以内に A 項の助成を得た方あるいは他財団より助成を受けた方は応募資格はありません

415

＊留学中の収入合計額が5万米ドル以内の方を優先します

3．助成人数　若干名
　　助 成 額　最高100万円／人

4．提出書類　①申込書（所定用紙・JANAMEF A–1，A–2，A–3，A–4，A–5，A–6）
　　　　　　　＊ホームページより申し込み用紙ダウンロードページでPDF書類がダウンロードできます
　　　　　　　②履歴書・和文（所定用紙2枚．上記PDF書類とセットになっています），英文（A4サイズ・1枚／書式自由）各1通
　　　　　　　＊①，②の写真は同一写真で，証明用として最近3カ月以内に撮られたもの
　　　　　　　＊家族構成（履歴書に必ずご記入ください）
　　　　　　　③卒業証書のコピーまたは卒業証明書
　　　　　　　④専門職種免許証のコピー（縮小コピー可）
　　　　　　　⑤USMLE/Step1・Step2CK・Step2CS等の合格証をお持ちの方はコピーを提出してください
　　　　　　　⑥英語能力試験（TOEFLまたはIELTS）の点数通知書のコピー
　　　　　　　＊TOEFLまたはIELTSを取得されていない場合は受験し，点数通知書（有効期限内のもの）のコピー
　　　　　　　⑦論文リスト（主な3篇以内 JANAMEF A–5）をA4サイズ1枚に
　　　　　　　⑧誓約書（所定用紙・JANAMEF A-6）
　　　　　　　⑨推薦書（英文厳守・A4サイズ，1枚）2通（サイン入りのもの）
　　　　　　　＊推薦者のうち1名は当財団賛助会員であること
　　　　　　　＊2名とも賛助会員でない場合は，どちらか1名に賛助会

員になってもらってください〈賛助会費・1口2万円〈個人〉／1口10万円〈団体・法人〉）

＊応募者の自己・近親者などの推薦は認められません

＊推薦書はレターヘッド付の便箋を使用し，英文でお書きください（日本語の推薦書は認められません）

＊ひな型はありません

＊応募者の方の人物像がわかる内容をご自身の言葉で，また推薦者の方の財団との現在・今後の関わり合い方も含めてお書きください

＊推薦書は推薦者本人が直接，財団へお送りください

⑩米国・カナダ他あるいは日本での研修または研究受け入れを証明する手紙

＊受入先機関の代表者または指導者のサイン入りのもの（コピー可）

⑪収入証明書または契約書のコピー

＊留学中，日本での収入がある場合も必ず1年間の総額を証明するもの（給与証明書等）を付けてください

⑫応募者一覧表作成用書式

⑬セルフチェックリスト

　PDF書類はそのままタイピングしてプリントアウトして提出してください

　書類はできるだけタイピングしたものを提出願います

　（他に，タイピングしたものの切り貼りでも結構です）

　以上13項目の書類をクリアファイルに入れて期限までに提出してください

5．応募締切　2017年3月31日（金）（期日までに必着）

6．選考方法　選考委員会が書類審査並びに面接のうえ採否を決定します

7．選　考　日　2017 年 4 月 22 日（土）
　　場　　　所　東京駅八重洲口（予定）

8．選考結果の通知
　　　　　　　　応募者本人宛に郵便により通知します

9．送金方法　合格者は出入国日を所定の連絡票によって財団に通知して
　　　　　　　ください．それにもとづいて振り込みます

10．義務　　　1）研修開始後の近況報告書の提出（JANAMEF NEWS や
　　　　　　　　　ホームページ掲載用）
　　　　　　　＊様式は財団指定書類
　　　　　　　＊A4 サイズ（40 字× 30 行位）1 枚程度
　　　　　　　＊日本語または英語（出国後半年以内）
　　　　　　　2）研修報告書の提出（JANAMEF NEWS やホームページ
　　　　　　　　　掲載用）
　　　　　　　＊様式は財団指定書類
　　　　　　　＊A4 サイズ（40 字× 30 行位）3 枚程度
　　　　　　　＊日本語または英語（帰国後 1 カ月以内）
　　　　　　　3）賛助会員に入会し，毎年継続して賛助会費を納入
　　　　　　　4）財団主催のセミナーや財団活動への協力
　　　　　　　5）助成金に対する使途明細書の提出（帰国後 1 カ月以内）
　　　　　　　6）氏名，出身大学・所属機関名，研修先・分野・研修期
　　　　　　　　　間，推薦者，近況・研修報告書について，JANAMEF
　　　　　　　　　NEWS や事業報告書に掲載することの了承

11．助成金の取消

下記の場合，助成金の取消，助成金の停止，もしくは振込まれた助成金の返却を通告します
1）提出書類に虚偽の記載があった場合
2）医療関係者としてふさわしくない行為があった場合
3）前項の義務1）～6）の不履行

2017年度助成要項（B）──調査・研究助成

（JANAMEF–B）

1．助成内容　日本の医療関係者の米国・カナダ他における調査・研究助成ならびに米国・カナダ他の医療関係者の日本における調査・研究助成（研修期間1年未満）

2．応募資格　① 2017年4月1日から2018年3月31日迄に出国する方
②財団の事業目標に合致した分野での短期調査・研究を希望する医療関係者で，海外及び日本での生活に直ちに順応できる人物であること．ただし当財団から4年以内に助成を得た方は対象としません．学会・研究会等への出席は助成の対象とはなりません

3．助成人数　若干名
　助 成 額　10万〜50万円／人

4．提出書類　①申込書（所定用紙・JANAMEF B–1，B-2，B-3による）
　＊ホームページより申し込み用紙ダウンロードページでPDF書類がダウンロードできます
②履歴書・和文（所定用紙・2枚．上記PDF書類とセットになっています），英文（A4サイズ・1枚／書式自由）各1通
　＊①，②の写真は同一写真で証明用として最近3カ月以内に撮られたもの
③卒業証書のコピーまたは卒業証明書
④専門職種免許証のコピー（縮小コピー可）
⑤米国・カナダ他あるいは日本での調査・研究の受け入れ

を証明する手紙（コピー可）

＊受入先機関の代表者または指導者のサイン入りのもの

⑥推薦書（英文・A4 サイズ，1 枚）2 通（サイン入りのもの）

＊推薦者のうち 1 名は当財団賛助会員であること

＊2 名とも賛助会員ではない場合，どちらか 1 名に賛助会員になってもらってください（賛助会費・1 口 2 万円〈個人〉／1 口 10 万円〈団体・法人〉）

⑦英語能力試験（TOEFL・TOEIC・IELTS など）の点数通知書（有効期限内のもの）のコピー

⑧誓約書（所定用紙 JANAMEF B-3）

⑨渡航計画書

⑩応募者一覧表作成用書式

⑪セルフチェックリスト

PDF 書類はそのままタイピングしてプリントアウトして提出してください

書類はできるだけタイピングしたものを提出願います

（他にタイピングしたものの切り貼りでも結構です）

以上 11 項目の書類をクリアファイルに入れて期限までに提出してください

5．応募締切　2017 年 3 月 31 日（金）及び 9 月 29 日（金）（年 2 回）

6．選考方法　選考委員会が書類審査により採否を決定します

7．選考日　　年 2 回

　　　　　　2017 年 4 月 22 日（土）および 10 月下旬予定

8．選考結果の通知

応募者本人宛に郵便により通知します

9．送金方法　合格者は出入国日を財団所定の連絡票によって財団に通知して下さい．それにもとづいて振り込みます

10．義務　　1）調査・研究報告の提出（JANAMEF NEWS やホームページ掲載用）

＊様式は財団指定書類

＊A4 サイズ（40 字×30 行位）1 枚程度

＊帰国後 1 カ月以内

2）賛助会員に入会し，毎年継続して賛助会費を納入

3）財団主催のセミナーや財団活動への協力

4）助成金に対する使途明細書の提出（帰国後 1 カ月以内）

5）氏名，出身大学・所属機関名，受入先・調査・研究項目・期間，推薦者，調査・研究報告について，JANAMEF NEWS や事業報告書に掲載することの了承

11．助成金の取消

下記の場合，助成金の取消，助成金の停止，もしくは振り込まれた助成金の返却を通告します．

1）提出書類に虚偽の記載があった場合

2）医療関係者としてふさわしくない行為があった場合

3）前項の義務 1）〜5）の不履行

⊙問い合わせ先

公益財団法人　日米医学医療交流財団

〒113-0033　東京都文京区本郷 3-27-12　本郷デントビル 6 階

Tel：03-6801-9777

Fax：03-6801-9778

e-mail ● info@janamef.jp

URL ● http://www.janamef.jp

資 料 2

JANAMEF 助成者リスト

2016 年度
助成者リスト（A項）

ID	Year	氏名	研修先・分野
390	2016	大沼　哲	University of North Carolina
391	2016	佐藤敬太	The University of Western Ontario, Department of Anesthesia & Perioperative Medicine
392	2016	武田慧太郎	Texas Tech University Health Science Center, Department of Emergency Medicine
393	2016	宮地麻衣	UF Health Shands Children's Hospital

＊頭の ID は『心臓外科診療にみる医学留学へのパスポート』よりの続きの番号です.

2016 年度
助成者リスト（B項）

ID	Year	氏名	研修先
129	2016	工藤大介	University of California, Department of Anesthesia & Perioperative Care
130	2016	橋本一樹	Dotter Interventional Institute
131	2016	久枝高子	IAHAIO Conference, Paris

＊頭の ID は『放射線科診療にみる医学留学へのパスポート』よりの続きの番号です.

資　料　3

2017 年度
環太平洋アジアファンド助成募集要項

1. 助成内容　環太平洋アジア諸国の医療関係者の日本における講演，研究及び研修助成（期間 1 年以内）

2. 応募資格　①2017 年 4 月 1 日から 2018 年 3 月 31 日の間に日本に入国する方
②財団の事業目的に合致した分野での講演，研究及び研修を希望する環太平洋アジア諸国の医療関係者．ただし，当財団から 4 年以内に助成を得た方は対象としません

3. 助成人数　若干名
　助 成 額　10 万〜 50 万円／人

4. 提出書類　①申込書（所定用紙・JANAMEF PA-1，PA-2，PA-3）
＊ホームページより申し込み用紙ダウンロードページで PDF 書類がダウンロードできます
②履歴書・和文（所定用紙 2 枚．上記 PDF 書類とセットになっています），英文（A4 サイズ・1 枚／書式自由）各 1 通
＊①，②の写真は同一写真で，証明用として最近 3 カ月

以内に撮られたもの

③卒業証書のコピーまたは卒業証明書

④専門職種免許証のコピー（縮小コピー可）

⑤日本での講演・研究・研修の受け入れを証明する手紙（コピー可）

＊受入先機関の代表者または指導者のサイン入りのもの

⑥推薦書（英文・A4 サイズ，1 枚）2 通（サイン入りのもの）

＊推薦者のうち1名は当財団賛助会員であること

＊2名とも賛助会員でない場合は，どちらか1名に賛助会員になってもらってください（賛助会費：1口2万円〈個人〉／1口10万円〈団体・法人〉）

⑦誓約書（所定用紙・JANAMEF PA-3）

⑧渡航計画書

⑨セルフチェックリスト

PDF 書類はそのままタイピングしてプリントアウトして提出してください

書類はできるだけタイピングしたものをご提出願います

（他にタイピングしたものの切り貼りでも結構です）

以上の書類をクリアファイルに入れて期限までに提出してください

5. 応募締切　2017 年 3 月 31 日（金）及び 9 月 29 日（金）（年 2 回）

6. 選考方法　選考委員会が書類審査により採否を決定します

7. 選 考 日　年 2 回
2017 年 4 月 22 日（土）および 10 月下旬予定

8. 選考結果の通知

応募者本人宛にメールまたは郵便により通知します

9. 送金方法　合格者は日本への入国日を財団所定の連絡票によって財団に通知してください．それに基づいて振り込みます

10. 義務　　1）講演・研究・研修報告書の提出（JANAMEF NEWS やホームページ掲載用）

＊様式は財団指定書類．A4 サイズ（40 字× 30 行位）1枚程度

＊日本語または英語

＊帰国後 1 カ月以内

2）賛助会員に入会し，毎年賛助会費を納入

3）財団主催のセミナーや財団活動への協力

4）氏名，出身大学・所属機関名，受入先・講演・研究・研修項目・期間，推薦者，講演・研究・研修報告書について，JANAMEF NEWS や事業報告書に掲載することの了承

11. 助成金の取消

下記の場合，助成金の取消，助成金の停止，もしくは振り込まれた助成金の返却を通告します

1）提出書類に虚偽の記載があった場合

2）医療関係者としてふさわしくない行為があった場合

3）前項の義務 1）～ 4）の不履行

⊙問い合わせ先

公益財団法人　日米医学医療交流財団

〒 113–0033　東京都文京区本郷 3–27–12　本郷デントビル６階

Tel：03–6801–9777

Fax：03–6801–9778

e-mail ● info@janamef.jp

URL ● http://www.janamef.jp

資料 4

助成団体への連絡および,
留学情報の問い合わせ先

公益財団法人　日米医学医療交流財団
JAPAN-NORTH AMERICA MEDICAL EXCHANGE FOUNDATION
（JANAMEF）

〒 113-0033　東京都文京区本郷 3–27–12 本郷デントビル6階

Tel：03–6801–9777

Fax：03–6801–9778

e-mail ● info@janamef.jp

URL ● http://www.janamef.jp

（株）シェーンコーポレーション　KAPLAN 御茶ノ水センター
窓口／プログラム担当

〒 101-0041　東京都千代田区神田須田町 1-2-3　Ｚ会御茶ノ水
ビル 9F

Tel：03–5298–6179

Fax：03–3253–0725

e-mail ● kap-info@kcep-eikoh.com

URL ● http://www.kcep-eikoh.com

株式会社トラベルパートナーズ ・・・・・・・・・・・・・・・・・・・・・・

窓口／看護留学担当

〒 103-0015　東京都中央区日本橋箱崎町 25-6 KCM ビル 2F

Tel：03-5645-3700

Fax：03-5645-3775

e-mail ● nursingprograms@travelpartners.jp

URL ● http://www.nurse-kenshu.com

※看護長期研修手配，学生短期留学企画（医学部・看護学部），専門分野視察研修企画手配，留学手続（医療英語研修・語学研修・大学），ホームステイプログラム手配

公益財団法人 日米医学医療交流財団
**JAPAN-NORTH AMERICA MEDICAL EXCHANGE FOUNDATION
(JANAMEF)**

日米両国間の医学医療の交流を目的に，日本版フルブライトを目指して，1988年10月設立．2012年8月に公益財団法人に移行した．日本と主に北米諸国間の医療関係者の交流，医療関係者の教育並びに保健医療の向上への寄与を事業目的に，医学医療研修者の留学助成，学会助成，セミナーやシンポジウムなどを年に数回開催．医学医療研修者に対する助成は，現在までに600名を超える．グローバル医療人の育成に向けて各種事業に取り組んでいる．

〒113-0033　東京都文京区本郷3-27-12本郷デントビル6階
Tel：03-6801-9777/Fax：03-6801-9778
e-mail ● info@janamef.jp
URL ● http://www.janamef.jp

シリーズ日米医学交流 No.16　**看護留学へのパスポート──専門職の道──**

2017年3月15日初版第1刷発行

© 編者　公益財団法人　日米医学医療交流財団

発行所　株式会社はる書房
〒101-0051　東京都千代田区神田神保町1-44 駿河台ビル
Tel.03-3293-8549/Fax.03-3293-8558
振替 00110-6-33327
http://www.harushobo.jp/

落丁・乱丁本はお取り替えいたします．　印刷　中央精版印刷／組版　閏月社
©JAPAN-NORTH AMERICA MEDICAL EXCHANGE FOUNDATION, Printed in Japan, 2017
ISBN 978-4-89984-161-6 C3047